针药结合诊治
临床常见脑病

曹利民　张　鹏　王科军　**编著**

科学技术文献出版社
SCIENTIFIC AND TECHNICAL DOCUMENTATION PRESS
·北京·

图书在版编目（CIP）数据

针药结合诊治临床常见脑病 / 曹利民，张鹏，王科军编著. —北京：科学技术文献出版社，2016.3（2017.8重印）

ISBN 978-7-5189-0921-6

Ⅰ.①针… Ⅱ.①曹… ②张… ③王… Ⅲ.①脑病—中西医结合—诊疗 Ⅳ.① R742

中国版本图书馆 CIP 数据核字（2015）第 313944 号

针药结合诊治临床常见脑病

策划编辑：巨娟梅 责任编辑：巨娟梅 张森佳 责任校对：赵 瑗 责任出版：张志平

出 版 者	科学技术文献出版社	
地　　址	北京市复兴路15号　邮编　100038	
编 务 部	（010）58882938，58882087（传真）	
发 行 部	（010）58882868，58882874（传真）	
邮 购 部	（010）58882873	
官 方 网 址	www.stdp.com.cn	
发 行 者	科学技术文献出版社发行　全国各地新华书店经销	
印 刷 者	北京教图印刷有限公司	
版　　次	2016 年 3 月第 1 版　2017 年 8 月第 3 次印刷	
开　　本	850×1168　1/32	
字　　数	268千	
印　　张	12.875	
书　　号	ISBN 978-7-5189-0921-6	
定　　价	56.00元	

序

　　中医药学是一座伟大的宝库，其中针灸和中药是这个宝库中最为璀璨的明珠，是我们治疗疾病的两大重要法宝，是我们中华民族智慧的结晶。针灸与中药对疾病的施治方式虽然不同，但它们都是在中医理论指导下而应用的。中药是应用自然界的药物来祛邪扶正、调整机体阴阳平衡，针灸是通过对经络穴位的刺激而发挥其调理和治疗作用。针药并用乃中医之传统，古人以为不会用针之医者，不是完全的中医。现今设针灸科，本为突出针灸，但其负面的影响是容易被误以为中医分针灸与用药两种专科专家，因而忽略了中医师在临床中对针灸技术的掌握与应用。

　　本书主编曹利民主任中医师为我弟子，长期从事中医临床工作，中西互参，针药并用，勤于思考，师古不泥，尤其擅长脑系疾病的临床诊断及针药结合治疗。如今他根据自己多年针药结合治疗脑系疾病的经验，参阅相关文献资料而著成此书。书中详细论述了针药结合诊治脑病的源流及临床常见脑病的诊治。论述上中西医并重，治疗上针药结合，可谓临床脑病诊疗佳作，具有一定的临床价值，是临床医师在脑病诊治方面不可多得的一部参考书。希望此书能为临床医师诊治脑系疾病提供一些启示，进一步提高临床疗效，为更多的患者解除病痛。

　　　　　　北京中医药大学教授　主任医师　博士研究生导师

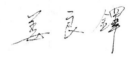

　　　　　　　　　　　2016.1.26

前　言

中医学是具有中国特色的生命科学，具有丰厚的中国文化底蕴，它源远流长，绵延数千载，为民族的繁衍、国家的昌盛做出了重大的贡献，也对世界人民的健康发挥了重要作用。随着社会的发展与现代人们生活方式的改变，影响人类健康的主要疾病也发生了改变，由先天或后天等原因导致的脑病已经成为对人类健康和生命威胁最大的一类疾病。对于脑病行之有效的治疗，则是医家不断努力研究的方向，中医学在此方面的优势得到了越来越多的关注与认可。

我自1985年毕业于陕西中医药大学至今，一直从事中医临床一线工作，尤其是在脑病的诊治方面钻研较多。多年的学习和临床工作使我深深体会到，在中医临床常见脑病的诊治过程中，将针灸治疗与药物治疗结合，共同或先后作用于患者，具有良好的临床效果。针灸、中药是中医学重要的组成部分，二者各有所长，在运用中不应偏废，知针知药乃是作为良医的必备素质。针药结合的应用为历代医家重视，该方法兴于先秦及两汉时期，发展于隋唐而盛于明代，在相当长的一段历史时期内，针药结合在临床诊治的过程中占有主导地位。

在和我的老师姜良铎教授学习交流的过程中，深悟医者应感民众之疾苦，忧事业之发展，故在临床工作之余，整理完成此书，供临床同道参考。由于时间仓促加之学术水平有限，疏漏在所难免，恳请读者批评指正。

曹利民

2016.1.12

目　录

上篇　针药结合学术思想源流

一、针药结合学术思想的起源 3

二、针药结合学术思想的形成 4

三、针药结合学术思想的发展 6

下篇　临床常见脑病分述

第一章　中风先兆 21

第一节　现代医学对本病的认识 21

一、概念 21

二、病因及发病机制 22

三、临床表现 22

四、辅助检查 24

五、诊断及鉴别诊断 24

六、治疗 26

七、预后 27

第二节　中医学对本病认识及针药治疗 28

　　一、病因病机 28

　　二、中医辨证论治 28

　　三、中医针灸治疗 31

第二章　中　风 33

　第一节　现代医学对本病的认识 33

　　一、脑血栓形成（动脉粥样硬化型脑梗死）...33

　　二、脑栓塞 50

　　三、腔隙性梗死 56

　　四、脑出血 60

　　五、蛛网膜下腔出血 69

　第二节　中医学对本病认识及针药治疗 82

　　一、病因病机 86

　　二、中医辨证论治 89

　　三、中医针灸治疗 94

第三章　头　痛 97

　第一节　现代医学对本病的认识 97

　　一、偏头痛 97

　　二、丛集性头痛 107

　　三、紧张型头痛 110

　　四、药物过度使用性头痛 114

　　五、低颅压性头痛 118

第二节　中医学对本病认识及针药治疗 ……………121

　　一、病因病机 ……………………………………123

　　二、中医辨证论治 ………………………………125

　　三、中医针灸治疗 ………………………………131

第四章　面瘫（附面肌痉挛）………………………134

第一节　现代医学对本病的认识 ……………………134

　　一、概念 …………………………………………134

　　二、病因及病理 …………………………………134

　　三、临床表现 ……………………………………135

　　四、诊断及鉴别诊断 ……………………………135

　　五、治疗 …………………………………………136

　　六、预后 …………………………………………137

第二节　中医学对本病认识及针药治疗 ……………139

　　一、病因病机 ……………………………………139

　　二、中医辨证论治 ………………………………139

　　三、中医针灸治疗 ………………………………142

第五章　痴　呆 ………………………………………145

第一节　现代医学对本病的认识 ……………………145

　　一、阿尔茨海默病 ………………………………146

　　二、额颞叶痴呆 …………………………………157

　　三、路易体痴呆 …………………………………162

　　四、血管性认知障碍 ……………………………169

　　　五、脑淀粉样血管病 178

　　　六、伴有皮质下梗死和白质脑病的常染色体

　　　　　显性遗传性脑动脉病 180

　　第二节　中医学对本病认识及针药治疗 183

　　　一、病因病机 184

　　　二、中医辨证论治 186

　　　三、中医针灸治疗 192

第六章　颤　病 194

　　第一节　现代医学对本病的认识 194

　　　一、帕金森病 196

　　　二、肝豆状核变性 212

　　　三、小舞蹈病 220

　　　四、亨廷顿病 224

　　　五、特发性震颤 228

　　第二节　中医学对本病的认识及针药治疗 230

　　　一、病因病机 231

　　　二、中医辨证论治 233

　　　三、中医针灸治疗 237

第七章　痫　病 239

　　第一节　现代医学对本病的认识 239

　　　一、癫痫 239

二、癫痫持续状态 ……………………271

第二节　中医学对本病认识及针药治疗 ……………277

一、病因病机 ……………………278

二、中医辨证论治 ……………………280

三、中医针灸治疗 ……………………286

第八章　脑　瘫 ……………………288

第一节　现代医学对本病的认识 ……………………288

一、概念 ……………………288

二、病因及发病机制 ……………………288

三、病理 ……………………289

四、分类 ……………………290

五、临床表现 ……………………291

六、辅助检查 ……………………292

七、诊断及鉴别诊断 ……………………292

八、治疗 ……………………293

九、预后 ……………………295

第二节　中医学对本病认识及针药治疗 ……………295

一、病因病机 ……………………296

二、中医辨证论治 ……………………296

三、中医针灸治疗 ……………………300

第九章　不　寐 ……………………302

第一节　现代医学对本病的认识 ……………………302

一、概念 302

二、睡眠生理 302

三、诊断 304

四、治疗 305

第二节 中医学对本病认识及针药治疗 306

一、病因病机 309

二、中医辨证论治 310

三、中医针灸治疗 315

第十章 嗜 睡 317

第一节 现代医学对本病的认识 317

一、概念 317

二、病因 317

三、发病机制 318

四、临床表现 318

五、诊断 320

六、鉴别诊断 320

七、治疗 321

八、预后 322

第二节 中医学对本病认识及针药治疗 322

一、病因病机 322

二、中医辨证论治 323

三、中医针灸治疗 325

第十一章　痿　病 327

　第一节　现代医学对本病的认识 327

　　一、重症肌无力 327

　　二、吉兰 - 巴雷综合征 339

　　三、运动神经元病 348

　第二节　中医学对本病认识及针药治疗 358

　　一、病因病机 360

　　二、中医辨证论治 361

　　三、中医针灸治疗 366

第十二章　郁　证 368

　第一节　现代医学对本病的认识 368

　　一、抑郁 368

　　二、焦虑 377

　第二节　中医学对本病认识及针药治疗 383

　　一、病因病机 388

　　二、中医辨证论治 389

　　三、中医针灸治疗 396

上　篇

针药结合
学术思想源流

针灸和方药是中医临床医学中重要的组成部分。从中国传统医学发展源流来看，针灸和方药具有密切的关系。针灸与方药的治病方式和方法虽然不同，但各有所长，有着各自的优势病症。针药结合是在对患者进行治疗时，同时给予针灸和药物的治疗方法，从而达到防病、治病的目的。针药结合相得益彰，其疗效往往比单纯应用中药或针灸要好。古代医家认为针药结合是临床治疗疾病的重要手段和方法，在运用中不应偏废，知针知药乃是作为良医的必备素质。

一、针药结合学术思想的起源

　　古代医家多兼通针灸及方药，临证中提倡针药结合，内外同治，在中医古代文献中亦有诸多记载。早期的著名医家如医缓、扁鹊和仓公等治疗疾病所运用的手段亦有针药结合，这是有史可溯的。《左传》记载，晋景公患重病，医缓诊后言："在肓之上，膏之下，攻之不可，达之不及，药不至焉，不可为也。"其中攻指的是灸疗，达指的是针刺。由此可见，针、灸和药是当时比较普遍的治疗措施。早在战国时期，扁鹊便持有"针、灸、药三者得兼，而后可与言医"之思想。据《史记·扁鹊仓公列传》记载，扁鹊治疗虢太子尸厥，先针刺"三阳五会"（现名"百会穴"），继用药物温熨于胁下，最后服中药汤剂而愈，可算是针药结合治疗疾病的先例。《史记》中记载了汉初医家仓公（淳于意）的 26 个"诊籍"（医案），他认为针灸方药各有所长，有些病不应饮药，有些病不应针灸，所以其医案中，有的用针刺失效，而后改用汤药而痊愈，有的则采用针灸与药物结合而提高了疗效。《后汉书·华佗传》中记载了华佗凭脉而诊断双胎，再针药结合以下李将军之妻死胎的高明医术。这些古代医家针药并用治疗疾病的有效实践，为针药结合的学术思想提供了坚实的临床基础。

二、针药结合学术思想的形成

《黄帝内经》为我国现存最早的一部综合性医学典籍，成书于公元前 11 世纪至公元前 3 世纪，对秦汉以前的医学理论给予了较为全面而又系统的总结，保留了不同的学术观点及方法，为后世针药结合学术思想的发展奠定了坚实的基础。《黄帝内经》中对针灸和药物的关系有着颇多的论述。《素问·移精变气论》记载："毒药治其内，针石治其外""病形已成，乃欲微针治其外，汤液治其内"。《素问·汤液醪醴论》云："当今之世，必齐毒药攻其中，镵石针艾治其外也。"由此可见，《黄帝内经》从人体内外的角度论述了针灸与药物两种治疗方式的不同作用。《黄帝内经》中亦有针（灸）与药物各有所宜的观点。如《素问·异法方宜论》载："杂合以治，各得其所宜。"提出在治疗疾病的过程中，以盛、虚、缓、急作为判断针（灸）药并用的标准，奠定了针药结合学术思想的理论基础；如《灵枢·禁服篇》云："盛则徒泻之，虚则徒补之，紧则灸刺，且饮药，陷下则徒灸之。""所谓经治者，饮药，亦曰灸刺。"《黄帝内经》分为《素问》和《灵枢》两部分，其中《灵枢》又被称为《针经》，详细论述了经络、腧穴、针刺手法以及针刺的适应证和禁忌证，对后世针灸学的发展有着深远的影响。

东汉张仲景勤求古训，博采众方而编著成《伤寒杂病论》，被誉为"方书之祖"。他不仅长于方药，也擅用针灸疗法，提倡对适宜疾病运用针药结合进行治疗，这在其著作中有着诸多体现。如《伤寒论》第24条曰："太阳病，初服桂枝汤，反烦不解者，先刺风池风府，却与桂枝汤则愈。"太阳中风，邪气较重而经气郁滞，初服桂枝汤不解，可针药结合，先刺风池与风府通经络以泄邪气，再给予桂枝汤调和营卫。《伤寒论》第231条曰："阳明中风，脉弦浮大而短气，腹都满，胁下及心痛，久按之，气不通，鼻干不得汗，嗜卧，一身及目悉黄，小便难，有潮热，时时哕，耳前后肿，刺之小差，外不解，病过十日，脉续浮者，与小柴胡汤。"此条文可见，在治疗疾病时可根据情况先针而后药。《伤寒论》第117条云："烧针令其汗，针处被寒，核起而赤者，必发奔豚。气从少腹上冲心者，灸其核上各一壮，与桂枝加桂汤，更加桂二两也。"又《伤寒论》第304条云："少阴病，得之一二日，口中和，其背恶寒者，当灸之，附子汤主之。"

由上可见，将灸与药结合治疗疾病在《伤寒论》时期已经比较多见，对疾病的治疗已经不仅限于一种方法。张仲景在《金匮要略》中亦强调了针药结合的重要性，明确提出："妇人之病，……行其针药，治危得安。"西晋王叔和对经络、脉诊、针药有着比较全面的认识，在《脉经》中用专篇论述了凭脉而选择针药、灸药并用的治疗措施。

三、针药结合学术思想的发展

隋唐以前，中医不分学科，医家临证不详细区分针灸方药，一般针药并用，或者辨证择善而治。隋唐之后，随着社会的进步和医疗制度的逐渐建立，有了医学的不同分工，出现了专门从事针灸治病或方药治病的医家。虽然中医学科的细化促进了中医进一步的发展，各科专家可对相应疾病治疗更加精益求精，但因此也导致了部分医家片面强调了本专科的治疗效果，致使治疗方法单一，出现针药分离的倾向，这些并不利于中医的发展及其疗效的提高。当时，很多医家亦认识到此种弊端，在中医临证中仍以针药结合治疗疾病。

唐代·孙思邈就非常重视针药结合治疗疾病。孙思邈认为："若针而不灸，灸而不针，皆非良医也；针灸不药，药不针灸，尤非良医。但恨下里间知针者鲜耳，所以学者深须解用针。"由此可见，他将精通针药作为判断是否为良医的标准，认为"知针知药，固是良医"。这一观点对后世医家高保衡、王执中和窦桂芳等影响颇大。针灸与方药互相辅助，不可偏颇是孙思邈的重要学术思想之一，在孙氏的著作中亦有很多针药结合治疗疾病的记载。宋代高保衡对孙思邈针药并重的学术观点非常认可，指出："苟知药而不知灸，未足以尽治疗之体；知灸而不知针，未足以极表里之变。如能兼是圣贤之蕴者，其名医之良乎，有唐真人孙思邈者，乃其人也。"元代窦桂芳对孙思邈的观点亦深表赞同，言道："为医知药而不知针，知针而不知灸，不足以为上医。……凡我同志，留心是书，则药与针灸三者并通，庶可进而为上医之士，亦可无负于孙真人之垂训敕！"宋代王执中强调针药结合，对当时某些医家将针灸与方药割裂开的局面给予了批判，在《针灸资生经》中言道："今人或但知针而不灸，灸而不针；或惟用药而不知针灸者……而世所谓医者，则但知有药而已，针灸未尝过问焉。"南宋窦材，临床中注重灸、针、药并用，其《扁鹊心书》记载："世有百余种大病，不用灸艾丹药，如何救得性命、劫得病回？"宋代许叔微，尊崇仲景学派，治疗疾病，针灸与方药皆用，或针药合用，依据病症，择善而从。其在《普济本事方》详述内科病证治疗，针药结合的方法随处可见。宋代郭雍，代表作有《伤寒补亡论》，其治病亦常采用针药结合的方法。如对"两感伤寒"之证，其效仿秦越人"先针后汤"之法，认为"两感之证，汤药至止不如针灸""汤药虽可攻内，而内攻未必至，虽至而药病方有胜负。针艾可以外泄，随其轻重，必有泄而出者"。故对于"两感伤寒"之证，针药结合有独到之疗效。元代滑寿，既懂针灸，又识方药，临证治病主张针药结合并用。其在《十四经发挥》中言道："视天下之疾，有以究其七情六淫之所自。及有以察夫某为某经之陷下也；……某为某经之表里可汗可下也。针之、灸之、药之、饵之，无施不可。"

金元四大家亦是提倡针药结合的典范。

刘完素倡导"六气皆能化火"的火热论，为寒凉派的代表人物，其学术思想来源于《黄帝内经》的运气学说。刘氏临证治病"好用凉剂，以降心火益肾水"，其在运用针灸治疗疾病时，亦遵此法，而创立"八关大刺"之法，刺血以达清凉火热之效，提倡火热运用针刺进行治疗的方法。刘氏重视经络辨证，擅长依据经络循行部位，血气与腧穴的变化以断病位，明确归经，进而选择相关方药及腧穴。如《素问病机气宜保命集》："中风无汗麻黄续命主之，……宜针太阳至阴出血。"

张从正的主要学术观点为"邪去则正安"，为攻邪派代表，治疗疾病时长于用汗、吐、下等法。他认为"针之理，即所谓药之理"，明确了药物归经学说，将药物功效和经络联系起来，提出药物与针灸的治疗机制是相通的，都可以调整经络气血的运行。张从正还将针刺、灸、蒸、熏等列入汗法门，针对《伤寒论》中伤寒病的针灸疗法给予了一定的补充和发挥，其代表著作《儒门事亲》中记载着针药结合的病例多达二百余例。

李东垣认为百病皆与脾胃相关，为补土派的代表人物，针药的有机结合，是其学术思想的特点之一，提倡在补中益气的思想下针药结合治疗疾病。李氏用药，重视调理脾胃、补益中气之法，针灸方面倡导"东垣针法"，以元气立论，依据病情之标本缓急而取背俞或腹募分别治疗外感内伤，施以或针、或灸、或针药结合。其代表著作《脾胃论》中阐述了其主要理论及治法方药，某些篇章记载了临证治疗中对针灸与方药结合使用的方法，书中载有"胃病者，胃脘当心而痛……取三里部……皆为大寒，禁用诸酸甘药"。由此可见，李氏临证治疗方法多样，对针药结合的运用甚是精准。李东垣之弟子罗天益著有《卫生宝鉴》，其中有很多针药或灸药合用的医案。对于"上热下寒证"，罗氏治疗时，运用针砭刺法在肿痛部位放血以疗在上之热；灸气海、三里，导热气下行以疗在下之寒；同时运用既济解毒汤以泻其上热，驱热下行而治愈此病。又如《卫生宝鉴·风中脏治验》赵僧判之中风"与至宝丹，加龙骨、南星，安心定志养神治之。……又刺十二经之井穴"而安。另外，元代罗天益以及明代陈会等都强调针灸的简便快捷，提出急症应先行针灸治疗，而后结合方药治疗，即所谓"针刺导其先，汤药荡其后"。

朱丹溪认为"阳常有余阴常不足"，治疗疾病时宜保存阴精，为滋阴派代表医家。朱氏在治疗疾病除善用滋阴药物，还擅长刺络放血以治疗实证，重视针刺泻法的应用。朱氏针药结合的病案可见于其著作《丹溪心法》《格致余论》及《局方发挥》。如《格致余论》记载了其以方药针灸结合治疗痛风之证，先给予桃红四物汤，继而刺委中出黑血则愈。《丹溪心法》中记载："有脚气冲心者，宜四物汤加炒黄柏，……以艾灸，泄引热下。"

明代，中医学进入了一个新的发展阶段，不仅名医辈出，论著甚丰，而且针药结合亦进入鼎盛时期。很多医家认识到针灸与方药结合，可以取长补短，提高临床治疗效果。

明代著名针灸医家杨继洲，主张"针、灸、药者，医家之不可缺一"的论点，重视灵活采取适宜疗法以取得更佳疗效。他认为针灸与方药各有所长，不能互相替代，《诸家得失策》载："其致病也，既有不同，而其治之，亦不容一律……疾在肠胃，非药不能以济；在血脉，非针刺不能以及。"杨氏所著《针灸大成》中记载有30余则医案，其中针药结合医案3则，针灸药结合医案2则。由此可以看出，杨氏临证时注重各种疗法的应用，不局限于某一疗法，必要时综合应用以提高疗效。如治一妇人"手臂不举，背恶寒而体倦困，虽盛暑喜穿棉袄，诸医俱作虚冷治之"。杨氏诊其脉沉滑，认为"痰在经络也，予针肺俞、曲池、三里穴"，是日即觉身轻手举而无恶寒，后投以除湿化痰之剂而安。另外，杨氏结合自己的临床经验，提出危急之症多用针治，慢性病症则可针灸结合方药治疗。明代《奇效良方》中记载了针药同用以避免针灸时的不良反应，提出了针灸前宜"先饮汤液醴""先服辛燥之物""先服温补之药"及"先服宜通血气之药"等"荣备回避八法"。

明代汪机代表著作为《外科理例》，善于依据不同病情而选择不同方法治疗外科疾病，提倡针药结合学术思想。汪氏对疮疡的治疗概括为"痈疽初发，必先当灸之，以开其户；次看所发分野属何经脉，即内用所属经脉之药，引经以发其表，外用所属经脉之俞穴针灸，以泄其邪，内外交治，邪无容矣。"明代薛已亦长于针、灸及方药治疗外科疾病，但在具体应用时并不是各种方法的简单叠加，而是巧妙地利用了针药之间的协同作用。如附子饼灸温阳结合十全大补汤等补益气血之药可共奏温补作用；针对咽喉肿痛、发热、便秘的表里俱实证，治疗时宜解表攻里，若病症急重，可刺患处或少商穴，先泻邪气，而后结合清咽利膈散共达清泻邪毒之效。另外，他亦擅长利用药物、针灸之间的互补作用对疾病进行治疗以提高疗效。如其所著《疬疡机要》中记载一人由于兼心虚不能施行砭刺，须待进补药之后，元气逐渐恢复，方可行砭刺之术；又有男子患丹毒，"服防风通圣散不应，令砭患处，去恶血，仍用前药即愈"。

明代陈会为著名的针灸医家，对方药亦为重视，认为针药各有所长，可相辅相成，针药并用可达互补之作用，其指出"良药虽众，至于劫病，莫若一针之捷……药以气味而达之，故其宣利经络也迟；针以剌劆而取之，故其疏通血脉也速"。明代高武初学医时虽对针灸不甚熟悉，但其提倡针、灸、药因病而施，如《针灸聚英》中言："曩武谬以活人之术止于药，故弃针与灸而莫之讲，每遇伤寒热入血室，闪挫诸疾，非药饵所能愈，而必俟夫刺者，则束手无策，自愧技穷。因悟治病犹对垒，攻守奇正，量敌而应者，将之良；针、灸、药因病而施者，医之良也。"之后，高氏遵扁鹊之"针、灸、药三者得兼，而后可与言医"，潜心学习研究针灸之术，最终成为针药兼通并用的杰出医家。明代医家吴崑对针药结合临床应用有着丰富的经验和精辟论述，在其所著的《针方六集》中，用整整一集的篇幅，阐述了针药结合的理论与临床研究问题，其中"针药无二致""针药兼有""针药正治""针药并因于病"及"针药治同"等内容论述详实，观点明确，堪称为历代医家之最。如其在《针方六集》提到："用药病已，未久而复病者，再投之药；用针病已，未久而复病者，再施之针。"由此可见，在疾病的治疗过程中，应把握好有效时机对疾病进行针刺与药物的治疗，这样才能不断提高临床治疗效果。另外，吴氏临证善于研究，其在针药比较和临床应用方面创造了不少新的方法，突出了针灸与方药两种治病方法的共通性和互补性，为后人学习研究针药结合做出了卓越的贡献。

明代徐春甫擅长方药，虽然不是针灸医家，但是他指出临床治病用药时，应充分考虑针灸的特殊作用，积极倡导针、灸、药三者的结合并用。另外，他还提出作为非针灸专科的医生，虽"不行针"，但"要知针理"，应该掌握针灸的适应证，以便及时指导患者就医，以免延误病情。如在其所著《古今医统大全》记载着这样一个病案："许学士视一妇人热入血室，医者皆不识，用补血药，数日成结胸证。学士曰：'小柴胡汤已迟，不可行也，可刺期门。予不能针，请善针者针之。'如言而愈。"另外，《古今医统大全》中涉及针药结合的内容及案例还有很多。

明代张景岳早年崇尚丹溪之学，而后依据朱丹溪之"阳有余阴不足"而创立"阳非有余，真阴不足"之学说，创立了许多有名的补肾方药。张氏在治疗中主张补真阴元阳，常重用熟地，故有"张熟地"之称，为温补学派的主要代表人物之一，其学说的产生有着时代纠偏补弊的作用，对后世影响较大。张氏不仅擅用方药，亦重视针灸。考察其医案，在其治疗疾病的过程中常常在应用针灸的治疗方法，如"水肿证，惟得针水沟，若针余穴，水尽即死……"。

清朝时期的针药结合的发展不如明代鼎盛、辉煌，而且受清朝政府废针令及近代的"西学东渐"思想影响，"重药废针"的思想影响了针药结合的发展，针灸在中医学学科中逐渐被边缘化。如在清朝末年，道光帝颁诏曰："针刺火灸，非奉君之所宜。"此诏一下，太医院停止应用针灸治疗疾病，针灸的发展受到严重阻碍，间接地影响了针（灸）药结合在临床治疗中的应用。虽然清末时期针药结合遭受"重药废针"的阻碍，但是亦有不少医家坚持针药并用治疗疾病，并有针药结合相关论述著作。如吴亦鼎所著的《神灸经纶》中就指出，"不知针灸汤液，其为用不同，而为医则一也"，并强调"针灸可补汤液之不及"。李学川重视针药结合的学术思想，其所著《针灸逢源》载有经验方 28 首，并针对临床各科之常见病症，应用汤药方以济针术进行治疗。郑宏纲所著的《重楼玉钥》是一部针灸治疗咽喉病症的专著，其中记载了其治疗咽喉疾病中采取的内服外治、针药结合的方法。清代官修丛书《医宗金鉴》中有专门论述针灸、方药的篇章，亦有针药结合的记载散在于各个篇章之中。

民国时期，由于国外西医学的引进，当时中医学受到政府竭力排斥及贬低，废止中医学的风气流行，逐渐导致中医学的衰落，针药结合的发展速度亦进入了缓慢期。

新中国成立后，随着针灸技术在手术中配合麻醉药的广泛应用，针灸又逐渐地被人们广泛接受和认可，在临床上得到了广泛的应用。至此人们逐渐认识到针灸的不可替代作用，针灸学逐渐发展并流向海外被广泛接受。及至现代，针药结合已经应经被广泛地应用到临床治疗之中。加之现代医学各种治疗的方法引入，现代针药结合理论在方法和应用范围上都比传统的针药结合有了进一步的发展。随着医学不断的向前发展，针灸与药物相结合的内涵和形式也逐渐地充实与发展。一是在针灸经络腧穴的理论指导下结合药物的运用，或者是在药学理论指导下，针、灸、拔罐等治疗操作方法的运用，具体形式如穴位敷贴、药罐法、药化针等；二是临床针灸中使用的器具（如毫针、耳针、小针刀、艾灸、火罐等），与药物（中药或西药）的多种给药途径（包括内服、外用、各种静脉、皮下、肌肉、关节腔注射等）。前后两者中的任一个都可以两两结合或多种配合使用而形成针药结合。

现代临床上应用针药结合治疗的病种基本涵盖了内、外、妇、儿、五官等各科，其中脑病及其相关的神经系统疾病的治疗及研究颇多。常学辉等将60例帕金森病患者随机分成针药组和药物组，每组各30例。针药组施以针刺神庭穴、百会穴、四神聪穴等，同时联合口服美多巴片；药物组仅单纯口服美多巴片。治疗后，分别检测其综合疗效和帕金森病功能量表评分对比。结果显示：针药组的总改善率为 80%，显著高于药物组的 60%；针药组功能量表评分积分减少，明显优于药物组。由此可见，针刺联合药物对帕金森病具有较好的治疗效果。汪怡新收集了 40 例自主神经异常的患者，将其随机分为药物组 20 例和针药组 20 例。药物组应用滋肾清心方药进行治疗，每日 2 次，持续治疗 2 个月。针药组在药物组治疗的基础上联合针刺治疗，主要穴位选取三阴交穴、足三里穴、关元穴、百会穴、太冲穴，其余穴位随症加减。每周进行 3 次，12 次为 1 个疗程，持续治疗 2 个月。治疗后，与药物组相比，针药组临床治疗的效果较好，治疗后的 kupperman 指数亦明显下降，且对围绝经期综合征患者的症状方面的改善更为显著。何善为搜集了经临床诊断为儿童多动症的患儿 63 例，按 1：1 的比例随机分为针药结合耳穴贴压组（32 例）和中西药组（31 例）。针药结合耳穴贴压组施以每周针刺 3 次，耳穴贴压 3 次，中药治疗 5 次，周末停服；中西药组施以中药治疗及哌醋甲酯缓释片 5mg，每日 2 次口服，持续治疗两个月。研究结果显示，针药结合耳穴贴压组和中西药组对肝肾阴虚型多动症患儿都有比较显著的疗效，但针药结合耳穴贴压组疗效更具优势。龙凤等搜集了 90 例神经性皮肤瘙痒症的患者，并将其随机分成为 A 组、B 组和 C 组，每组 30 例。A 组应用针刺联合中药进行治疗；B 组应用单纯针刺进行治疗；C 组应用单纯中药当归饮子进行治疗。2 个疗程后，针药结合组在皮肤瘙痒、皮疹情况、睡眠、情绪、食欲以及自觉病情等方面改善程度较其他组更为明显。

　　针灸的临床研究是一个非常复杂性的科学研究，会受到疾病的状况、机体的功能状态、针刺的手法、刺激量、留针的时间、穴位的选择等各种因素的影响。针药结合研究在针灸的基础上又加入了药物的干预因素，包括药物的选择、药物的剂量、剂型、给药的时间和途径等，更进一步的增加了临床研究难度。因而，针药结合的研究多只集中在关注最后的疗效，临床应用的报道也多是对针药结合提高疗效比较笼统的说明，而大样本的、系统的、较为深入且比较规范的研究还不多。

　　目前，大量的基础实验研究不断涌现。如张业贵等将 SD雄性大鼠进行永久性双侧颈总动脉结扎术完成慢性脑缺血模型制备，进而将造模成功的 32 只模型大鼠随机分成复方丹参组、电针组、针药结合组和模型组。复方丹参组应用复方丹参片 0.75g/kg 灌胃；电针组选取大椎穴、百会穴进行电针刺激，持续 30 分钟；针药结合组采用复方丹参片灌胃联合电针刺激，各组的治疗均需每天 1 次，连续进行 5 周。另选用 8 只SD 雄性大鼠作为对照组。然后采用免疫组化法检测各个组别的大鼠大脑皮质 TrkB、BDNF 及 VEGF 的表达。实验表明电针联合复方丹参疗法对慢性缺血性脑损伤大鼠具有良好的保护作用，其疗效机制可能与上调 TrkB、BDNF 及 VEGF 的表达相关。郑敏等应用随机分组设计，将大鼠分成电针组、穴位注射组、针药结合组和模型组。然后采用链脲佐菌素制备实验性 DPN 大鼠模型，选用神经电生理的方法检测坐骨神经的传导速度，在电镜下观察神经纤维超微结构。结果显示：针药结合治疗组和电针组、穴位注射组及模型组比较，感觉的传导速度（SNCV）、运动的传导速度（MNCV）都有所改善，但尚未恢复到正常组水平；针药结合治疗组的坐骨神经轴突变性及脱髓鞘程度有一定程度的减轻。由此可得，针药结合治疗方法对糖尿病周围神经病变大鼠具备一定的防治效果。刘西建将清肝益气降压方和针刺腧穴足三里、太冲、太溪相配合，应用正交设计法，检测不同因素对高血压模型大鼠血压及对血 ACE、NO、ET、iNOS、tNOS、Ang Ⅱ 的影响，研究得出清肝益气降压方联合针刺穴位具有确切的降压疗效，清肝益气降压方、足三里穴、太冲穴及太溪穴四种因素中起主导作用的是方，其后逐次为太冲穴、太溪穴、足三里穴；单纯针刺的降压疗效弱于方药，可能和针刺整体双向的调节作用有限或者是针刺对大鼠而言属恶性刺激相关；从整体上来看，针药结合可以产生协同的作用，拮抗的作用不明显；清肝益气降压方联合太冲穴、太溪穴组降压疗效最好，与临床的组方配伍相同。因此，"以针为药"，用方剂中"君臣佐使"的组方配伍理论来指导构建"针药配伍"的治疗理念是具有一定的可行性的，对于指导针药结合临床具有重要意义。

随着针药结合临床实验理论研究的不断深入，针药结合的作用机理亦逐渐得到了进一步的深化。一般认为，针灸和药物的相互作用体现在三个方面：针药之间的协同作用；针灸可以减弱药物对机体的不良反应；药物对针灸的疗效具有辅助作用。由此可见，通过针灸与药物的相互结合，可达到作用互补，减轻药物的不良反应，增强疗效的目的。

总体而言，现代研究中虽有大量针药结合实验研究的出现，但是针药结合基础实验研究仍然不够深入。现有研究基本上更多的是关注疗效的对比，机制研究还不够深入。由于针药结合的疗效机制是一个典型的多水平、多因素的问题，针灸与药物的作用机制具有多途径、多靶点、多层次的特点，决定了其机制研究的复杂性、多样性和高难度。尤其是在单纯针灸治疗疾病起效的机制研究并未完全明确的条件之下，再增加一个重要的影响因子进行综合评价研究，必定会出现研究思路与方法的瓶颈问题。这就需要在以后的针药结合实验研究中不断发现问题，提出新假说，选出切入点，设计实验并进行研究。在具体的针药结合基础研究过程中，在进行针与药差异性的对比研究的同时，去探求针药结合的优势所在。

目前，针药结合的理论研究仍没有形成一个系统而完整的体系，针对古代文献研究比较局限；临床运用虽然较为广泛，但研究的针对性并不强；实验研究相对并不深入。鉴于此，今后应积极加强针药结合的理论性研究，特别要重视从古代医籍中挖掘古人的宝贵经验；临床应用中应针对不同病种，总结针药结合治疗的优势病种，进一步优化临床针药结合的治疗方案；不断深入研究针药结合的治疗机制研究，应用现代科学技术方法探索针药结合的科学性；总结概括针药结合的应用规律及其原理，实现基础研究成果指导并提高临床治疗效果。

综上所述，针药结合是在针对疾病的治疗过程中，将针灸治疗与药物治疗结合，共同或先后作用于患者疾病的一种综合治疗方法。针药结合的方法兴于先秦及两汉时期，发展于隋唐而盛于明代，在相当长的一段历史时期内，针药结合在临床诊治的过程中占有主导地位。近年来随着现代医学的迅猛发展，人们对脑病的诊断与认识更加清晰准确，为"针、药"这两大武器提供了更加广阔的应用空间，最大限度地发挥了他们的治疗作用，使中医传统瑰宝在新时代再次绽放异彩！

下　篇

临床常见脑病分述

第一章

中风先兆

第一节 现代医学对本病的认识

本病的现代医学可按短暂性脑缺血发作认识。

一、概念

短暂性脑缺血发作（transient ischemic attack，TIA）是由于局部脑或视网膜缺血引起的短暂性神经功能缺损，临床症状一般不超过 1 小时，最长不超过 24 小时，且无责任病灶的证据。凡神经影像学检查有神经功能缺损对应的明确病灶者不宜称为 TIA。传统的 TIA 定义，只要临床症状在 24 小时内消失，不遗留神经系统体征，而不管是否存在责任病灶。近来研究证实，对于传统 TIA 患者，如果神经功能缺损症状超过 1 小时，绝大部分神经影像学检查均可发现对应的脑部梗死小病灶。因此，传统的 TIA 许多病例实质上是小卒中。TIA 为缺血性卒中最重要的危险因素，近期发作频繁的 TIA 是脑梗死的特级警报。一次 TIA 发作后 1 个月内发生脑卒中的几率是 4%～8%，1 年内为 12%～13%，5 年内高达 24%～29%。TIA 患者在第一年内的卒中发病率较一般人群高 13 ～ 16 倍，5 年内仍高 7 倍有余。

二、病因及发病机制

TIA 的发病与动脉粥样硬化、动脉狭窄、心脏病、血液成分改变及血流动力学变化等多种病因有关，其发病机制主要有以下两种类型：

1. 血流动力学改变　血流动力学改变是在各种原因（如动脉硬化和动脉炎等）所致的颈内动脉系统或椎 - 基底动脉系统的动脉严重狭窄基础上，血压的急剧波动导致原来靠侧支循环维持的脑区发生的一过性缺血，血流动力型 TIA 的临床症状比较刻板，发作频率通常密集，每次发作持续时间短暂，一般不超过 10 分钟。

2. 微栓塞　微栓塞主要来源于动脉粥样硬化的不稳定斑块或附壁血栓的破碎脱落、瓣膜性或非瓣膜性心源性栓子及胆固醇结晶等。微栓子阻塞小动脉常导致其供血区域脑组织缺血，当栓子破碎移向远端或自发溶解时，血流恢复，症状缓解。微栓塞型 TIA 的临床症状多变，发作频率通常稀疏，每次发作持续时间一般较长。如果持续时间超过 30 分钟，提示微栓子较大，可能来源于心脏。

三、临床表现

1. 一般特点　TIA 好发于中老年人，男性多于女性，患者多伴有高血压、动脉粥样硬化、糖尿病或高血脂等脑血管病危险因素。发病突然，局部脑或视网膜功能障碍历时短暂，最长时间不超过 24 小时，不留后遗症状。由于微栓塞导致的脑缺血范围很小，一般神经功能缺损的范围和严重程度比较有限。TIA 常反复发作，每次发作表现相似。

2. 颈内动脉系统 TIA　临床表现与受累血管分布有关。大脑中动脉（middle cerebral artery，MCA）供血区的 TIA 可出现缺血对侧肢体的单瘫、轻偏瘫、面瘫和舌瘫，可伴有偏身感觉障碍和对侧同向偏盲。优势半球受损常出现失语和失用，非优势半球受损可出现空间定向障碍。大脑前动脉（anterior cerebral artery，ACA）供血区缺血可出现人格和情感障碍、对侧下肢无力等。颈内动脉（internal carotid artery，ICA）主干 TIA 主要表现为眼动脉交叉瘫 [患侧单眼一过性黑矇、失明和（或）对侧偏瘫及感觉障碍]、Horner 交叉瘫（患侧 Horner 征、对侧偏瘫）。

3. 椎 - 基底动脉系统 TIA　最常见表现是眩晕、平衡障碍、眼球运动异常和复视。可有单侧或双侧面部、口周麻木，单独出现或伴有对侧肢体瘫痪、感觉障碍，呈现典型或不典型的脑干缺血综合征。此外，椎 - 基底动脉系统 TIA 还可出现下列几种特殊表现的临床综合征：

（1）跌倒发作（drop attack）：表现为下肢突然失去张力而跌倒，无意识丧失，常可很快自行站起，系脑干下部网状结构缺血所致。有时见于患者转头或仰头时。

（2）短暂性全面遗忘症（transient global amnesia，TGA）：发作时出现短时间记忆丧失，发作时对时间、地点定向障碍，但谈话、书写和计算能力正常，一般症状持续数小时，然后完全好转，不遗留记忆损害。发病机制仍不十分清楚，部分发病可能是大脑后动脉颞支缺血累及边缘系统的颞叶海马、海马旁回和穹窿所致。

（3）双眼视力障碍发作：双侧大脑后动脉距状支缺血导致枕叶视皮质受累，引起暂时性皮质盲。

值得注意的是，椎-基底动脉系统 TIA 患者很少出现孤立的眩晕、耳鸣、恶心、晕厥、头痛、尿便失禁、嗜睡或癫痫等症状，往往合并有其他脑干或大脑后动脉供血区缺血的症状和（或）体征。

四、辅助检查

CT 或 MRI 检查大多正常。部分病例弥散加权 MRI（DWI）可以在发病早期显示一过性缺血灶，缺血灶多呈小片状，一般体积 1～2ml。CTA、MRA 及 DSA 检查有时可见血管狭窄、动脉粥样硬化改变。TCD 检测可探查颅内动脉狭窄，并可进行血流状况评估和微栓子监测。血常规和生化检查也是必要的，神经心理学检查可能发现轻微的脑功能损害。

五、诊断及鉴别诊断

1. 诊断　大多数 TIA 患者就诊时临床症状已消失，故诊断主要依靠病史。中老年患者突然出现局灶性脑功能损害症状，符合颈内动脉或椎-基底动脉系统及其分支缺血表现，并在短时间内症状完全恢复（大多不超过 1 小时），应高度怀疑为 TIA。PWI/DWI、CTP 和 SPECT 有助于 TIA 的诊断。

2. 鉴别诊断

（1）癫痫的部分性发作：特别是单纯部分性发作，常表现为持续数秒至数分钟的肢体抽搐或麻木，针刺感从躯体的一处开始，并向周围扩展，可有脑电图异常，CT/MRI 检查可能发现脑内局灶性病变。

（2）梅尼埃病（Meniere disease）：发作性眩晕、恶心、呕吐与椎 - 基底动脉 TIA 相似，但每次发作持续时间往往超过 24 小时，伴有耳鸣、耳阻塞感，反复发作后听力减退等症状，除眼球震颤外，无其他神经系统定位体征。发病年龄多在 50 岁以下。

（3）心脏疾病：阿 - 斯综合征（Adams-Strokes syndrome），严重心律失常如室速、多源性室性期前收缩、室速或室颤、病态窦房结综合征等，可因阵发性全脑供血不足出现头昏、晕倒和意识丧失，但常无神经系统局灶性症状和体征，动态心电图监测、超声心动图检查常有异常发现。

（4）其他：颅内肿瘤、脓肿、慢性硬膜下血肿、脑内寄生虫等亦可出现类似 TIA 发作症状。原发或继发性自主神经功能不全亦可因血压或心律的急剧变化出现短暂性脑供血不足，出现发作性意识障碍。基底动脉型偏头痛，常有后循环缺血发作，应注意排除。

六、治疗

TIA 是急症。TIA 发病后 2～7 天内为卒中的高风险期，对患者进行紧急评估与干预可以减少卒中的发生。临床医师还应提前做好有关的准备工作，一旦 TIA 转变成脑梗死，不要因等待凝血功能等结果而延误溶栓治疗。

1. 抗血小板治疗　非心源性栓塞性 TIA 推荐抗血小板治疗。卒中风险较高的患者，如 TIA 或小卒中发病 1 个月内，可采用小剂量阿司匹林（aspirin）50～150mg/d 与氯吡格雷（clopidogrel）75mg/d 联合抗血小板治疗。一般单独使用：①阿司匹林（50～325mg/d）；②氯吡格雷（755mg/d）；③小剂量阿司匹林和缓释的双嘧达莫（分别为 25mg 和 200mg，2 次/天）。

2. 抗凝治疗　心源性栓塞性 TIA 可采用抗凝治疗。主要包括肝素、低分子肝素和华法林。一般短期使用肝素后改为华法林口服抗凝剂治疗，华法林治疗目标为国际标准化比值（international normalized ratio，INR）达到 2～3，用药量根据结果调整。卒中高度风险的 TIA 患者应选用半衰期较短和较易中和抗凝强度的肝素；一旦 TIA 转变成脑梗死，可以迅速纠正凝血功能指标的异常，使之符合溶栓治疗的入选标准。频繁发作的 TIA 或椎 - 基底动脉系统 TIA，及对抗血小板治疗无效的病例也可考虑抗凝治疗。对人工心脏瓣膜置换等卒中高度风险的 TIA 患者，还可考虑口服抗凝剂治疗加用小剂阿司匹林或双嘧达莫联合治疗。

3. 扩容治疗　纠正低灌注，适用于血流动力型 TIA。

4. 溶栓治疗　对于新近发生的符合传统 TIA 定义的患者，

虽神经影像学检查发现有明确的脑梗死责任病灶，但目前不作为溶栓治疗的禁忌证。在临床症状再次发作时，若临床已明确诊断为脑梗死，不应等待，应按照卒中指南积极进行溶栓治疗。

5. 其他　对有高纤维蛋白原血症的 TIA 患者，可选用降纤酶治疗。对于过去 6 个月内发生过 TIA 的患者，如果同侧无创性成像显示颈内动脉狭窄＞70% 或导管血管造影显示狭窄＞50%，且围术期并发症和死亡风险估计＜6%，则推荐行颈内动脉内膜切除术治疗。活血化瘀性中药制剂对 TIA 患者也可能有一定的治疗作用。

七、预后

TIA 患者早期发生卒中的风险很高。发病 7 天内的卒中风险为 4%～10%，90 天卒中风险为 10%～20%（平均 11%）。发作间隔时间缩短、发作持续时间延长、临床症状逐渐加重的进展性 TIA 是即将发展为脑梗死的强烈预警信号。TIA 患者不仅易发生脑梗死，也易发生心肌梗死和猝死。90 天内 TIA 复发、心肌梗死和死亡事件总的风险高达 25%。最终 TIA 部分发展为脑梗死，部分继续发作，部分自行缓解。

第二节　中医学对本病认识及针药治疗

一、病因病机

关于中风先兆，历代医家对此均有论述，以元代朱丹溪"中风之渐也"影响最大。他深刻揭示了本病与中风之间有一定的内在联系，为其预后及前瞻性防治中风提供了深刻的临床思路，后世医家在总结中风及中风先兆时，极为赞同朱氏之论。

中风先兆证中最常见的症状是眩晕，对于本病的病因病机，我们认为多因阴阳、气血、脏腑功能失调，导致风、火、痰、瘀互结所致，证属虚实夹杂。

二、中医辨证论治

1. 实证

（1）肝阳上亢

临床表现： 眩晕耳鸣，头目胀痛，烦躁易怒，失眠多梦，面红目赤，口苦，舌红，苔黄，脉弦数。

治法： 平肝熄风，育阴潜阳。

方药： 天麻钩藤饮加减。常用药：天麻、石决明、钩藤平肝潜阳熄风；牛膝、杜仲、桑寄生补益肝肾；黄芩、山栀、菊花清肝泻火；白芍柔肝滋阴。

若肝火上炎，口苦目赤，烦躁易怒者，酌加龙胆草、丹皮、夏枯草；若肝肾阴虚较甚，目涩耳鸣，腰酸膝软，舌红少苔，脉弦细数者，可酌加枸杞子、首乌、生地、麦冬、玄参；若见目赤便秘，可选加大黄、芒硝或当归龙荟丸以通腑泄热；若眩晕剧烈，兼见手足麻木或震颤者，加羚羊角、石决明、生龙骨、生牡蛎、全蝎等镇肝熄风，清热止痉。

（2）痰湿中阻

临床表现：眩晕，头重昏蒙，或伴视物旋转，胸闷恶心，呕吐痰涎，食少多寐，舌苔白腻，脉濡滑。

治法：化痰祛湿，健脾和胃。

方药：半夏白术天麻汤加减。常用药：半夏、陈皮健脾燥湿化痰；白术、薏苡仁、茯苓健脾化湿；天麻化痰熄风，止头眩。

若眩晕较甚，呕吐频作，视物旋转，可酌加代赭石、竹茹、生姜、旋覆花以镇逆止呕；若脘闷纳呆，加砂仁、白蔻仁等芳香和胃；若兼见耳鸣重听，可酌加郁金、菖蒲、葱白以通阳开窍；若痰郁化火，头痛头胀，心烦口苦，渴不欲饮，舌红苔黄腻，脉弦滑者，宜用黄连温胆汤清化痰热。

（3）瘀血阻窍

临床表现：眩晕，头痛，兼见健忘，失眠，心悸，精神不振，耳鸣耳聋，面唇紫黯，舌黯有瘀斑，脉涩或细涩。

治法：祛瘀生新，活血通窍。

方药：通窍活血汤加减。常用药：川芎、赤芍、桃仁、红花活血化瘀，通窍止痛；麝香用其气，通窍力强；白芷、菖蒲、老葱通窍理气，温经止痛；当归养血活血；地龙、全蝎善入经络，镇痉祛风。

若兼见神疲乏力，少气自汗等症，加入黄芪、党参益气行血；若兼畏寒胶冷，感寒加重，可加附子、桂枝温经活血。

2. 虚证

（1）气血亏虚

临床表现：眩晕动则加剧，劳累即发，面色㿠白，神疲乏力，倦怠懒言，唇甲不华，发色不泽，心悸少寐，纳少腹胀，舌淡苔薄白，脉细弱。

治法：补益气血，调养心脾。

方药：归脾汤加减。常用药：党参、白术、黄芪益气健脾；当归、熟地、龙眼肉、大枣补血生血养心；茯苓、炒扁豆补中健脾；远志、枣仁养血安神。

若中气不足，清阳不升，兼见气短乏力，纳少神疲，便溏下坠，脉象无力者，可合用补中益气汤；若自汗时出，易于感冒，当重用黄芪，加防风、浮小麦益气固表敛汗；若脾虚湿盛，腹泻或便溏，腹胀纳呆，舌淡舌胖，边有齿痕，可酌加薏苡仁、炒扁豆、泽泻等，当归宜炒用；若兼见形寒肢冷，腹中隐痛，脉沉者，可酌加桂枝、干姜以温中助阳；若血虚较甚，面色㿠白，唇舌色淡者，可加阿胶、紫河车粉（冲服）；兼见心悸怔忡，少寐健忘者，可加柏子仁、合欢皮、夜交藤养心安神。

（2）肾精不足

临床表现：眩晕日久不愈，精神萎靡，腰酸膝软，少寐多梦，健忘，两目干涩，视力减退；或遗精滑泄，耳鸣齿摇；或颧红咽干，五心烦热，舌红少苔，脉细数；或面色㿠白，形寒肢冷，舌淡嫩，苔白，脉弱尺甚。

治法：滋养肝肾，益精填髓。

方药：左归丸加减。常用药：熟地、山萸肉、山药滋阴补肾；龟板、鹿角胶、紫河车滋肾助阳，益精填髓；杜仲、枸杞子、菟丝子补益肝肾；牛膝强肾益精。

若阴虚火旺，症见五心烦热，潮热颧红，舌红少苔，脉细数者，可加鳖甲、知母、黄柏、丹皮、地骨皮等；若肾失封藏固摄，遗精滑泄者，可酌加芡实、莲须、桑螵蛸等；若兼失眠，多梦，健忘诸症，加阿胶、鸡子黄、酸枣仁、柏子仁等交通心肾，养心安神。

若阴损及阳，肾阳虚明显，表现为四肢不温，形寒怕冷，精神萎靡，舌淡脉沉者，或予右归丸温补肾阳，填精补髓，或酌配巴戟天、仙灵脾、肉桂。若兼见下肢浮肿，尿少等症，可加桂枝、茯苓、泽泻等温肾利水；若兼见便溏，腹胀少食，可加白术、茯苓以健脾止泻。

三、中医针灸治疗

针灸治疗本症具有较好的临床疗效，但应查明原因，明确诊断，注意原发病的治疗。发作时，嘱患者闭目或平卧，保持安静，如伴呕吐应防止呕吐物误入气管；痰湿较重者，应少食肥腻之品。

1.基本治疗

（1）实证

治则：平肝潜阳，和胃化痰。以足少阳经、督脉及足厥阴经穴为主。

主穴：风池、百会、内关、太冲、丰隆。

配穴：肝阳上亢加行间、侠溪、太溪；痰湿中阻加中脘、丰隆、阴陵泉。

操作：毫针泻法。

方义：肝经为风木所寄，与胆经相表里。取胆经风池和肝经太冲，清泻肝胆，平抑肝阳。内关宽胸理气，和中化痰止呕。百会用泻法，可清利脑窍而定眩。

（2）虚证

治则：补益气血，益精填髓。以足少阳经、督脉穴及相应背俞穴为主。

主穴：风池、百会、肝俞、肾俞、足三里。

配穴：气血两虚加气海、脾俞、胃俞；肾精亏虚加志室、悬钟、三阴交。

操作：风池用平补平泻法，肝俞、肾俞、足三里等穴用补法。

方义：肝俞、肾俞滋补肝肾、养血益精、培元固本以治本。足三里补益气血。风池用平补平泻法，可疏调头部气血，百会用补法可升提气血，二穴配合以充养脑髓而缓急治标。

2. 其他治疗

（1）头针法：选顶中线，沿头皮刺入，快速捻转，每日1次，每次留针30分钟。或选取于氏头针丛刺治疗，取顶区刺入4～5针，留针4～6小时，间断行针。

（2）耳针法：选肾上腺、皮质下、额。肝阳上亢者，加肝、胆；痰湿中阻者，加脾；气血两虚者，加脾、胃；肾精亏虚者，加肾、脑。毫针刺或用王不留行籽贴压。

第二章

中　风

本病相当于现代医学脑卒中（stroke），为脑血管疾病的主要临床类型，包括缺血性卒中和出血性卒中，以突然发病、迅速出现局限性或弥散性脑功能缺损为共同临床特征，为一组器质性脑损伤导致的脑血管疾病。缺血性卒中分为脑血栓形成（动脉粥样硬化型脑梗死）、脑梗死和腔隙性脑梗死。出血性卒中分为脑出血和蛛网膜下腔出血。

第一节　现代医学对本病的认识

一、脑血栓形成（动脉粥样硬化型脑梗死）

（一）概念

脑血栓形成是缺血性卒中常见的类型，动脉粥样硬化是本病的根本病因，因此，脑血栓形成临床也可称为动脉粥样硬化型脑梗死。

（二）病因及发病机制

1. 动脉粥样硬化　主要发生在管径 500μm 以上的动脉，

其斑块导致管腔狭窄或血栓形成，可见于颈内动脉和椎－基底动脉任何部位，以动脉分叉处多见，如颈总动脉与颈内、外动脉分叉处，大脑前、中动脉起始段，椎动脉在锁骨下动脉的起始部，椎动脉进入颅内段，基底动脉起始段及分叉部。脑动脉粥样硬化常伴高血压病，两者互为因果，糖尿病和高脂血症也会加速动脉粥样硬化的进程。

2. 动脉炎　结缔组织病、细菌、病毒、螺旋体感染等均可导致动脉炎症，使管腔狭窄或闭塞。

3. 其他少见原因　包括药源性（如可卡因、安非他明）；血液系统疾病（如红细胞增多症、血小板增多症、血栓栓塞性血小板减少性紫癜、弥散性血管内凝血、镰状细胞贫血、纤溶酶原激活物不全释放伴发的高凝状态等）；遗传性高凝状态（如抗凝血酶Ⅲ缺乏、蛋白C缺乏和蛋白S缺乏）；抗磷脂抗体（如抗心磷脂抗体、狼疮抗凝物）；脑淀粉样血管病、烟雾病、肌纤维发育不良和颅内外（颈动脉和椎动脉）夹层动脉瘤等。此外，尚有极少数不明原因者。

（三）病理及病理生理

1. 病理　脑梗死发生率在颈内动脉系统中约占80%，在椎－基底动脉系统中约为20%。闭塞好发的血管依次为颈内动脉、大脑中动脉、大脑后动脉、大脑前动脉及椎－基底动脉等。闭塞血管内可见动脉粥样硬化或血管炎改变、血栓形成或栓子。局部血液供应中断引起的脑梗死多为白色梗死，大面积脑梗死常可继发红色梗死（即出血性梗死）。缺血、缺氧性损害表现为神经细胞坏死和凋亡两种形式。

脑缺血性病变的病理分期如下：

（1）超早期（1～6小时）：病变脑组织变化不明显，可见部分血管内皮细胞、神经细胞及星形胶质细胞肿胀，线粒体肿胀空化。

（2）急性期（6～24小时）：缺血区脑组织苍白伴轻度肿胀，神经细胞、胶质细胞及内皮细胞呈明显缺血改变。

（3）坏死期（24～48小时）：大量神经细胞脱失，胶质细胞坏变，中性粒细胞、淋巴细胞及巨噬细胞浸润，脑组织明显水肿。

（4）软化期（3日～3周）：病变脑组织液化变软。

（5）恢复期（3～4周后）：液化坏死脑组织被格子细胞清除，脑组织萎缩，小病灶形成胶质瘢痕，大病灶形成中风囊，此期持续数月至2年。

2. 病理生理　局部缺血由中心坏死区及周围脑缺血半暗带（ischemic penumbra）组成。坏死区中脑细胞死亡，缺血半暗带由于存在侧支循环，尚有大量存活的神经元。如果能在短时间内迅速恢复缺血半暗带血流，该区脑组织损伤是可逆的，神经细胞有可能存活并恢复功能。但缺血脑组织即使很快恢复供血，还会发生一系列"瀑布式"缺血级联反应，继续造成脑损害。目前已明确一系列导致神经细胞损伤的神经生化学和分子生物学机制，如神经细胞内钙超载、兴奋性氨基酸细包毒性作用、自由基（free radical）和再灌注损伤（reperfusion injury）、神经细胞凋亡等，并针对这些机制设计了许多神经保护药物。挽救缺血半暗带是急性脑梗死治疗的一个主要目的，而恢复缺血脑组织的供血和对缺血脑组织实施脑保护是挽救缺血半暗带的两个基本治疗途径。

缺血半暗带具有动态的病理生理学过程。随着缺血时间的延长和严重程度的加重，中心坏死区越来越大，缺血半暗带越来越小，大部分缺血半暗带存活的时间仅有数小时，因此，急性脑梗死的治疗必须在发病早期进行。如果脑组织已经发生坏死，这部分脑组织的功能必然出现损害，以后所有的治疗方法都将无济于事，或只能让周围健存的脑组织进行有限的部分功能代偿。有效挽救缺血半暗带脑组织的治疗时间称为治疗时间窗（therapeutic time window，TTW）。目前研究表明，急性缺血性卒中溶栓治疗的时间窗一般不超过发病 6 小时，机械取栓治疗时间窗不超过 8 小时。如果血运重建的治疗方法超过其TTW，则不能有效挽救缺血脑组织，甚至可能因再灌注损伤和继发脑出血而加重脑损伤。

（四）临床表现

1. 一般特点　动脉粥样硬化性脑梗死多见于中老年，动脉炎性脑梗死以中青年多见。常在安静或睡眠中发病，部分病例有 TIA 前驱症状，如肢体麻木、无力等，局灶性体征多在发病后 10 余小时或 1～2 日达到高峰，临床表现取决于梗死灶的大小和部位。患者一般意识清楚，当发生基底动脉血栓或大面积脑梗死时，可出现意识障碍，甚至危及生命。

2. 颈内动脉闭塞的表现　严重程度差异较大，主要取决于侧支循环状况。颈内动脉闭塞常发生在颈内动脉分叉后，慢性血管闭塞可无症状。症状性闭塞可出现单眼一过性黑矇，偶见永久性失明（视网膜动脉缺血）或 Horner 征（颈上交感神经节后纤维受损）。远端大脑中动脉血液供应不良，可以出现对侧偏瘫、偏身感觉障碍和（或）同向性偏盲等，优势半球受累可伴失语症，非优势半球受累可有体象障碍。体检可闻及颈动脉搏动减弱或血管杂音。

3. 大脑中动脉闭塞的表现

（1）主干闭塞：导致三偏症状，即病灶对侧偏瘫（包括中枢性面舌瘫和肢体瘫痪）、偏身感觉障碍及偏盲（三偏），伴头、眼向病灶侧凝视，优势半球受累出现完全性失语症，非优势半球受累出现体象障碍，患者因此出现意识障碍。

（2）皮质支闭塞：①上部分支闭塞导致病灶对侧面部、上下肢瘫痪和感觉缺失，但下肢瘫痪较上肢轻，而且足部不受累，头、眼向病灶侧凝视程度轻，伴 Broca 失语（优势半球）和体象障碍（非优势半球），通常不伴意识障碍；②下部分支闭塞较少单独出现，导致对侧同向性上 1/4 视野缺损，伴 Wernicke 失语（优势半球），急性意识模糊状态（非优势半球），无偏瘫。

（3）深穿支闭塞：最常见的是纹状体内囊梗死，表现为对侧中枢性均等性轻偏瘫、对侧偏身感觉障碍，可伴对侧同向性偏盲。优势半球病变出现皮质下失语，常为底节性失语，表现为自发性言语受限、音量小、语调低、持续时间短暂。

4. 大脑前动脉闭塞的表现

（1）分出前交通动脉前主干闭塞：可因对侧动脉的侧支循环代偿不出现症状，但当双侧动脉起源于同一个大脑前动脉主干时，就会造成双侧大脑半球的前侧、内侧梗死，导致截瘫、二便失禁、意志缺失、运动性失语综合征和额叶损害致人格改变等。

（2）分出前交通动脉后大脑前动脉远端闭塞：导致对侧的足和下肢的感觉运动障碍，而上肢和肩部的瘫痪轻，面部和手部不受累。感觉丧失主要是辨别能力丧失，而有时不出现。可以出现尿失禁（旁中央小叶受损）、淡漠、反应迟钝、欣快和缄默等（额极与胼胝体受损），对侧出现强握及吸吮反射和痉挛性强直（额叶受损）。

（3）皮质支闭塞：导致对侧中枢性下肢瘫，可伴感觉障碍（胼周和胼缘动脉闭塞）；对侧肢体短暂性共济失调、强握反射及精神症状（眶动脉及额极动脉闭塞）。

（4）深穿支闭塞：导致对侧中枢性面舌瘫、上肢近端轻瘫。

5. 大脑后动脉闭塞的表现　主干闭塞症状取决于侧支循环。

（1）单侧皮质支闭塞：引起对侧同向性偏盲，上部视野较下部视野受累常见，黄斑区视力不受累（黄斑区的视皮质代表区为大脑中、后动脉双重供应）。优势半球受累可出现失读（伴或不伴失写）、命名性失语、失认等。

（2）双侧皮质支闭塞：可导致完全型皮质盲，有时伴有不成形的视幻觉、记忆受损（累及颞叶）、不能识别熟悉面孔（面容失认症）等。

（3）大脑后动脉起始段的脚间支闭塞：可引起中脑中央和下丘脑综合征，包括垂直性凝视麻痹、昏睡甚至昏迷、旁正中动脉综合征，主要表现是同侧动眼神经麻痹和对侧偏瘫，即Weber综合征（病变位于中脑基底部，动眼神经和皮质脊髓束受累）；同侧动眼神经麻痹和对侧共济失调、震颤，即Claude综合征（病变位于中脑被盖部、动眼神经和结合臂）；同侧动眼神经麻痹和对侧不自主运动和震颤，即 Benedikt 综合征（病变位于中脑被盖部、动眼神经、红核和结合臂）。

（4）大脑后动脉深穿支闭塞：丘脑穿通动脉闭塞产生红核丘脑综合征，表现为病灶侧舞蹈样不自主运动、意向性震颤、小脑性共济失调和对侧偏身感觉障碍；丘脑膝状体动脉闭塞产生丘脑综合征（丘脑的感觉中继核团梗死），表现为对侧深感觉障碍、自发性疼痛、感觉过度、轻偏瘫，共济失调、手部痉挛和舞蹈 - 手足徐动症等。

（5）椎 - 基底动脉闭塞的表现：血栓性闭塞多发生于基底动脉起始部和中部，栓塞性闭塞通常发生在基底动脉尖。基底动脉或双侧椎动脉闭塞是危及生命的严重脑血管事件，引起脑干梗死，出现眩晕、呕吐、四肢瘫痪、共济失调、肺水肿、消化道出血、昏迷和高热等。脑桥病变出现针尖样瞳孔。①闭锁综合征（locked-in syndrome）：基底动脉的脑桥支闭塞致双侧脑桥基底部梗死。②脑桥腹外侧综合征（millard-guble syndrome）：基底动脉短旋支闭塞，表现为同侧面神经、展神经麻痹和对侧偏瘫。③脑桥腹内侧综合征（福维尔综合征，Foville syndrome）：基底动脉的旁中央支闭塞，同侧周围性面瘫，对侧偏瘫和双眼向病变同侧同向运动不能。④基底动脉尖综合征（top of the basilar syndrome）：基底动脉尖端分出小脑上动脉和大脑后动脉，闭塞后导致眼球运动障碍及瞳孔异常、觉醒和行为障碍，可伴有记忆力丧失、对侧偏盲或皮质盲。中老年卒中，突发意识障碍并较快恢复。出现瞳孔改变、动眼神经麻痹、垂直凝视麻痹，无明显运动和感觉障碍，应想到该综合征的可能。如有皮质盲或偏盲、严重记忆障碍，则更支持。CT 及 MRI 显示双侧丘脑、枕叶、颞叶和中脑多发病灶可确诊。⑤延髓背外侧综合征（wallenberg syndrome）：由小脑后下动脉或椎动脉供应延髓外侧的分支动脉闭塞所致。

6. 特殊类型的脑梗死

（1）大面积脑梗死：通常由颈内动脉主干、大脑中动脉主干闭塞或皮质支完全性卒中所致，表现为病灶对侧完全性偏瘫、偏身感觉障碍及向病灶对侧凝视麻痹。病程呈进行性加重，易出现明显的脑水肿和颅内压增高征象，甚至发生脑疝死亡。

（2）分水岭脑梗死（cerebral watershed infarction，CWSI）：是由相邻血管供血区交界处或分水岭区局部缺血导致，也称边缘带脑梗死，多因血流动力学原因所致。典型病例发生于颈内动脉严重狭窄或闭塞伴全身血压降低时。常呈卒中样发病，症状较轻，纠正病因后病情易得到有效控制。可分为：①皮质前型：见大脑前、中动脉分水岭脑梗死，病灶位于额中回，可沿前后中央回上部带状走行，直达顶上小叶。表现为以上肢为主的偏瘫及偏身感觉障碍，伴有情感障碍、强握反射和局灶性癫痫，主侧病变还可出现经皮质运动性失语。②皮质后型：见于大脑中、后动脉或大脑前、中、后动脉皮质支分水岭区梗死，病灶位于顶、枕、颞交界区。常见偏盲、下象限盲为主，可有皮质性感觉障碍，无偏瘫或瘫痪较轻。约半数病例有情感淡漠、记忆力减退或 Gerstmann 综合征（优势半球角回受损）。优势半球侧病变出现经皮质感觉性失语，非优势半球侧病变可见体象障碍。③皮质下型：见于大脑前、中、后动脉皮质支与深穿支分水岭区梗死或大脑前动脉回返支（heubner 动脉）与大脑中动脉豆纹动脉分水岭区梗死，病灶位于大脑深部白质、壳核和尾状核等。表现为纯运动性轻偏瘫或感觉障碍、不自主运动等。

（3）出血性脑梗死：是由于脑梗死灶内的动脉自身滋养血管同时缺血，导致动脉血管壁损伤、坏死，在此基础上如果血管腔内血栓溶解或其侧支循环开放等原因使已损伤血管血流得到恢复，则血液会从破损的血管壁漏出，引发出血性脑梗死，常见于大面积脑梗死后。

（4）多发性脑梗死（multiple infarction）：指两个或两个以上不同供血系统脑血管闭塞引起的梗死，一般由反复多次发生脑梗死所致。

（五）辅助检查

1. 血液和心电图检查　血液检查包括血常规、血流变、血生化（包括血脂、血糖、肾功能、电解质）。这些检查有利于发现脑梗死的危险因素，对鉴别诊断也有价值。

2. 神经影像学　可以直观显示脑梗死的范围、部位、血管分布、有无出血、病灶的新旧等。发病后应尽快进行 CT 检查，虽早期有时不能显示病灶，但对排除脑出血至关重要。多数病例发病 24 小时后逐渐显示低密度梗死灶，发病后 2～15 日可见均匀片状或楔形的明显低密度灶，大面积脑梗死有脑水肿和占位效应，出血性梗死呈混杂密度。病后 2～3 周为梗死吸收期，由于病灶水肿消失及吞噬细胞浸润可与周围正常脑组织等密度，CT 上难以分辨，称为"模糊效应"，增强描有诊断意义，梗死后 5～6 日出现增强现象，1～2 周最明显，约 90% 的梗死灶显示不均匀强化。头颅 CT 是最方便、快捷和常用的影像学检查手段，缺点是对脑干、小脑部位病灶及较小梗死灶分辨率差。

MRI 可清晰显示早期缺血性梗死、脑干、小脑梗死、静脉窦血栓形成等，梗死灶 T1 呈低信号、T2 呈高信号，出血性梗死时 T1 加权像有高信号混杂。MRI 弥散加权成像（DWI）可早期显示缺血病变（发病 2 小时内），为早期治疗提供重要信息。

血管造影 DSA、CTA 和 MRA 可以发现血管狭窄、闭塞及其他血管病变，如动脉炎、脑底异常血管网病（烟雾病）、动脉瘤和动静脉畸形等，可以为卒中的血管内治疗提供依据。其中 DSA 是脑血管病变检查的金标准，缺点为有创、费用高、技术条件要求高。

3. 腰穿检查　仅在无条件进行 CT 检查，临床又难以区别脑梗死与脑出血时进行，一般脑血栓形成患者 CSF 压力、常规及生化检查正常，但有时仍不能据此就一定诊断为脑梗死。

4. TCD　对评估颅内外血管狭窄、闭塞、痉挛或血管侧支循环建立情况有帮助，目前也用于溶栓治疗的监测。缺点为由于受血管周围软组织或颅骨干扰及操作人员技术水平影响，不能替代 DSA，只能用于高危患者筛查和定期血管病变监测，为进一步更加积极治疗提供依据。

5. 超声心动图检查　可发现心脏附壁血栓、心房黏液瘤和二尖瓣脱垂，对脑梗死不同类型间鉴别诊断有一定意义。

（六）诊断及鉴别诊断

1. 诊断　中年以上的高血压及动脉硬化患者，静息状态下或睡眠中急性起病，迅速出现局灶性脑损害的症状和体征，并能用某一动脉供血区功能损伤解释，临床应考虑急性脑梗死可能。CT 或 MRI 检查发现梗死灶可明确诊断。有明显感染或炎症疾病史的年轻患者需考虑动脉炎致血栓形成的可能。

2. 鉴别诊断　主要需与以下疾病相鉴别：

（1）脑出血：脑梗死有时与小量脑出血的临床表现相似，但活动中起病、病情进展快、发病当时血压明显升高常提示脑出血，CT 检查发现出血灶可明确诊断。

（2）脑栓塞：起病急骤，局灶性体征在数秒至数分钟达到高峰，常有栓子来源的基础疾病如心源性（心房颤动、风湿性心脏病、冠心病、心肌梗死、亚急性细菌性心内膜炎等）、非心源性（颅内外动脉粥样硬化斑块脱落、空气、脂肪滴等）大脑中动脉栓塞最常见。

（3）颅内占位病变：颅内肿瘤、硬膜下血肿和脑脓肿可呈卒中样发病，出现偏瘫等局灶性体征，颅内压增高征象不明显时易与脑梗死混淆，须提高警惕，CT 或 MRI 检查有助确诊。

（七）治疗

1. 治疗原则

（1）超早期治疗："时间就是大脑"，力争发病后尽早选用最佳治疗方案，挽救缺血半暗带。

（2）个体化治疗：根据患者年龄、缺血性卒中类型、病情严重程度和基础疾病等采取最适当的治疗。

（3）整体化治疗：采取针对性治疗同时进行支持疗法、对症治疗和早期康复治疗，对卒中危险因素及时采取预防性干预。

2. 急性期治疗：脑梗死患者一般应在卒中单元中接受治疗。

（1）一般治疗：主要为对症治疗，包括维持生命体征和处理并发症。主要针对以下情况进行处理。

1）血压：急性缺血性卒中高血压的调控应遵循个体化、慎重、适度原则。在发病24小时内，为改善缺血脑组织的灌注，维持较高的血压是非常重要的，通常只有当收缩压＞200mmHg或舒张压＞110mmHg时，才需要降低血压（特殊情况如高血压脑病、蛛网膜下腔出血、主动脉夹层分离、心力衰竭和肾衰竭等除外）。由于大部分患者在入院或发病数小时内出现自发性的血压显著下降，其血压增高也可能因为精神紧张、"白大褂高血压"、膀胱充盈等其他因素所致，此时给予降压药物治疗尤其要谨慎。目前临床研究表明，急性缺血性卒中早期（24小时～7天）持续存在的高血压可以采取较为积极的降压治疗，一般将血压控制在收缩压≤185mmHg或舒张压≤110mmHg是安全的；病情较轻时甚至可以降低至160/90mmHg以下。但卒中早期降压24小时内不应超过原有血压水平的15%。首选容易静脉点滴和对脑血管影响小的药物（如拉贝洛尔），避免舌下含服短效钙离子拮抗剂（如硝苯地平）。如果出现持续性的低血压，需首先补充血容量和增加心输出量，上述措施无效时可应用升压药。

2）吸氧和通气支持：轻症、无低氧血症的卒中患者无需常规吸氧，对脑下卒中和大面积梗死等病情危重患者或有气道受累者，需要气道支持和辅助通气。

3）血糖：脑卒中急性期高血糖较常见，可以是原有糖尿病的表现或应激反应。应常规检查血糖，当超过 10mmol/L 时应立即予以胰岛素治疗，将血糖控制在 7.8 ～ 10.0mmol/L。开始使用胰岛素时应 1 ～ 2 小时监测血糖一次，注意避免低血糖。发生低血糖时，可用 10% ～ 20% 的葡萄糖口服或注射纠正。

4）脑水肿：多见于大面积梗死，脑水肿常于发病后 3 ～ 5 天达高峰。治疗目标是降低颅内压、维持足够脑灌注和预防脑疝发生。可应用 20% 甘露醇每次 125 ～ 250ml 静点，6 ～ 8 小时 1 次；对心、肾功能不全患者可改用呋塞米 20 ～ 40mg 静脉注射，6 ～ 8 小时 1 次；可酌情同时应用甘油果糖每250 ～ 500ml 静脉滴注，1 ～ 2 次 / 日；还可用注射用七叶皂苷钠和白蛋白辅助治疗。

5）感染：脑卒中患者（尤其存在意识障碍者）急性期容易发生呼吸道、泌尿系统等感染，感染是导致病情加重的重要原因。患者采用适当的体位，经常翻身叩背及防止误吸是预防肺炎的重要措施，肺炎的治疗主要包括呼吸支持（如氧疗）和抗生素治疗；尿路感染主要继发于尿失禁和留置导尿，尽可能避免插管和留置导尿，间歇导尿和酸化尿液可减少尿路感染，一旦发生应及时根据细菌培养和药敏试验应用敏感抗生素。

6）上消化道出血：高龄和重症脑卒中患者急性期容易发生应激性溃疡，建议常规应用静脉抗溃疡药；对已发生消化道出血的患者，应进行冰盐水洗胃、局部应用止血药（如口服或鼻饲云南白药、凝血酶等）；出血量多引起休克者，必要时输注新鲜全血或红细胞成分输血。

7）发热：主要源于下丘脑体温调节中枢受损、并发感染或吸收热、脱水。体温升高可以增加脑代谢耗氧及自由基产生，从而增加卒中患者死亡率及致残率。对中枢性发热患者，应以物理降温为主（冰帽、冰毯或酒精擦浴），必要时予以人工亚冬眠。

8）深静脉血栓形成（deep vein thrombosis，DVT）：高龄、严重瘫痪和心房颤动均增加深静脉血栓形成的危险性，同时 DVT 增加了发生肺栓塞（pulmonary embolism，PE）的风险。应鼓励者尽早活动，下肢抬高，避免下肢静脉输液（尤其是瘫痪侧）。对有发生 DVT 和 PE 风险的患者可给予较低剂量的抗凝药物进行预防性抗凝治疗，首选低分子肝素，剂量为 4000IU 左右，皮下注射，1 次 / 日。

9）水电解质平衡紊乱：脑卒中时由于神经内分泌功能紊乱、进食减少、呕吐及脱水治疗常并发水电解质紊乱，主要包括低钾血症、低钠血症和高钠血症。应对脑卒中患者常规进行水电解质监测并及时加以纠正，纠正低钠和高钠血症均不宜过快，以防脑桥中央髓鞘溶解症和加重脑水肿。

10）心脏损伤及癫痫：脑卒中合并的心脏损伤是脑心综合征的表现之一，主要包括急性心肌缺血、心肌梗死、心律失常及心力衰竭。脑卒中急性期应密切观察心脏情况，必要时进行动态心电监测和心肌酶谱检查，及时发现心脏损伤并及时治疗。措施包括：减轻心脏负荷，慎用增加心脏负担的药物，注意输液速度及输液量，对高龄患者或原有心脏病患者甘露醇用量减半或改用其他脱水剂，积极处理心肌缺血、心肌梗死、心律失常或心力衰竭等心脏损伤。癫痫一般不使用预防性抗癫痫治疗，如有癫痫发作或癫痫持续状态时可给予相应处理。脑卒中2周后如发生癫痫，应进行长期抗癫痫治疗以防复发。

（2）特殊治疗：包括超早期溶栓治疗、抗血小板治疗、抗凝治疗、血管内治疗、细胞保护治疗和外科治疗等。

1）静脉溶栓：目前对于静脉溶栓治疗的适应证尚无一致结论，以下几点供临床参考：

适应证：年龄18～80岁；临床诊断为急性缺血性卒中；发病至静脉溶栓治疗开始时间＜4.5小时；脑CT等影像学检查已排除颅内出血；患者或其家属签署知情同意书。

禁忌证：有活动性内出血或外伤骨折的证据，不能除外颅内出血，包括可疑蛛网膜下腔出血；神经功能障碍非常轻微或迅速改善；发病时间无法确定，发病至静脉溶栓治疗开始的最大可能时间超过4.5小时；神经功能缺损考虑癫痫发作所致；既往有颅内出血、动静脉畸形或颅内动脉瘤病史；最近3个月内有颅内手术、头外伤或症状性缺血性卒中史；最近21天内有消化道、泌尿系等内脏器官出血史；最近14天内有外科手术史；最近7天内有腰穿或不宜压迫止血部位的动脉穿刺史；妊娠；有明显出血倾向：血小板计数＜100×10^9/L；APTT高于正常值上限；INR＞1.5；血糖＜2.7mmol/L；严重高血压未能很好控制，其溶栓治疗前收缩压＞180mmHg或舒张压＞100mmHg；CT已显示早期脑梗死低密度＞1/3大脑中动脉供血区（大脑中动脉区脑梗死患者）。

常用溶栓药物包括：尿激酶（urokinase，UK）：常用100万～150万IU加入0.9%生理盐水100～200ml。持续静点 30 分钟；重组组织型纤溶酶原激活物（recombinant tissue-type plasminogen activator，rt-PA）：一次用量 0.9mg/kg，最大剂 < 90mg，先予 10% 的剂量静脉推注，其余剂量持续静脉滴注，共 60 分钟。

溶栓并发症：溶栓治疗的主要危险是合并症状性脑出血，且约 1/3 症状性脑出血是致死性的。其他主要并发症包括：梗死灶继发性出血或身体其他部位出血；再灌注损伤和脑水肿；溶栓后血管再闭塞。

2）动脉溶栓：对大脑中动脉等大动脉闭塞引起的严重卒中患者，如果发病时间在 6 小时内（椎 - 基底动脉血栓可适当放宽治疗时间窗）。经慎重选择后可进行动脉溶栓治疗。常用药物为 UK 和 rt-PA，与静脉溶栓相比，可减少用药剂量。需要在 DSA 的监测下进行。动脉溶栓的适应证、禁忌证及并发症与静脉溶栓基本相同。

3）抗血小板治疗：常用抗血小板聚集剂包括阿司匹林和氯吡格雷。未行溶栓的急性脑梗死患者应在 48 小时之内尽早服用阿司匹林（150 ～ 325mg/d），2 周后按二级预防方案选择抗栓治疗药物和剂量。由于目前安全性还没有确定，一般不在溶栓后 24 小时内使用抗血小板或抗凝治疗，以免增加脑出血风险。对阿司匹林过敏或不能使用时，可用氯吡格雷替代。一般不建议将氯吡格雷与阿司匹林联合应用治疗急性缺血性卒中。

4）抗凝治疗：主要包括肝素、低分子肝素和华法林。一般不推荐急性期应用抗凝药来预防卒中复发、阻止病情恶化或改善预后。但对于合并高凝状态有形成深静脉血栓和肺栓塞的高危患者，可以使用预防性抗凝治疗。

5）脑保护治疗：脑保护剂包括自由基清除剂、阿片受体阻断剂、电压门控性钙通道阻断剂、兴奋性氨基酸受体阻断剂和镁离子等，可通过降低脑代谢、干预缺血引发细胞毒性机制减轻缺血性脑损伤。大多数脑保护剂在动物实验中显示有效，但目前还没有一种脑保护剂被多中心、随机双盲的临床试验研究证实有明确的疗效。

6）紧急血管内治疗：机械取栓治疗的时间窗为8小时，一般在动脉溶栓无效时使用，也可合并其他血管内治疗包括经皮腔内血管成形术和血管内支架置入术等。血管内治疗是新近问世的技术，目前尚没有长期随访的大规模临床研究，故应慎重选择。

7）外科治疗：幕上大面积脑梗死伴有严重脑水肿、占位效应和脑疝形成征象者，可行去骨瓣减压术；小脑梗死使脑干受压导致病情恶化时，可行抽吸梗死小脑组织和后颅窝减压术以挽救患者生命。

8）其他药物治疗：降纤治疗：疗效尚不明确。可选药物有巴曲酶、降纤酶和安克洛酶等，使用中应注意出血并发症。临床中药制剂中也有应用丹参、川芎嗪、三七和葛根素等，以通过活血化瘀改善脑梗死症状。

9）康复治疗：应早期进行，并遵循个体化原则，制定短期和长期治疗计划，分阶段、因地制宜地选择治疗方法，对患者进行针对性体能和技能训练，降低致残率，增进神经功能恢复，提高生活质量，早日重返社会。

3. 恢复期治疗　不同病情患者卒中急性期长短有所不同，

通常规定卒中发病2周后即进入恢复期。对于病情稳定的急性卒中患者，应尽可能早期安全启动卒中的二级预防。

（1）控制卒中危险因素：分为可干预危险因素和不可干预危险因素。

（2）抗血小板治疗：非心源性卒中推荐抗血小板治疗。推荐单独应用阿司匹林（50～325mg/d），或氯吡格雷（75mg/d），或小剂量阿司匹林和缓释的双嘧达莫（分别为25mg和200mg，2次/天）。选择抗血小板治疗应该个体化，主要根据患者的危险因素、花费、耐受程度和其他临床特征。

（3）抗凝治疗：大动脉粥样硬化型脑梗死不推荐抗凝治疗。颅内外（颈动脉和椎动脉）夹层动脉瘤目前一般采用抗凝治疗，但没有证据显示其疗效较抗血小板治疗更好。

（4）康复治疗：卒中发病一年内有条件时应持续进行康复治疗，并适当增加每次康复治疗的时间和强度。

（八）预后

本病的病死率约为10%，致残率达50%以上。存活者中，40%以上可复发，且复发次数越多病死率和致残率越高。

二、脑栓塞

（一）概念

脑栓塞（cerebral embolism）是指各种栓子随血流进入颅内动脉使血管腔急性闭塞或严重狭窄，引起相应供血区脑组织发生缺血坏死及功能障碍的一组临床综合征。约占全部脑梗死的 1/3。脑栓塞临床上主要指心源性脑栓塞。近来研究表明，心源性脑栓塞较大动脉粥样硬化型脑梗死可能更常见。

（二）病因及发病机制

根据栓子来源可分为心源性、非心源性和来源不明性三种。

1. 心源性　占脑栓塞的 60% ～ 75%，栓子在心内膜和瓣膜产生，脱落入脑后致病。主要见于以下几种疾病：

（1）心房颤动：是心源性脑栓塞最常见的原因。心房颤动时左心房收缩性降低，血流缓慢瘀滞，易导致附壁血栓，栓子脱落引起脑栓塞。

（2）心脏瓣膜病：是指先天性发育异常或后天疾病引起的心瓣膜病变，可以影响血流动力学，累及心房或心室内膜即可导致附壁血栓的形成。

（3）心肌梗死：面积较大或合并慢性心力衰竭，即可导致血循环瘀滞形成附壁血栓。

（4）其他：心房黏液瘤、二尖瓣脱垂、心内膜纤维变性、先天性心脏病或瓣膜手术均可形成附壁血栓。

2. 非心源性　指源于心脏以外的栓子随血流进入脑内造成脑栓塞。常见原因有：

（1）动脉粥样硬化斑块脱落性血栓栓塞：主动脉弓或颈动脉粥样硬化斑块破裂继发血栓形成，血栓脱落形成栓子，沿颈内动脉或椎 - 基底动脉入脑。

（2）脂肪栓塞：见于长骨骨折或手术后。

（3）空气栓塞：主要见于静脉穿刺、潜水减压、人工气胸。

（4）癌栓塞：浸润性生长的恶性肿瘤，可以破坏血管，瘤细胞入血形成癌栓。

（5）其他：少见的感染性脓栓、寄生虫栓和异物栓等也可引起脑栓塞。

3. 来源不明性　少数病例查不到栓子来源。

（三）病理

栓子常停止于颅内血管的分叉处或其他管腔的自然狭窄部位，常见于颈内动脉系统，其中大脑中动脉尤为多见，特别是上部的分支最易受累，而椎-基底动脉系统少见。

脑栓塞病理改变与脑血栓形成基本相同，但由于栓塞性梗死发展较快，没有时间建立侧支循环，因此栓塞性脑梗死较血栓性脑梗死临床发病更快，局部脑缺血常更严重。脑栓塞引起的脑组织坏死分为缺血性、出血性和混合性梗死，其中出血性更常见，占30%～50%，可能由于栓塞血管内栓子破碎向远端前移，恢复血流后栓塞区缺血坏死的血管壁在血压作用下发生破裂出血。除脑梗死外，还可发现身体其他部位如肺、脾、肾、肠系膜、四肢、皮肤和巩膜等栓塞证据。

（四）临床表现

1. 一般特点　脑栓塞可发生于任何年龄，以青壮年多见。多在活动中急骤发病，无前驱症状，局灶性神经体征在数秒至数分钟达到高峰，多表现为完全性卒中。大多数患者伴有风湿性心脏病、冠心病和严重心律失常等，或存在心脏手术、长骨骨折、血管内介入治疗等栓子来源病史。有些患者同时并发肺栓塞（气急、发绀、胸痛、咯血和胸膜摩擦音等）、肾栓塞（腰痛、血尿等）、肠系膜栓塞（腹痛、便血等）和皮肤栓塞（出血点或瘀斑）等疾病表现。意识障碍有无取决于栓塞血管的大小和梗死的面积。

2. 临床表现　不同部位血管栓塞会造成相应的血管闭塞综合征，详见脑血栓形成部分。与脑血栓形成相比，脑栓塞容易复发和出血。病情波动较大，病初严重，但因为血管的再通，部分病例临床症状可迅速缓解；有时因并发出血，临床症状可急剧恶化；有时因栓塞再发，稳定或一度好转的局灶性体征可再次加重。本病如因感染性栓子栓塞所致，并发颅内感染者，多病情危重。

（五）辅助检查

1. CT 和 MRI 检查　可显示缺血性梗死或出血性梗死改变，合并出血性梗死高度支持脑栓塞诊断。CT 检查在发病后 24 ～ 48 小时可见病变部位呈低密度改变，发生出血性梗死时可见低密度梗死区出现 1 个或多个高密度影。MRI 可发现颈动脉狭窄或闭塞。

2. 脑脊液检查　一般压力正常，压力增高提示大面积脑梗死，如非必要尽量避免行此项检查。出血性梗死 CSF 可呈血性或镜下红细胞；感染性脑栓塞如亚急性细菌性心内膜炎产生含细菌栓子，CSF 细胞数明显增高，早期中性粒细胞为主，晚期淋巴细胞为主；脂肪栓塞 CSF 可见脂肪球。

3. 心电图检查　应为常规检查，作为确定心肌梗死和心律失常的依据。脑栓塞作为心肌梗死首发症状并不少见，更需注意无症状性心肌梗死。超声心动图检查可了解是否存在心源性栓子，颈动脉超声检查可评价颈动脉管腔狭窄程度及动脉硬化斑块情况，对证实颈动脉源性栓塞有一定意义。

（六）诊断及鉴别诊断

1.诊断　根据骤然起病，数秒至数分钟达到高峰、出现偏瘫、失语等局灶性神经功能缺损，既往有栓子来源的基础疾病，如心脏病、严重的骨折等病史，可初步做出临床诊断，如合并其他脏器栓塞更支持诊断。CT 和 MRI 检查可确定脑栓塞部位、数目及是否伴发出血，有助于明确诊断。

心源性脑栓塞高度危险栓子来源有：二尖瓣狭窄伴心房颤动、心房颤动、病态窦房结综合征、4 周内心肌梗死、左心房或左心耳血栓、左心室血栓、扩张性心肌病、左心室区节段性运动功能不良、左心房黏液瘤、感染性心内膜炎。

心源性脑栓塞中度危险栓子来源有：二尖瓣脱垂、二尖瓣环状钙化、二尖瓣狭窄不伴心房颤动、房间隔缺损、卵圆孔未闭、心房扑动、生物心脏瓣膜、非细菌性血栓性心内膜炎、充血型心力衰竭，4 周～6 个月之内的心肌梗死等。

2.鉴别诊断　注意与血栓性脑梗死、脑出血鉴别，极迅速的起病过程和栓子来源可提供脑栓塞的诊断证据。

（七）治疗

1.脑栓塞治疗　与脑血栓形成治疗原则基本相同，主要是改善循环、减轻脑水肿、防止出血、减小梗死范围。注意在合并出血性梗死时，应暂停溶栓、抗凝和抗血小板药，防止出血加重。

2. 原发病治疗　针对性治疗原发病有利于脑栓塞病情控制和防止复发。对感染性栓塞应使用抗生素，并禁用溶栓和抗凝治疗，防止感染扩散；对脂肪栓塞，可采用肝素、5% 碳酸氢钠及脂溶剂，有助于脂肪颗粒溶解；有心律失常者，应予以纠正；空气栓塞者可进行高压氧治疗。

3. 抗栓治疗　心源性脑栓塞急性期一般不推荐抗凝治疗。房颤或有再栓塞风险的心源性疾病、动脉夹层或高度狭窄的患者推荐抗凝治疗预防再栓塞或栓塞继发血栓形成，抗凝药物用法见前述。心源性脑栓塞低度风险的患者，如来自下肢深静脉血栓形成的栓子，经未闭卵圆孔，直接进入颅内动脉而引起的脑栓塞（称为"反常栓塞"），一般推荐抗血小板治疗。有抗凝治疗指征但无条件使用抗凝药物时，也可采用小剂量阿司匹林（50 ～ 150mg/d）与氯吡格雷（75mg/d）联合抗血小板治疗。最近研究证据表明，脑栓塞患者抗凝治疗导致梗死区出血很少给最终转归带来不良影响，治疗中要定期监测凝血功能并调整剂量。本病由于易并发出血，因此溶栓治疗应严格掌握适应证。

（八）预后

脑栓塞预后与被栓塞血管大小、栓子数目及栓子性质有关。脑栓塞急性期病死率为 5% ～ 15%，多死于严重脑水肿、脑疝、肺部感染和心力衰竭。心肌梗死所致脑栓塞预后较差，存活的脑栓塞患者多遗留严重后遗症。如栓子来源不能消除，10% ～ 20% 的脑栓塞患者可能在病后 1 ～ 2 周内再发，再发病死率高。

三、腔隙性梗死

（一）概念

腔隙性梗死是指大脑半球或脑干深部的小穿通动脉，在长期高血压等危险因素基础上，血管壁发生病变，最终管腔闭塞，导致供血动脉脑组织发生缺血性坏死（其梗死灶直径 $1.5 \sim 2.0cm$），从而出现相应神经功能缺损的一类临床综合征。缺血、坏死和液化的脑组织由吞噬细胞移走形成小空腔，故称腔隙性脑梗死。主要累及脑的深部白质、基底核、丘脑和脑桥等部位。部分病例的病灶位于脑的相对静区，无明显的神经缺损症状，放射学检查或尸解时才得以证实，故称为静息性梗死或无症状性梗死。腔隙性梗死约占全部脑梗死的 $20\% \sim 30\%$。

（二）病因及发病机制

目前认为主要病因为高血压、糖尿病等因素导致小动脉及微小动脉壁脂质透明变性，从而导致管腔闭塞产生腔隙性病变。病变血管多为直径 $100 \sim 200 \mu m$ 的深穿支，如豆纹动脉、丘脑穿通动脉及基底动脉旁中央支，多为终末动脉，侧支循环差。高血压性小动脉硬化引起管腔狭窄时，继发血栓形成或脱落的栓子阻断血流，会导致供血区的梗死。多次发病后脑内可形成多个病灶。

（三）病理

腔隙性梗死灶呈不规则圆形、卵圆形或狭长形，直径在 0.2～20.0mm，多为 3～4mm。病灶常位于脑深部核团（壳核约 37%、丘脑 14%、尾状核 10%），脑桥（16%）和内囊后肢（10%），内囊前肢和小脑较少发生。

大体标本可见腔隙为含液体小腔洞样软化灶；镜下可见腔内有纤细的结缔组织小梁、吞噬细胞和微血管瘤，病变血管可见透明变性、玻璃样脂肪变、玻璃样小动脉坏死、血管壁坏死和小动脉硬化等。

（四）临床表现

1. 一般特点　本病多见于中老年患者，男性多于女性，半数以上的病例有高血压病史，突然或逐渐起病，出现偏瘫或偏身感觉障碍等局灶症状。通常症状较轻、体征单一、预后较好，一般无头痛、颅高压和意识障碍等表现，许多患者并不出现临床症状而由头颅影像学检查发现。

2. 常见的腔隙综合征　Fisher 根据临床和病理学资料，将本病归纳为 21- 三体临床综合征，其中常见的 5 种如下：

（1）纯运动性轻偏瘫：是最常见类型，约占 60%，病变多位于内囊、放射冠或脑桥，表现为对侧面部及上下肢大体相同程度轻偏瘫，无感觉障碍、视觉障碍和皮质功能障碍如失语等；若为脑干病变多不出现眩晕、耳鸣、眼震、复视及小脑性共济失调等。常常突然发病，数小时内进展，许多患者遗留受累肢体的笨拙或运动缓慢。

（2）纯感觉性卒中：较常见，特点是偏身感觉缺失，可伴感觉异常，如麻木、烧灼或沉重感、刺痛、僵硬感等；病变主要位于对侧丘脑腹后外侧核。

（3）共济失调性轻偏瘫：病变对侧轻偏瘫伴小脑性共济失调，偏瘫下肢重于上肢（足踝部明显），面部最轻，共济失调济不能用无力来解释，可伴锥体束征。病变位于脑桥基底部、内囊或皮质下白质。

（4）构音障碍 - 手笨拙综合征：约占20%，起病突然，症状迅速达高峰，表现为构音障碍、吞咽困难、病变对侧中枢性面舌瘫、面瘫侧手无力和精细动作笨拙（书写时易发现），指鼻试验不准，轻度平衡障碍。病变位于脑桥基底部、内囊前肢及膝部。

（5）感觉运动性卒中：以偏身感觉障碍起病，再出现轻偏瘫，病灶位于丘脑腹后核及邻近内囊后肢，是丘脑膝状体动脉分支或脉络膜后动脉丘脑支闭塞所致。

腔隙状态是本病反复发作引起多发性腔隙性梗死，累及双侧皮质脊髓束和皮质脑干束，出现严重精神障碍、认知功能下降、假性延髓性麻痹、双侧锥体束征、类帕金森综合征和尿便失禁等。

（五）辅助检查

CT可见内囊基底核区、皮质下白质单个或多个圆形、卵圆形或长方形低密度病灶，边界清晰，无占位效应。MRI呈T1低信号、T2高信号，可较CT更为清楚地显示腔隙性脑梗死病灶。CSF和脑电图常无阳性发现。

（六）诊断及鉴别诊断

1. 诊断　中老年发病，有长期高血压、糖尿病等危险因素病史，急性起病，出现局灶性神经功能缺损症状，临床表现为腔隙综合征，即可初步诊断本病。如果 CT 或 MRI 检查证实有与神经功能缺失一致的脑部腔隙病灶，梗死灶直径在 1.5～2.0cm，且梗死灶主要累及脑的深部白质、基底核、丘脑和脑桥等区域，符合大脑半球或脑干深部的小穿通动脉病变，即可明确诊断。少数患者隐匿起病，无明显临床症状，仅在影像学检查时发现。

2. 鉴别诊断　需与小量脑出血、感染、囊虫病、moyamoya病、脑脓肿、颅外段颈动脉闭塞、脑桥出血、脱髓鞘病和转移瘤等鉴别。

（七）治疗

与脑血栓形成治疗类似。主要是控制脑血管病危险因素，尤其要强调积极控制高血压。可以应用抗血小板聚集剂如阿司匹林，也可用钙离子拮抗剂如尼莫地平等治疗，目前没有证据表明抗凝治疗有效。

（八）预后

本病预后一般良好，死亡率和致残率较低，但复发率较高。

四、脑出血

（一）概念

脑出血（intracerebral hemorrhage，ICH）是指非外伤性脑实质内出血，发病率为每年（60～80）/10万，在我国约占全部脑卒中的20%～30%。虽然脑出血发病率低于脑梗死，但其致死率却高于后者，急性期病死率为30%～40%。

（二）病因及发病机制

1. 病因　常见病因是高血压合并细小动脉硬化，其他病因包括动-静脉血管畸形、脑淀粉样血管病变、血液病（如白血病、再生障碍性贫血、血小板减少性紫癜、血友病、红细胞增多症和镰状细胞病等）、抗凝或溶栓治疗等。

2. 发病机制　高血压性脑出血的主要发病机制是脑内细小动脉在长期高血压作用下发生慢性病变破裂所致。颅内动脉具有中层肌细胞和外层结缔组织少、外弹力层缺失的特点。长期高血压可使脑细小动脉发生玻璃样变性、纤维素样坏死，甚至形成微动脉瘤或夹层动脉瘤。在此基础上，血压骤然升高时易导致血管破裂出血，豆纹动脉和旁正中动脉等深穿支动脉，自脑底部的动脉直角发出，承受压力较高的血流冲击，易导致血管破裂出血，故又称出血动脉。非高血压性脑出血，由于其病因不同，故发病机制各异。

一般高血压性脑出血在30分钟内停止出血，血肿保持相对稳定，其临床神经功能缺损仅在出血后30～90分钟内进展，少数高血压性脑出血发病后 3 小时内血肿迅速扩大，血肿形态往往不规则，密度不均一，尤其是使用抗凝治疗及严重高血压控制不良时，其临床神经功能缺损的进展可延长至 24～48 小时，多发性脑出血多见于淀粉样血管病、血液病和脑肿瘤等患者。

（三）病理

绝大多数高血压性脑出血发生在基底的壳核及内囊区，约占 ICH 的 70%，脑叶、脑干及小脑齿状核出血各占约 10%。壳核出血常侵入内囊，如出血量大也可破入侧脑室，使血液充满脑室系统和蛛网膜下腔；丘脑出血常破入第三脑室或侧脑室，向外也可损伤内囊；脑桥或小脑出血则可直接破入到蛛网膜下腔或第四脑室。

高血压性 ICH 受累血管依次为大脑中动脉深穿支豆纹动脉、基底动脉脑桥支、大脑后动脉丘脑支、供应小脑齿状核及深部白质的小脑上动脉分支、顶枕交界区和颞叶白质分支。非高血压性 ICH 出血灶多位于皮质下。

病理检查可见血肿中心充满血液或紫色葡萄浆状血块，周围水肿，并有炎症细胞浸润。血肿较大时引起颅内压增高，可使脑组织和脑室移位、变形，重者形成脑疝。幕上的半球出血，血肿向下挤压下丘脑和脑干，使之移位，并常常出现在小脑幕疝。如下丘脑和脑干等中线结构下移可形成中心疝，如小脑大量出血可发生枕大孔疝。1～6 个月后血肿溶解，胶质增生，小出血灶形成胶质瘢痕，大出血灶形成椭圆形中风囊，囊腔内有含铁血黄素等血红蛋白降解产物和黄色透明黏液。

（四）临床表现

1. 一般特点　ICH 常见于 50 岁以上患者，男性稍多于女性，寒冷季节发病率较高，多有高血压病史。多在情绪激动或活动中突然发病，发病后病情常于数分钟至数小时内达到高峰。少数也可在安静状态下发病，前驱症状一般不明显。ICH 患者发病后多有血压明显升高。由于颅内压升高，常有头痛、呕吐和不同程度的意识障碍，如嗜睡或昏迷等。

2. 局限性定位表现　取决于出血量和出血部位。

（1）基底核区出血

1）壳核出血：最常见，约占 ICH 病例的 50%～60%，系豆纹动脉尤其是其外侧支破裂所致，可分为局限型（血肿仅局限于壳核内）和扩延型。常有病灶对侧偏瘫、偏身感觉缺失和同向性偏盲，还可出现双眼球向病灶对侧同向凝视不能，优势半球受累可有失语。

2）丘脑出血：占 ICH 病例的 10%～15%，系丘脑膝状体动脉和丘脑穿通动脉破裂所致，可分为局限型（血肿仅局限于丘脑）和扩延型。常有对侧偏瘫、偏身感觉障碍，通常感觉障碍重于运动障碍。深浅感觉均受累，而深感觉障碍更明显。可有特征性眼征，如上视不能或凝视鼻尖、眼球偏斜或分离性斜视、眼球会聚障碍和无反应性小瞳孔等。小量丘脑出血致丘脑中间腹侧核受累可出现运动性震颤和帕金森综合征样表现；累及丘脑底核或纹状体可呈偏身舞蹈-投掷样运动；优势侧丘脑出血可出现丘脑性失语、精神障碍、认知障碍和人格改变等。

3）尾状核头出血：较少见，多由高血压动脉硬化和血管畸形破裂所致，一般出血量不大，多经侧脑室前角破入脑室。常有头痛、呕吐、颈强直、精神症状，神经系统功能缺损症状并不多见，故临床酷似蛛网膜下腔出血。

（2）脑叶出血：占脑出血的5%～10%，常由脑动静脉畸形、血管淀粉样病变、血液病等所致。出血以顶叶最常见，其次为颞叶、枕叶、额叶，也有多发脑叶出血的病例。如额叶出血可有偏瘫、尿便障碍、Broca失语、摸索和强握反射等；颞叶出血可有Wernicke失语、精神症状、对侧上象限盲、癫痫；枕叶出血可有视野缺损；顶叶出血可有偏身感觉障碍、轻偏瘫、对侧下象限盲，非优势半球受累可有构象障碍。

（3）脑干出血

1）脑桥出血：约占脑出血的10%，多由基底动脉脑桥支破裂所致，出血灶多位于脑桥基底部与被盖部之间。大量出血（血肿＞5ml）累及双侧被盖部和基底部，常破入第四脑室，患者迅即出现昏迷、双侧针尖样瞳孔、呕吐咖啡样胃内容物、中枢性高热、中枢性呼吸障碍、眼球浮动、四肢瘫痪和去大脑强直发作等。小量出血可无意识障碍，表现为交叉性瘫痪和共济失调性偏瘫，两眼向病灶侧凝视麻痹或核间性眼肌麻痹。

2）中脑出血：少见，常有头痛、呕吐和意识障碍，轻症表现为一侧或双侧动眼神经不全麻痹、眼球不同轴、同侧肢体共济失调，也可表现为Weber或Benedikt综合征；重症表现为深昏迷四肢弛缓性瘫痪，可迅速死亡。

3）延髓出血：更为少见，临床表现为突然意识障碍，影响生命体征，如呼吸、心率、血压改变，继而死亡。轻症患者可表现不典型的 Wallenberg 综合征。

（4）小脑出血：约占脑出血的 10%。多由小脑上动脉分支破裂所致。常有头痛、呕吐、眩晕和共济失调明显，起病突然，可伴有枕部疼痛。出血量较少者，主要表现为小脑受损症状，如患侧共济失调、眼震和小脑语言等，多无瘫痪；出血量较多者，尤其是小脑蚓部出血，病情迅速进展，发病时或病后 12～24 小时内出现昏迷及脑干受压征象，双侧瞳孔缩小至针尖样、呼吸不规则等。暴发型则常突然昏迷，在数小时内迅速死亡。

（5）脑室出血：约占脑出血的 3%～5%，分为原发性和继发性脑室出血。原发性脑室出血多由脉络丛血管或室管膜下动脉破裂出血所致，继发性脑室出血是指脑实质出血破入脑室。常有头痛、呕吐，严重者出现意识障碍如深昏迷、脑膜刺激征、针尖样瞳孔、眼球分离斜视或浮动、四肢弛缓性瘫痪及去脑强直发作、高热、呼吸不规则、脉搏和血压不稳定等症状。临床上易误诊为蛛网膜下腔出血。

（五）辅助检查

1. CT 检查　颅脑 CT 扫描是诊断 ICH 的首选方法，可清楚显示出血部位、出血量大小、血肿形态、是否破入脑室以及血肿周围有无低密度水肿带和占位效应等。病灶多呈圆形或卵圆形均匀高密度区，边界清楚，脑室大量积血时多呈高密度铸型，脑室扩大。1 周后血肿周围有环形增强，血肿吸收后呈低密度或囊性变。脑室积血多在 2～3 周完全吸收，而较大的脑实质内血肿一般需 6 ～ 7 周才可彻底消散。动态 CT 检查还可评价出血的进展情况。

2. MRI 和 MRA 检查　对发现结构异常，明确脑出血的病因很有帮助。MRI 对检出脑干和小脑的出血灶和监测脑出血的演进过程优于 CT 扫描。对急性脑出血诊断不及 CT。脑出血时 MRI 影像变化规律如下：

（1）超急性期（＜ 24 小时）为长 T1、长 T2 信号，与脑梗死、水肿不易鉴别。

（2）急性期（2 ～ 7 天）为等 T1、短 T2 信号。

（3）亚急性期（8 天～ 4 周）为短 T1、长 T2 信号。

（4）慢性期（＞ 4 周）为长 T1、长 T2 信号。

MRA 可发现脑血管畸形、血管瘤等病变。

3. 脑脊液检查　脑出血患者一般无需进行腰椎穿刺检查，以免诱发脑疝形成，如需排除颅内感染和蛛网膜下腔出血，可谨慎进行。

4. DSA　脑出血患者一般不需要进行 DSA 检查，除非疑存血管畸形、血管炎或 moyamoya 病又需外科手术或血管介入治疗时才考虑进行。DSA 可清楚显术异常血管和造影剂外漏的破裂血管及部位。

5. 其他检查　包括血常规、血液生化、凝血功能、心电图检查和胸部 X 线摄片检查。外周白细胞可暂时增高，血糖和尿素氮水平也可暂时升高，凝血活酶时间和部分凝血活酶时间异常提示有凝血功能障碍。

（六）诊断及鉴别诊断

1.诊断　中老年患者在活动中或情绪激动时突然发病，迅速出现局灶性神经功能缺损症状以及头痛、呕吐等颅高压症状应考虑脑出血的可能，结合头颅CT检查，可以迅速明确诊断。

2.鉴别诊断

（1）首先应与其他类型的脑血管疾病如急性脑梗死、蛛网膜下腔出血鉴别。

（2）对发病突然、迅速昏迷且局灶体征不明显者，应注意与引起昏迷的全身性疾病如中毒（酒精中毒、镇静催眠药物中毒、一氧化碳中毒）及代谢性疾病（低血糖、肝性脑病、肺性脑病和尿毒症等）相鉴别。

（3）对有头部外伤史者应与外伤性颅内血肿相鉴别。

（七）治疗

治疗原则为安静卧床、脱水降颅压、调整血压、防治继续出血、加强护理防治并发症，以挽救生命，降低死亡率、残疾率和减少复发。一般内科对症支持治疗参考脑梗死。

1.内科治疗

（1）一般处理：一般应卧床休息2～4周，保持安静，避免情绪激动和血压升高。有意识障碍、消化道出血者宜禁食24～48小时，必要时应排空胃内容物。注意水电解质平衡、预防吸入性肺炎和早期积极控制感染。明显头痛、过度烦躁不安者，可酌情适当给予镇静止痛剂；便秘者可选用缓泻剂。

（2）降低颅内压：脑水肿可使颅内压增高，并致脑疝形成，是影响脑出血死亡率及功能恢复的主要因素。积极控制脑水肿、降低颅内压（intracranial pressure，ICP）是脑出血急性期治疗的重要环节。不建议应用激素治疗减轻脑水肿。

（3）调整血压：一般认为 ICH 患者血压升高是机体针对 ICP，为保证脑组织血供的血管自动调节反应，随着 ICP 的下降，血压也会下降，因此降低血压应首先以进行脱水降颅压治疗为基础。但如果血压过高，又会增加再出血的风险，因此需要控制血压。调控血压时应考虑患者的年龄、有无高血压史、有无颅内高压、出血原因及发病时间等因素。

一般来说，当收缩压＞ 200mmHg 或平均动脉压＞ 150mmHg 时，要用持续静脉降压药物积极降低血压；当收缩压＞ 180mmHg 或平均动脉压＞ 130mmHg 时，如果同时有疑似颅内压增高的证据，要考虑监测颅内压，可用间断或持续静脉降压药物来降低血压，但要保证脑灌注压在 60 ～ 80mmHg；如果没有颅内压增高的证据，降压目标则为 160/90mmHg 或平均动脉压 110mmHg。降血压不能过快，要加强监测，防止因血压下降过快引起脑低灌注。脑出血恢复期应积极控制高血压，尽量将血压控制在正常范围内。

（4）止血治疗：止血药物如 6- 氨基己酸、氨甲苯酸、巴曲酶等对高血压动脉硬化性出血的作用不大。如果有凝血功能障碍，可针对性给予止血药物治疗，例如肝素治疗并发的脑出血可用鱼精蛋白中和，华法林治疗并发的脑出血可用维生素 K_1 拮抗。

（5）亚低温治疗：是脑出血的辅助治疗方法，可能有一定效果，可在临床当中试用。

（6）其他：抗利尿激素分泌异常综合征，又称稀释性低钠血症，可发生于约 10% 的 ICH 患者。因经尿排钠增多，血钠降低，从而加重脑水肿。应限制水摄入量在 800 ～ 1000ml/d，补钠 9 ～ 12g/d。脑耗盐综合征系因心钠素分泌过高所致的低钠血症，治疗时应输液补钠。低钠血症宜缓慢纠正，否则可导致脑桥中央髓鞘溶解症。中枢性高热大多采用物理降温，有学者提出可用多巴胺能受体激动剂如溴隐亭进行治疗。下肢深静脉血栓形成高危患者，一般在 ICH 出血停止、病情稳定和血压控制良好的情况下，可给予小剂量的低分子肝素进行预防性抗凝治疗。

2. 外科治疗　严重脑出血危及患者生命时，内科治疗通常无效，外科治疗则有可能挽救生命；但如果患者预期幸存，外科治疗较内科治疗通常增加严重残疾风险。主要手术方法包括骨瓣减压术、小骨窗开颅血肿清除术、钻孔血肿抽吸术和脑室穿刺引流术等。目前对于外科手术适应证、方法和时机选择尚无一致性意见，主要应根据出血部位、病因、出血量及患者年龄、意识状态、全身状况决定。一般认为手术宜在早期（发病后 6 ～ 24 小时）进行。

通常下列情况需要考虑手术治疗：

（1）基底核区中等量以上出血（壳核出血 ≥ 30ml，丘脑出血 ≥ 15ml）。

（2）小脑出血 ≥ 10ml 或直径 ≥ 3cm，或合并明显脑积水。

（3）重症脑室出血（脑室铸型）。

（4）合并脑血管畸形、动脉瘤等血管病变。

3. 康复治疗　脑出血后，只要患者的生命体征平稳、病情不再进展，宜尽早进行康复治疗。早期分阶段综合康复治疗对恢复患者的神经功能，提高生活质量有益。

（八）预后

脑出血总体预后较差，脑水肿、颅内压增高和脑疝形成是致死的主要原因。预后与出血量、出血部位、意识状态及有无并发症有关。脑干、丘脑和大量脑室出血预后较差。与脑梗死不同，不少脑出血患者起初的严重神经功能缺损可以相对恢复良好，甚至可以完全恢复正常。如果血压控制良好，一般高血压脑出血的复发相对较低，但动 - 静脉血管畸形所致脑出血例外，年再发率接近 2%。

五、蛛网膜下腔出血

（一）概念

颅内血管破裂，血液流入蛛网膜下腔，称之为蛛网膜下腔出血（subarachnoid hemorrhage，SAH）。分为外伤性和自发性两种情况，自发性又分为原发性和继发性两种类型。原发性蛛网膜下腔出血为脑底或脑表面血管病变（如先天性动脉瘤、脑血管畸形、高血压脑动脉硬化所致的微动脉瘤等）破裂，血液流入到蛛网膜下腔，占急性脑卒中的 10% 左右；继发性蛛网膜下腔出血为脑内血肿穿破脑组织，血液流入蛛网膜下腔。本节重点介绍先天性动脉瘤破裂所致的原发性蛛网膜下腔出血，即动脉瘤性蛛网膜下腔出血。

（二）病因及发病机制

1. 病因

（1）颅内动脉瘤：是最常见的病因（占 50% ～ 80%）。其中先天性粟粒样动脉瘤约占 75%，还可见高血压、动脉粥样硬化所致梭形动脉瘤及感染所致的真菌性动脉瘤等。

（2）血管畸形：约占 SAH 病因的 10%，其中动静脉畸形（AVM）占血管畸形的 80%。多见于青年人，90% 以上位于幕上，常见于大脑中动脉分布区。

（3）其他：如 moyamoya 病（占儿童 SAH 的 20%）、颅内肿瘤、垂体卒中、血液系统疾病、颅内静脉系统血栓和抗凝治疗并发症等。此外，约 10% 患者病因不明。

2. 发病机制

（1）动脉瘤：粟粒样动脉瘤可能与遗传和先天性发育缺陷有关。尸体解剖发现约 80% 的患者 Willis 环动脉壁弹力层及中膜发育异常或受损，随年龄增长由于动脉壁粥样硬化、高血压和血涡流冲击等因素影响，动脉壁弹性减弱，管壁薄弱处逐渐向外膨胀突出，形成囊状动脉瘤。体积在 2mm ～ 3cm，平均 7.5mm。炎症动脉瘤是由动脉炎或颅内炎症引起的血管壁病变。

（2）脑动静脉畸形：是发育异常形成的畸形血管团，血管壁薄弱处于破裂临界状态，激动或不明诱因可导致破裂。

（3）其他：如肿瘤或转移癌直接侵蚀血管，引起血管壁病变，最终导致破裂出血。

（三）病理及病理生理

1. 病理

动脉瘤主要位于 Willis 环及其主要分支血管，尤其是动脉的分叉处，80%～90% 位于脑底动脉环前部，特别是后交通动脉和颈内动脉的连接处（约 40%）、前交通动脉与大脑前动脉分叉处（约 30%）、大脑中动脉在外侧裂第一个主要分支处（约 20%）。后循环动脉瘤最常见于基底动脉尖端或椎动脉与小脑后下动脉的连接处，动脉瘤多为单发，约 20% 为多发，多位于两侧相同动脉（又称为"镜像动脉瘤"）。动脉瘤随着年龄的增长，破裂的几率增加，高峰年龄为 35～65 岁，动脉瘤的大小与破裂有关，直径＞10mm 极易出血；不规则或多囊状，位于穿窿处的动脉瘤易破裂。动静脉畸形由异常血管交通形成，常见于大脑中动脉。蛛网膜下腔出血可见呈紫红色的血液沉积在脑底池和脊髓池中，如鞍上池、脑桥小脑脚池、环池、小脑延髓池和终池等。出血量大时可形成薄层血凝块覆盖于颅底血管、神经和脑表面，蛛网膜呈无菌性炎症反应及软膜增厚，导致脑组织与血管或神经粘连。脑实质内广泛白质水肿，皮质可见多发斑片状缺血灶。

2. 病理生理

SAH 能引起一系列病理生理改变：

（1）血液流入蛛网膜下腔刺激痛觉敏感结构引起头痛，颅内容积增加使 ICP 增高可加剧头痛，导致玻璃体下视网膜出血，甚至发生脑疝。

（2）颅内压达到系统灌注压时脑血流急剧下降，血管瘤破裂伴发的冲击作用可能是约 50% 的患者发病时出现意识丧失的原因。

（3）颅底或脑室内血液凝固使 CSF 回流受阻，30% ～ 70% 的患者早期出现急性阻塞性脑积水，血红蛋白及含铁血黄素沉积于蛛网膜颗粒也可导致 CSF 回流受阻，出现交通性脑积水和脑室扩张。

（4）蛛网膜下腔血细胞崩解释放各种炎症物质引起化学性脑膜炎，CSF 增多使 ICP 增高。

（5）血液及分解产物直接刺激引起下丘脑功能紊乱，如发热、血糖升高、急性心肌缺血和心律失常等。

（6）血液释放的血管活性物质如 5-HT、血栓烷 A2（TXA2）和组织胺等可刺激血管和脑膜，引起血管痉挛，严重者致脑梗死。

（7）动脉瘤出血常限于蛛网膜下腔，一般不造成局灶性脑损害，神经系统检查很少发现局灶体征，但大脑中动脉动脉瘤、动静脉畸形破裂较常见局灶性异常。

（四）临床表现

1. 一般特点　SAH 临床表现差异较大，轻者可没有明显临床症状和体征，重者可突然昏迷甚至死亡。以中青年发病居多，起病突然（数秒或数分钟内发生），多数患者发病前有明显诱因（剧烈运动、过度疲劳、用力排便、情绪激动等）。

一般症状主要包括：

（1）头痛：动脉瘤性 SAH 的典型表现是突发异常剧烈全头痛，患者常将头痛描述为"一生中经历的最严重的头痛"，头痛不能缓解或呈进行性加重。多伴发一过性意识障碍和恶心、呕吐。约 1/3 的动脉瘤性 SAH 患者发病前数日或数周有轻微头痛的表现，这是小量前驱（信号性）出血或动脉瘤受牵拉所致。动脉瘤性 SAH 的头痛可持续数日不变，2 周后逐渐减轻，如头痛再次加重，常提示动脉瘤再次出血。但动静脉畸形破裂所致 SAH 头痛常不严重。局部头痛常可提示破裂动脉瘤的部位。

（2）脑膜刺激征：患者出现颈强、Kernig 征和 Brudzinski 征等脑膜刺激征，以颈强直最多见，而老年、衰弱患者或小量出血者，可无明显脑膜刺激征。脑膜刺激征常于发病后数小时出现，3 ～ 4 周后消失。

（3）眼部症状：20% 患者眼底可见玻璃体下片状出血，发病 1 小时内即可出现，是急性颅内压增高和眼静脉回流受阻所致，对诊断具有提示。此外，眼球活动障碍也可提示动脉瘤所在的位置。

（4）精神症状：约 25% 的患者可出现精神症状，如欣快、谵妄和幻觉等，常于起病后 2 ～ 3 周自行消失。

（5）其他症状：部分患者可以出现脑心综合征、消化道出血、急性肺水肿和局限性神经功能缺损症状等。

2. 动脉瘤的定位症状

（1）颈内动脉海绵窦段动脉瘤：患者有前额和眼部疼痛、血管杂音、突眼及Ⅲ、Ⅳ、Ⅴ和Ⅵ脑神经损害所致的眼动障碍，其破裂可引起颈内动脉海绵窦瘘。

（2）颈内动脉 - 后交通动脉瘤：患者出现动眼神经受压的表现，常提示后交通动脉瘤。

（3）大脑中动脉瘤：患者出现偏瘫、失语和抽搐等症状，多提示动脉瘤位于大脑中动脉的第一分支处。

（4）大脑前动脉 - 前交通动脉瘤：患者出现精神症状、单侧或双侧下肢瘫痪和意识障碍等症状，提示动脉瘤位于大脑前动脉或前交通动脉。

（5）大脑后动脉瘤：患者出现同向偏盲、Weber 综合征和第Ⅲ脑神经麻痹的表现。

（6）椎 - 基底动脉瘤：患者可出现枕部和面部疼痛、面肌痉挛、面瘫及脑干受压等症状。

3. 血管畸形的定位症状 动静脉畸形患者男性发生率为女性的 2 倍，多在 10 ～ 40 岁发病，常见的症状包括痫性发作、轻偏瘫、失语或视野缺损等，具有定位意义。

4. 常见并发症

（1）再出血（recurrence of hemorrhage）：是 SAH 主要的急性并发症，指病情稳定后再次发生剧烈头痛、呕吐、痫性发作、昏迷甚至去脑强直发作、颈强直、Kernig 征加重，复查脑脊液为鲜红色。20% 的动脉瘤患者病后 10 ～ 14 日可发生再出血，使死亡率约增加一倍，动静脉畸形急性期再出血者较少见。

（2）脑血管痉挛（cerebrovascular spasm, CVS）：发生于蛛网膜下腔中血凝块环绕的血管，痉挛严重程度与出血量相关，可导致约 1/3 以上病例脑实质缺血。临床症状取决于发生痉挛的血管，常表现为波动性的轻偏瘫或失语，有时症状还受侧支循环和脑灌注压的影响，对载瘤动脉无定位价值，是死亡和致残的重要原因。病后 3 ～ 5 天开始发生，5 ～ 14 天为迟发性血管痉挛高峰期，2 ～ 4 周逐渐消失。TCD 或 DSA 可帮助确诊。

（3）急性或亚急性脑积水（hydrocephalus）：起病1周内15%～20%的患者发生急性脑积水，由于血液进入脑室系统和蛛网膜下腔形成血凝块阻碍脑脊液循环通路所致。轻者出现嗜睡、思维缓慢、短时记忆受损、上视受限、展神经麻痹、下肢腱反射亢进等体征，严重者可造成颅内高压甚至脑疝。亚急性脑积水发生于起病数周后，表现为隐匿出现的痴呆、步态异常和尿失禁。

（4）其他：5%～10%的患者发生癫痫发作，不少患者发生低钠血症。

（五）辅助检查

1. 头颅CT检查 临床疑诊SAH首选头颅CT平扫检查。出血早期敏感性高，可检出90%以上的SAH，显示大脑外侧裂池、前纵裂、鞍上池、脑桥小脑脚池、环池和后纵裂池高密度出血征象。但出血量较少时，CT扫描显示不清。根据CT结果可以初步判断或提示颅内动脉瘤的位置：如位于颈内动脉段常是鞍上池不对称积血；大脑中动脉段多见外侧裂积血；前交通动脉段则是前间裂基底部积血；而出血在脚间池和环池，一般无动脉瘤，但5%病例可由后循环动脉瘤引起。动态CT检查有助于了解出血的吸收情况，有无再出血、继发脑梗死、脑积水及其程度。

2. 头颅MRI SAH发病后数天CT检查的敏感性降低时，MRI可发挥较大作用。由于血红蛋白分解产物如去氧血红蛋白和正铁血红蛋白的顺磁效应，对于亚急性期出血，尤其是当出血位于大脑表面时，MRI 比 CT 敏感，通过磁共振梯度回波 T2 加权成像等方法常可显示出血部位。在动静脉畸形引起的脑内血肿已经吸收后，MRI 检查可以提示动静脉畸形存在。对确诊 SAH 而 DSA 阴性的患者，MRI 用来检查其他引起 SAH 的原因。当颅内未发现出血原因时，应行脊柱 MRI 检查排除脊髓海绵状血管瘤或动静脉畸形等。

3. CT 血管成像（CTA）和 MR 血管成像（MRA） 主要用于有动脉瘤家族史或破裂先兆者的筛查、动脉瘤患者的随访，并作为 DSA 不能进行及时检查时的替代方法。

CTA 检查比 DSA 更为快捷、创伤较小，尤为适用于危重患者，同时已被证实对较大动脉瘤的灵敏度接近于 DSA，并可补充 DSA 的结果，较好地确定动脉瘤瘤壁是否钙化、瘤腔内是否有血栓形成、动脉瘤与出血的关系以及动脉瘤位置与骨性标志的关系。目前，随着 CTA 检查设备的不断改进，国际高水准的卒中中心 CTA 已逐步取代 DSA 成为诊断有无动脉瘤的首选方法。MRA 检查不使用对比剂和放射线，对直径 3 ～ 15mm 动脉瘤检出率达 84% ～ 100%，但急诊应用受许多因素的限制，其空间分辨率较差，不能清晰地显示动脉瘤颈和载瘤动脉。

4. DSA 条件具备、病情许可时应争取尽早行全脑 DSA 检查，以确定有无动脉瘤、出血原因、决定治疗方法和判断预后。DSA 仍是临床明确诊断动脉瘤的金标准，可明确动脉瘤的大小、位置、与载瘤动脉的关系、有无血管痉挛等解剖学特点。但约 20% ～ 25% 的 SAH 患者 DSA 不能发现出血来源或原因。由于血管造影可加重神经功能损害，如脑缺血、动脉瘤再次破裂出血等，因此造影时机宜避开脑血管痉挛和再出血的高峰期，一般出血 3 天内或 3 周后进行为宜。

5. 腰椎穿刺　如果 CT 扫描结果为阴性，强烈建议行腰穿 CSF 检查。通常 CT 检查以明确诊断者，腰穿不作为临床常规检查。均匀血性 CSF 是 SAH 的特征性表现。腰穿误伤血管所致的血性 CSF，其颜色从第 1 管至第 3 管逐渐变淡。血性 CSF 离心后上清液发生黄变，或者发现吞噬的红细胞、含铁血黄素或胆红素结晶的吞噬细胞，这些均提示 CSF 中红细胞已存在一段时间，支持 SAH 的诊断。血性 CSF 每 1000 个红细胞约导致蛋白增高 1 mg/dl；最初白细胞与红细胞的比例与周围血相似，约为 1∶700；数天后由于血液引起的无菌性化学性脑膜炎，可能出现反应性白细胞增多。

6. TCD　可作为非侵入性技术监测 SAH 后脑血管痉挛情况。

7. 其他　血常规、凝血功能和肝功能等检查有助于寻找其他出血原因；心电图可显示 T 波高尖或明显倒置、PR 间期缩短和出现高 U 波等异常。

（六）诊断及鉴别诊断

1. 诊断　突然发生的持续性剧烈头痛、呕吐、脑膜刺激征阳性，伴或不伴意识障碍，检查无局灶性神经系统体征，应高度怀疑蛛网膜下腔出血。同时 CT 证实脑池和蛛网膜下腔高密度征象或腰穿检查示压力增高和血性脑脊液等可临床确诊。

2. 鉴别诊断

（1）高血压性脑出血：也可出现血性脑脊液，但此时应有明显局灶性体征如偏瘫、失语等。原发性脑室出血与重症

SAH 患者临床上难以鉴别，小脑出血、尾状核头出血等因无明显的肢体瘫痪临床上也易与 SAH 混淆，但 CT 和 DSA 检查可以鉴别。

（2）颅内感染：细菌性、真菌性、结核性和病毒性脑膜炎等均可有头痛、呕吐及脑膜刺激征，故应注意与 SAH 鉴别。SAH 后发生化学性脑膜炎时，CSF 内细胞增多，易与感染混淆，但后者发热在先。SAH 脑脊液黄变和淋巴细胞增多时，易与结核性脑膜炎混淆，但后者 CSF 糖、氯降低，头部 CT 正常。

（3）脑肿瘤：约 1.5% 的脑肿瘤可发生瘤卒中，形成瘤内或瘤旁血肿合并 SAH；癌瘤颅内转移、脑膜癌病或 CNS 白血病也可见血性 CSF，但根据详细的病史、CSF 检出瘤和（或）癌细胞及头部 CT 可以鉴别。

（4）其他：某些老年患者，头痛、呕吐均不明显，而以突然出现的精神障碍为主要症状，临床工作中应予注意。

（七）治疗

急性期治疗目的是防治再出血，降低颅内压，防治继发性脑血管痉挛，减少并发症，寻找出血原因、治疗原发病和预防复发。SAH 应急诊收入院诊治，并尽早查明病因，决定是否外科治疗。手术治疗选择和预后判断主要依据 SAH 的临床病情分级，一般可采用 Hunt 和 Hess 分级。Hunt 和 Hess 分级 ≤Ⅲ级时，多早期行手术夹闭动脉瘤或者介入栓塞治疗。建议尽量在可同时提供外科和血管内治疗这两种疗法的医院内对患者进行治疗。

1. 一般处理

（1）保持生命体征稳定：有条件时应收入重症监护室，密切监测生命体征和神经系统体征的变化；保持气道通畅，维持稳定的呼吸、循环系统功能。

（2）降低高颅压：主要使用脱水剂，如甘露醇、呋塞米、甘油果糖或甘油氯化钠，也可以酌情选用白蛋白。

（3）避免用力和情绪波动，保持大便通畅：烦躁者予镇静药，头痛予镇痛药，注意慎用阿司匹林等可能影响凝血功能的非甾体类消炎镇痛药物或吗啡、哌替啶等可能影响呼吸功能的药物。

（4）其他对症支持治疗：包括维持水、电解质平衡，给予高纤维、高能量饮食，加强护理，注意预防尿路感染和吸入性肺炎等。

2. 预防再出血

（1）绝对卧床休息：4～6周。

（2）调控血压：防止血压过高导致再出血，同时注意维持脑灌注压。如果平均动脉压＞125mmHg 或收缩压＞180mmHg，可在血压监测下静脉持续输注短效安全的降压药。最好选用尼卡地平、拉贝洛尔和艾司洛尔等降压药。一般应将收缩压控制在 160mmHg 以下。若患者出现急性神经系统症状，则最好不要选择硝普钠，因为硝普钠有升高颅内压的不良反应，长时间输注还有可能引起中毒。

（3）抗纤溶药物：SAH 不同于脑内出血，出血部位没有脑组织的压迫止血作用，可适当应用止血药物，如 6- 氨基己酸、氨甲苯酸和酚磺乙胺等抗纤溶药物。抗纤溶药物虽然可以减少再出血，但增加了 SAH 患者缺血性卒中的发生率。尽管较早的研究证实，抗纤溶药的总体结果是阴性的，但新近的证据提示，早期短程（< 72 小时）应用抗纤溶药结合早期治疗动脉瘤，随后停用抗纤溶药，并预防低血容量和血管痉挛（包括同时使用尼莫地平），是较好的治疗策略。如果患者的血管痉挛风险低和（或）推迟手术能产生有利影响，也可以考虑用抗纤溶药预防再出血。

（4）破裂动脉瘤的外科和血管内治疗：动脉瘤夹闭或血管内治疗是预防 SAH 再出血最有效的治疗方法。与动脉瘤完全闭塞相比较，行动脉瘤包裹术、夹闭完全及不完全栓塞动脉瘤，再出血风险较高，因此，应尽可能完全闭塞动脉瘤。血管内治疗或手术治疗方法的选择应根据患者的病情及动脉瘤的特点由多学科医师来讨论决定。Hunt 和 Hess 分级≤Ⅲ级时，推荐发病早期（3 天内）尽早进行治疗。Ⅳ、Ⅴ级患者手术治疗或内科治疗的预后均差，是否需进行血管内治疗或手术治疗仍有较大争议，但经内科治疗病情好转后可行延迟性（10～14天）血管内治疗或手术治疗。

3. 脑血管痉挛防治　口服尼莫地平能有效减少 SAH 引发的不良结局。推荐早期使用口服或静脉泵入尼莫地平改善患者预后。其他钙拮抗剂的疗效仍不确定应在破裂动脉瘤的早期管理阶段即开始防治脑血管痉挛，维持正常循环血容量，避免低血容量。在出现迟发性脑缺血时，推荐升高血压治疗。不建议容量扩张和球囊血管成形术来预防脑血管痉挛的发生。症状性脑血管痉挛的可行治疗方法是脑血管成形术和（或）选择性动脉内血管扩张器治疗，尤其是在升高血压治疗后还没有快速见到效果时，可视临床具体情况而定。

4. 脑积水处理　SAH 急性期合并症状性脑积水应进行脑脊液分流术治疗。对 SAH 后合并慢性症状性脑积水患者，推荐进行永久的脑脊液分流术。

5. 癫痫的防治　可在 SAH 出血后的早期，对患者预防性应用抗惊厥药。不推荐对患者长期使用抗惊厥药，但若患者有以下危险因素，如癫痫发作史、脑实质血肿、脑梗死或大脑中动脉动脉瘤，可考虑使用。

6. 低钠血症及低血容量的处理　某些患者可能需要联合应用中心静脉压、肺动脉楔压、液体平衡和体重等指标来监测血容量变化。应避免给予大剂量低张液体和过度使用利尿药。可用等张液来纠正低血容量，使用醋酸氟氢可的松和高张盐水来纠正低钠血症。

7. 放脑脊液疗法　每次释放 CSF 10～20ml，每周 2 次，可以促进血液吸收和缓解头痛，也可能减少脑血管痉挛和脑积水发生，但应警惕脑疝、颅内感染和再出血的危险。

8. 预防

（1）控制危险因素：包括高血压、吸烟、酗酒、吸毒等。

（2）筛查和处理高危人群尚未破裂的动脉瘤：破裂动脉瘤患者经治疗后每年新发动脉瘤的概率 1%～2%，对此类患者进行远期的影像学随访具有一定的意义。若在动脉瘤破裂前就对其进行干预，则有可能避免 SAH 带来的巨大危害。但预防性处理未破裂动脉瘤目前的争议很大，应谨慎处理，充分权衡其获益和风险。

（八）预后

SAH 总体预后较差，其病死率高达 45%，存活者亦有很高的致残率。SAH 预后与病因、出血部位、出血量、有无并发症及适否得到适当治疗有关。动脉瘤性 SAH 死亡率高，约 12% 的患者到达医院前死亡，20% 死于入院后，存活者一半遗留永久性残疾，主要是认知功能障碍。未经外科治疗者约 20% 死于再出血，死亡多在出血后最初数日。90% 的颅内 AVM 破裂患者可以恢复，再出血风险较小。

第二节　中医学对本病认识及针药治疗

中风病是在人体气血内虚的基础上，多因劳倦内伤、忧思恼怒、嗜食厚味及烟酒等诱发，以脏腑阴阳失调，气血逆乱，直冲犯脑，致脑脉痹阻或血溢脑脉之外为基本病机，临床以突然昏仆、半身不遂、口舌㖞斜、言语蹇涩或不语、偏身麻木为主症，具有起病急、变化快的特点，好发于中老年人的一种常见病、多发病。相当于西医学中急性脑血管病，凡急性起病，以神昏或昏仆、半身不遂、口舌㖞斜、言语障碍、偏身麻木为主要临床表现的脑血管病，包括出血性、缺血性脑血管病，均可参照本节辨证论治。

《黄帝内经》中类似中风病的记载很多，但无中风的病名，而是随本病不同的症状表现和疾病发展的不同阶段有着不同的命名。在卒中昏迷时期有仆击、大厥、薄厥的记载，分别见于《素问·通评虚实论》《素问·调经论》《素问·生气通天论》。在半身不遂时期有偏风、偏枯、身偏不用、痱风、击仆等不同的名称，分别见于《素问·风论》《素问·生气通天论》《灵枢·热病》《灵枢·九宫八风》。汉代张仲景在《金匮要略·中风历节病脉证并治》中首创中风之病名，并沿用至今。

金元以前以内虚邪中立论，始于《灵枢·刺节真邪》："虚邪偏客于身半，其入深，内居荣卫，荣收稍衰，则真气去，邪气独留，发为偏枯。"张仲景在《金匮要略》中认为中风之病因为经络空虚、风邪入中。陈无择的《三因极一病证方论》载有邪风"如其经络空虚而中伤者，为半身不遂，……"。严用和在《济生方》中也认为半身不遂是由于"营卫失度，腠理空虚，邪气乘虚而入"。唐宋以后，一些医家根据自己的临床经验，对外风入中理论提出异议，始有主火、主气、主痰、主虚诸论。王安道在《医经溯洄集》中指出："中风者，非外来之风，乃本气自病，凡人年逾四旬气衰之际，或因忧喜忿怒伤其气者，多有此疾，壮岁之时无有也，若盛肥则间有之。"明确提出"正气自虚""形盛气衰"的论点。朱丹溪创中风"痰湿生热"说，见于《丹溪心法》。刘完素在其《素问玄机原病式》中认为"心火暴甚"是中风的根本原因。与此同时，王履从病因学角度归类，提出"真中""类中"的分类方法，他在《医经溯洄集》中说："因于风者，真中风也；因于火，因于气，因于湿者，类中风而非中风也。"这对于中风病因学说的发展和完善，无疑是一个很大的贡献。明代张景岳创"非风"说，提出内伤积损是中风的病因，《景岳全书·杂证谟·非风》中指出本病的发生"皆内伤积损颓败而然，原非外感风寒所致"。有关中风的病因，除内因、外因外，还有多种因素，如不良精神刺激、饮食起居不当、肥胖、体虚等，均可诱发中风。如《素问·生气通天论》说："大怒，则形气绝，而血菀于上，使人薄厥……"，《素问·通评虚实论》："仆击、偏枯……肥贵人，则膏粱之疾也"，《灵枢·百病始生篇》说："起居不节，用力过度，则伤阳络，阳络伤，则血外溢。"刘完素在《素问玄机原病式》云："所谓肥人多中风者，盖人之肥瘦，由血气虚实使之然也。"详察中风病机，历代医家的认识归纳起来不外虚（阴虚、气虚）、火（肝火、心火）、风（肝风、外风）、痰（风痰、湿痰）、气（气逆）、血（血瘀）六端，其中又以肝肾阴虚为其根本。因于虚者，即《景岳全书·杂证谟·非风》所谓："阴亏于前，而阳损于后，阴陷于下，而阳浮于上，以致阴阳相失，精气不交，所以忽尔昏馈，突然仆倒……"；因于火者，刘完素所谓"心火暴甚"以及后人所谓"热极生风"是也；因于风者，前有《医方类聚》所谓"体虚而腠理不密，风邪之气乘虚而中人也"，后有叶天士所谓"精血内耗，水不涵木，木少滋荣，故肝阳偏亢"的"内风旋动"说；因于痰者，即丹溪所谓"湿土生痰，痰生热，热生风"是也；因于气者，即《素问·调经论》所谓"血之与气并走于上，则为大厥"是也；因于血者，即《素问·生气通天论》所谓"血菀于上，使人薄厥"。

有关中风病的临床表现，戴思恭在《证治要诀》中有详尽而系统的描述，"中风之证，卒然晕倒，昏不知人，或痰涎壅盛，咽喉作声，或口眼歪斜，手足瘫痪，或半身不遂，或舌强不语"。楼英也强调突然昏倒是中风起病时的常见症状，其在《医学纲目》中说："其卒然仆倒者，经称之为击仆，世又称为卒中，乃初中风时如此也。"

证候分类方面，《金匮要略·中风历节病脉证并治》首先提出中络、中经、中腑、中脏的证候分类方法。隋代巢元方《诸病源候论》中有中风候、风懿候、风喎候、风痱候、风偏枯候等之分。唐代孙思邈在《备急千金要方·卷第八·论杂风状第一》中指出："中风大法有四：一曰偏枯，二曰风痱，三曰风懿，四曰风痹。"这是中风另一种证候分类的方法。明代李中梓将中风明确分为闭证和脱证。清代沈金鳌《杂病源流犀烛·中风源流》更明确指出："盖中脏者病在里，多滞九窍……中腑者病在表，多著四肢，其症半身不遂，手足不随，痰涎壅盛，气喘如雷，然目犹能视，口犹能言，二便不秘，邪之中犹浅。"沈氏根据病变部位的浅深和病情的轻重探讨中风证候分类的方法，对病情的了解和预后判断均有帮助。

在治疗方面，由于诸家对病因认识上的差异，反映在治则方面的争鸣也十分突出。汉唐时期多主外因，治必温散，予续命汤、侯氏黑散诸方。金元以后则针对内因，治则研究也随之深化。清代尤在泾在《金匮翼·中风通论》立中风八法："一曰开关，二曰固脱，三曰泄大邪，四曰转大气，五曰逐痰涎，六曰除热气，七曰通窍隧，八曰灸俞穴"，可谓提纲挈领。具体到中风治疗须分先后，《丹溪心法》曰："初得急当顺气，及日久当活血。中风大率血虚有痰，治痰为先，次养血行血。初昏倒，急掐人中至醒，然后用痰药。"《临证指南医案》曰："治分先后，本体先虚，风阳夹痰火上壅，营卫脉失和，先用开关，继则益气养血，佐以消痰清火，宣通经络。"中风的治疗须抓主要矛盾，"肝阳偏亢，内风时起，用滋阴熄风，濡养营络补阴潜阳""阴阳并损，温柔濡润通补""气虚血瘀，补气活血化瘀"，闭者宜开，脱者宜固。气火上升，宜于抑降。肝阳之扰，宜于清泄。痰壅之塞，宜于涤化。阴液之耗，宜于滋填"。有关中风治疗的禁忌，历代医家也有一定的阐述，河间《素问病机气宜保命集·中风论》曰："慎勿用大热药乌、附之类，故阳剂刚胜，积火燎原，……天癸竭而营卫涸，是以中风有此诫。"缪希雍《医学广笔记》则言："内热生风及痰也，治痰先治火，清火先养阴，最忌燥剂，若误用种种风燥之剂，小续命汤，桂枝、麻黄、羌活、独活、防风、白芷、胆南星，轻则变重，重则必死。"这些禁忌均为医家个人经验的总结，在临床上还需灵活掌握。历代有关中风治疗的有效方剂很多，不胜枚举。如《证治汇补》的涤痰汤、《医学心悟》加减生铁落饮、《杂病新义》天麻钩藤饮、《医学衷中参西录》镇肝熄风汤、《医林改错》补阳还五汤、《医学广笔记》养阴熄风法（汤）、薛雪的滋营养阴膏等直到今天仍被临床所采纳。

一、病因病机

1. 病因

（1）气血亏虚：高年之体，阴气自半，气血亏虚，或见消渴等大病久病之后，元气耗伤，脏腑阴阳失调，气虚则血运不畅，虚气流滞，脑脉瘀滞不通；阴血亏虚则阴不制阳，阳亢于上，阳化风动，夹痰湿、瘀血上扰清窍，致脑脉受损；或再遇诱因则气血逆乱，直冲犯脑，发为本病。

（2）劳欲过度：烦劳过度，阳气升张，亢奋不敛，引动风阳，内风旋动；或纵欲伤精，水亏于下，火旺于上，肝阳亢奋发为本病。

（3）情志所伤：七情失调，肝失调达，肝气郁结，气机郁滞，血行不畅，瘀结脑脉；五志过极，大怒伤肝，肝阳暴亢，或心火暴盛，风火相煽，血随气逆，上冲犯脑。临床以暴怒伤肝为多。至于忧思悲恐、情绪紧张等常为本病的诱发原因。

（4）饮食不节：嗜食肥甘醇酒，脾胃受损，脾失健运，聚湿生痰，郁久化热，引动肝风，夹痰上扰，可致病发。尤以酗酒诱发最烈。

（5）气候变化：本病一年四季均可发生，但发病常与气候骤变有关。入冬骤冷，寒邪入侵，血遇寒则凝，易致血瘀于脑脉而发病；或早春骤然转暖之时，厥阴风木主令，内应于肝，风阳暗动，亦可导致本病发生。

2. 病机

（1）发病多呈急性发病，活动状态（尤在用力不当或情绪激动时）、安静或睡眠状态均可发病。发病后多病情变化迅速，在短期内病情发展至严重程度，亦有呈渐进性加重或阶段性加重。部分患者有头晕、头痛、手足麻木或无力、一过性言语不利等先兆症状。

（2）病位在脑髓血脉，与心、肝、脾、肾有密切关系，可引起全身多脏腑功能紊乱。

（3）病性为本虚标实，上盛下虚。急性期，多以标实为主，恢复期及后遗症期，多虚实夹杂，或以本虚为主。标实不外乎风、火、痰、气、血；本虚为气血阴阳不足，以阴虚、气虚较多见，肝肾阴虚为其根本。

（4）病势若初起时，仅见半身不遂、口舌㖞斜、舌强言涩，神志清醒，则清窍尚未蒙塞，病情尚轻，经治疗可好转或痊愈；若病情进一步发展渐至神昏，或初起即有神昏，清窍不开，则病情危笃，经有效治疗，有可能好转或痊愈；若随病情自然进展，神昏日重，甚或合并呕血、便血、厥脱、高热、抽搐等变证、坏证，多难救治。

（5）病机转化在疾病的发展过程中，病机转化迅速是中风病的主要特点。其病机转化决定于内风、邪热、痰浊、瘀血等病邪与人体正气相争及其消长变化的结果。急性期，邪气盛，脑脉痹阻或血溢于脑脉之外，清窍蒙塞，如果正气不衰，经辨证论治，内风息、邪热清、痰浊化、瘀血祛，神明逐渐恢复，半身不遂诸症亦可逐渐减轻。如平素体弱，正气先衰，或邪气过盛，气血逆乱，窍闭不开，脏腑功能紊乱，则正气耗伤，终至元气败脱，阴阳离绝。恢复期，虽然病邪大减，但正气亦大伤，已无神昏窍闭，但由于正气虚衰，其半身不遂诸症仍然存在，尤其是年老体衰、肾精大伤、髓海空虚之人，易见呆痴之症。

中风初起时，内热征象多不明显，但内风煽动，痰浊、瘀血内蕴，阳气郁积，多有化热趋势。内热既盛，一则灼伤正气，二则炼液为痰，三则化风迫血，从而加重气血逆乱上冲之势。这在中风的病机转化中是值得重视的问题。在中风病的发病和演变过程中，风和火是体现中风病疾病层面的证候要素，其发展变化与疾病的变化密切相关，而痰、瘀是体现证候层面的证候要素。

二、中医辨证论治

1. 中经络

（1）风痰入络

临床表现：肌肤不仁，手足麻木，突然发生口眼喎斜，语言不利，口角流涎，舌强语謇，甚则半身不遂，或兼见手足拘挛，关节酸痛等症，舌苔薄白，脉浮数。

治法：祛风化痰通络。

方药：真方白丸子加减。本方化痰通络，用于治疗风痰客经络，症见口眼喎斜，舌强不语，手足不遂等症。常用药：半夏、南星、白附子祛风化痰；天麻、全蝎熄风通络；当归、白芍、鸡血藤、豨莶草养血祛风。

语言不清者，再加菖蒲、远志祛痰宣窍；痰瘀交阻，舌紫有瘀斑，脉细涩者，可酌加丹参、桃仁、红花、赤芍等活血化瘀。

（2）风阳上扰

临床表现：平素头晕头痛，耳鸣目眩，突然发生口眼喎斜，舌强语謇，或手足重滞，甚则半身不遂等症，舌质红苔黄，脉弦。

治法：平肝潜阳，活血通络。

方药：天麻钩藤饮加减。本方平肝熄风镇潜，用于阳亢风动之晕眩、肢麻等症。常用药：天麻、钩藤平肝熄风；珍珠母、石决明镇肝潜阳；桑叶、菊花清肝泄热；黄芩、山栀清肝泻火；牛膝活血化瘀，引气血下行。

夹有痰浊，胸闷，恶心，苔腻，加胆星、郁金；头痛较重，加羚羊角、夏枯草以清肝熄风；腿足重滞，加杜仲、寄生补益肝肾。

（3）阴虚风动

临床表现：平素头晕耳鸣，腰酸，突然发生口眼歪斜，言语不利，手指瞤动，甚或半身不遂，舌质红，苔腻，脉弦细数。

治法：滋阴潜阳，熄风通络。

方药：镇肝熄风汤加减。本方既补肝肾之阴，又能熄风潜阳，用于阴虚风动之眩晕、头痛、舌强、肢颤等。常用药：白芍、天冬、玄参、枸杞子滋阴柔肝熄风；龙骨、牡蛎、龟板、代赭石镇肝潜阳；牛膝、当归活血化瘀，且引血下行；天麻、钩藤平肝熄风。

痰热较重，苔黄腻，泛恶，加胆星、竹沥、川贝母清热化痰；阴虚阳亢，肝火偏旺，心中烦热，加栀子、黄芩清热除烦。

2. 中脏腑

（1）闭证：闭证的主要症状是突然昏仆，不省人事，牙关紧闭，口噤不开，两手握固，大小便闭，肢体强痉。

1）痰热腑实

临床表现：素有头痛眩晕，心烦易怒，突然发病，半身不遂，口舌歪斜，舌强语謇或不语，神识欠清或昏糊，肢体强急，痰多而黏，伴腹胀、便秘，舌质黯红，或有瘀点瘀斑，苔黄腻，脉弦滑或弦涩。

治法：通腑泄热，熄风化痰。

方药：桃仁承气汤加减。本方通腑泄热，顺降气血，治疗腑热内结，腹胀便秘等症，可用于中风急性期痰热腑实之证。常用药：桃仁、大黄、芒硝、枳实通腑泄热，凉血化瘀；胆星、黄芩、全瓜蒌清热化痰；桃仁、赤芍、丹皮凉血化瘀；牛膝引气血下行。

头痛、眩晕严重者，加钩藤、菊花、珍珠母平肝降逆；烦躁不安，彻夜不眠，口干，舌红，加生地、沙参、夜交藤养阴安神。

2）痰火瘀闭

临床表现：除上述闭证的症状外，还有面赤身热，气粗口臭，躁扰不宁，苔黄腻，脉弦滑而数。

治法：熄风清火，豁痰开窍。

方药：羚羊钩藤汤加减。本方凉肝熄风，清热化痰，养阴舒筋，用于风阳上扰，蒙蔽清窍而见眩晕、痉厥和抽搐等症者。常用药：羚羊角（或山羊角）、钩藤、珍珠母、石决明平肝熄风；胆星、竹沥、半夏、天竺黄、黄连清热化痰；菖蒲、郁金化痰开窍。

若痰热阻于气道，喉间痰鸣辘辘，可服竹沥水、猴枣散以豁痰镇惊；肝火旺盛，面红目赤，脉弦劲有力，宜酌加龙胆草、山栀、夏枯草、代赭石、磁石等清肝镇摄之品；腑实热结，腹胀便秘，苔黄厚，宜加生大黄、元明粉、枳实；痰热伤津，舌质干红，苔黄糙者，宜加沙参、麦冬、石斛、生地。

3）痰浊瘀闭

临床表现：除上述闭证的症状外，还有面白唇黯，静卧不烦，四肢不温，痰涎壅盛，苔白腻，脉沉滑缓。

治法：化痰熄风，宣郁开窍。

方药：涤痰汤加减。本方化痰开窍，用于痰蒙心窍，神志呆滞不清者。另可用苏合香丸宣郁开窍。常用药：半夏、茯苓、橘红、竹茹化痰；郁金、菖蒲、胆星豁痰开窍；天麻、钩藤、僵蚕熄风化痰。

兼有动风者，加天麻、钩藤以平熄内风；有化热之象者，加黄芩、黄连；见戴阳证者，属病情恶化，宜急进参附汤、白通加猪胆汁汤救治。

（2）脱证

临床表现：突然昏仆，不省人事，目合口张，鼻鼾息微，手撒肢冷，汗多，大小便自遗，肢体软瘫，舌痿，脉细弱或脉微欲绝。

治法：回阳救阴，益气固脱。

方药：参附汤合生脉散加味。参附汤补气回阳，用于阳气衰微，汗出肢冷欲脱；生脉散益气养阴，用于津气耗竭。两方同用功能益气回阳，救阴固脱，主治阴竭阳亡之证。亦可用参麦注射液或生脉注射液静脉滴注。常用药：人参、附子补气回阳；麦冬、五味子、山萸肉滋阴敛阳。

阴不敛阳，阳浮于外，津液不能内守，汗泄过多者，可加龙骨、牡蛎敛汗回阳；阴精耗伤，舌干，脉微者，加玉竹、黄精以救阴护津。

3. 恢复期　中风病急性阶段经抢救治疗，若神志渐清，痰火渐平，饮食稍进，渐入恢复期，但后遗症有半身不遂、口歪、语言謇涩或失音等。此时仍须积极治疗并加强护理。此时针灸与药物治疗并进，可以提高疗效。药物治疗根据病情可采用标本兼顾或先标后本等治法。治标宜搜风化痰，通络行瘀；肝阳偏亢者，可采用平肝潜阳法。治本宜补益气血，滋养肝肾或阴阳并补。

（1）风痰瘀阻

临床表现：口眼歪斜，舌强语謇或失语，半身不遂，肢体麻木，苔滑腻，舌黯紫，脉弦滑。

治法：搜风化痰，行瘀通络

方药：解语丹加减。常用药：天麻、胆星、天竺黄、半夏、陈皮熄风化痰；地龙、僵蚕、全蝎搜风通络；远志、菖蒲化痰宣窍，豨莶草、桑枝、鸡血藤、丹参、红花祛风活血通络。

痰热偏盛者，加全瓜蒌、竹茹、川贝母清化痰热；兼有肝阳上亢，头晕头痛，面赤，苔黄舌红，脉弦有力，加钩藤、石决明、夏枯草平肝熄风潜阳；咽干口燥，加天花粉、天冬养阴润燥。

（2）气虚血瘀

临床表现：肢体偏枯不用，肢软无力，面色萎黄，舌质淡紫或有瘀斑，苔薄白，脉细涩或细弱。

治法：益气养血，化瘀通络。

方药：补阳还五汤加减。本方益气养血，化瘀通络，适用于中风恢复阶段。常用药：黄芪补气以养血；桃仁、红花、赤芍、归尾、川芎养血活血，化瘀通经；地龙、牛膝引血下行。

血虚甚，加枸杞、首乌藤以补血；肢冷，阳失温煦，加桂枝温经通脉；腰膝酸软，加川断、桑寄生、杜仲以壮筋骨，强腰膝。

（3）肝肾亏虚

临床表现：半身不遂，患肢僵硬，拘挛变形，舌强不语，或偏瘫，肢体肌肉萎缩，舌红脉细，或舌淡红，脉沉细。

治法：滋阴肝肾。

方药：左归丸合地黄饮子加减。左归丸功专滋补肝肾真阴，用于精血不足，不能荣养筋脉，腰膝酸软，肢体不用等症；地黄饮子功能滋肾阴，补肾阳，开窍化痰，用于下元虚衰，虚火上炎，痰浊上泛所致之舌强不语，足废不用等症。常用药：干地黄、首乌、枸杞、山萸肉补肾益精；麦冬、石斛养阴生津；当归、鸡血藤养血活络。

若腰酸腿软较甚，加杜仲、桑寄生、牛膝补肾壮腰；肾阳虚，加巴戟天、肉苁蓉补肾益精，附子、肉桂温补肾阳；夹有痰浊，加菖蒲、远志、茯苓化痰开窍。

三、中医针灸治疗

中风病针灸康复治疗十分重要，我国历代文献虽无此系统记载，但其基本内容已零散地出现在古籍中。早在《灵枢·热病》就有"偏枯……巨针取之，益其不足，损其有余，乃可复也"的中风后遗症针灸康复法。明代杨继洲编著的《针灸大成》中辑录了朱权所著《乾坤生意》中的"中风瘫痪秘诀"，详尽可鉴。《素问·血气形志论》中言："病生于不仁，治之以按摩醒药。"可谓中风病的按摩康复法。《素问·异法方宜论》中言"其病多痰厥寒热，其治宜导引按蹻"，可谓中风导引康复法之萌芽。隋代巢元方在《诸病源候论》记述了80多种导引法治疗偏枯（半身不遂），为后世提供了参考。

针灸治疗中风疗效较满意，尤其对于神经功能的康复如肢体运动、语言、吞咽功能等有促进作用，针灸越早效果越好，治疗期间应配合功能锻炼。中风急性期以及出现高热、神昏、心力衰竭、颅内压增高、上消化道出血等情况时，应采取综合治疗措施。长期卧床的中风患者应注意防止压疮，保证呼吸道通畅。

1. 基本治疗

（1）中经络

治则：醒脑调神，疏通经络。以手厥阴经、督脉及足太阴经穴为主。

主穴：内关、水沟、三阴交、极泉、尺泽、委中。

配穴：肝阳暴亢加太冲、太溪；风痰阻络加丰隆、合谷；痰热腑实加曲池、内庭、丰隆；气虚血瘀加气海、血海、足三里；阴虚风动加太溪、风池；口角㖞斜加颊车、地仓；上肢不遂加肩髃、手三里、合谷；下肢不遂加环跳、阳陵泉、悬钟、太冲；头晕加风池、完骨、天柱；足内翻加丘墟透照海；便秘加水道、归来、丰隆、支沟；复视加风池、天柱、睛明、球后；尿失禁、尿潴留加中极、曲骨、关元。

操作：内关用泻法；水沟用雀啄法，以眼球湿润为佳；三阴交用补法；刺极泉时，避开动脉，直刺进针，用提插法，以患者上肢有麻胀和抽动感为度；尺泽、委中直刺，用提插法使肢体有抽动感。余穴按虚补实泻法操作。

方义：心主血脉藏神，内关为心包经络穴，可调理心神，疏通气血。脑为元神之府，督脉入络脑，水沟为督脉穴，可醒脑调神导气。三阴交为足三阴经交会穴，可滋补肝肾。极泉、尺泽、委中，疏通肢体经络。

（2）中脏腑

治则：醒脑开窍，启闭固脱。以手厥阴经及督脉穴为主。

主穴：内关、水沟。

配穴：闭证加十二井穴、太冲、合谷；脱证加关元、气海、神阙。

操作：内关、水沟操作同前。十二井穴用三棱针点刺出血；太冲、合谷用泻法，强刺激；关元、气海用大艾炷灸法，神阙用隔盐灸法，直至四肢转温为止。

方义：内关调心神，水沟醒脑开窍。十二井穴点刺出血，可接通十二经气，调和阴阳。配太冲、合谷，平肝熄风。关元为任脉与足三阴经交会穴，灸之可扶助元阳。神阙为生命之根蒂，真气所系，配合气海可益气固本，回阳固脱。

2. 其他治疗

（1）头针法：选顶颞前斜线、顶旁1线及顶旁2线，毫针平刺入头皮下，快速捻转2～3分钟，每次留针30分钟，留针期间反复捻转2～3次。行针后鼓励患者活动肢体。或选用于氏头针丛刺治疗，以顶区和顶前区为主要治疗区，每区平刺4～5针，留针4～6小时，间断行针，每分钟200转为宜。

（2）电针法：在患侧上、下肢体各选两个穴位，针刺得气后留针，接通电针仪，以患者肌肉微颤为度，每次通电20分钟。

第三章

头 痛

头痛（headache）是临床常见的症状，通常指局限于头颅上半部，包括眉弓、耳轮上缘和枕外隆突连线以上部位的疼痛。引起头痛的病因众多，大致可分为原发性和继发性两类。前者不能归因于某一确切病因，也称为特发性头痛，常见的如偏头痛、紧张型头痛；后者病因可涉及各种颅内病变如脑血管疾病、颅内感染、颅脑外伤、全身性疾病如发热、内环境紊乱以及滥用精神活性药物等。

第一节　现代医学对本病的认识

一、偏头痛

（一）概念

偏头痛（migraine）是临床常见的原发性头痛，其特征是发作性、多为偏侧、中重度、搏动样头痛，一般持续 4 ～ 72 小时，可伴有恶心、呕吐，光、声刺激或日常活动均可加重头痛，安静环境、休息可缓解头痛。偏头痛是一种常见的慢性神经血管性疾病，患病率为 5% ～ 10%。

（二）病因及发病机制

1. 病因　偏头痛的病因尚不明确，可能与下列因素有关：

（1）内因：偏头痛具有遗传易感性，约 60% 的偏头痛患者有家族史，其亲属出现偏头痛的风险为一般人群的 3 ～ 6 倍。家族性偏瘫性偏头痛（familial hemiplegic migraine，FHM）呈高度外显率的常染色体显性遗传，根据突变基因 FHM 分为三类，突变基因依次为 CACNA1A 基因、ATP1A2 基因和 SCN1A 基因。此外，与神经系统兴奋性相关的基因突变与偏头痛的常见类型有关，提示偏头痛与大脑神经细胞的兴奋性紊乱相关。本病女性多于男性，多在青春期发病，月经期容易发作，妊娠期或绝经后发作减少或停止。这提示内分泌和代谢因素参与偏头痛的发病。

（2）外因：环境因素也参与偏头痛的发作。偏头痛发作可由某些食物和药物所诱发。食物包括含酪胺的奶酪、含亚硝酸盐的肉类和腌制食品、含苯乙胺的巧克力、含谷氨酸钠的食品添加剂及葡萄酒等；药物包括口服避孕药和血管扩张剂如硝酸甘油等。另外，强光、过劳、应激以及应激后的放松、睡眠过度或过少、禁食、紧张、情绪不稳等也是偏头痛的诱发因素。

2. 发病机制　偏头痛的发病机制尚不十分清楚，目前主要有以下学说：

（1）血管学说：该学说认为偏头痛是原发性血管疾病，由血管舒缩功能障碍引起。颅内血管收缩引起偏头痛先兆症状，随后颅外、颅内血管扩张导致搏动性的头痛产生。

（2）神经学说：该学说认为偏头痛是原发性神经功能紊

乱性疾病。偏头痛先兆是由皮质扩展性抑制（cortical spreading depressing，CSD）引起。CSD 是指各种有害刺激引起的起源于大脑后部皮质（枕叶）的神经电活动抑制带，此抑制带以 2～5mm/min 的速度向邻近皮质扩展，并伴随出现扩展性血量减少（spreading oligemia）；两者均不按照脑动脉分布扩展，而是按大脑皮质细胞构筑模式进行，向前扩展一般不超越中央沟。CSD 能很好地解释偏头痛先兆症状。另外，5-羟色胺（5-HT）能神经元家族广泛地分布于脑中，许多有效抗偏头痛药可作为中枢性 5-HT 受体激动剂或部分激动剂起作用，这提示神经功能紊乱参与偏头痛的发作过程。

（3）三叉神经血管学说：该学说近年来受到广泛重视。颅内痛觉敏感组织的周围神经纤维随三叉神经眼支进入三叉神经节，或入第 1、第 2 颈神经后根至 C_1、C_2 脊神经节，然后发出神经纤维至三叉神经血管复合体，换元后发出神经纤维，经脑干交叉后投射至丘脑。当三叉神经节及其纤维受刺激后，可引起 P 物质、降钙素基因相关肽和其他神经肽释放增加，这些活性物质作用于邻近脑血管壁，可引起血管扩张面出现搏动性头痛，还可使血管通透性增加，血浆蛋白渗出，产生无菌性炎症，刺激痛觉纤维传入中枢，形成恶性循环。已有研究显示，5-HT 受体激动剂曲普坦类制剂可通过作用于三叉神经血管复合体和丘脑腹后内侧核的 5-HT 受体，终止偏头痛急性发作。

（4）视网膜-丘脑-皮质机制：偏头痛是一种与感觉模式失调有关的疾病，如偏头痛患者在发作前后对光、声、触觉和嗅觉敏感。近来对盲人偏头痛的研究发现，从视网膜神经节细胞到丘脑后部的一条非影像形成视觉通路的激活可能是光线调节偏头痛的机制之一。

（三）临床表现

偏头痛多起病于儿童和青春期，中青年期达发病高峰，女性多见，男女患者比例为 1 ：2 ～ 1 ：3，常有遗传背景。

下面介绍偏头痛主要类型的临床表现：

1. 无先兆偏头痛（migraine without aura）　是最常见的偏头痛类型，约占 80%。临床表现为反复发作的一侧或双侧额颞部疼痛，呈搏动性，疼痛持续时伴颈肌收缩可使症状复杂化。常伴有恶心、呕吐、畏光、畏声、出汗、全身不适、头皮触痛等症状。本型发作频率高，可严重影响患者工作和生活，常需要频繁应用止痛药治疗，易合并出现一新的头痛类型——药物过度使用性头痛。本型偏头痛常与月经有明显的关系。

2. 有先兆偏头痛（migraine with aura）　约占偏头痛患者的 10%。发作前数小时至数日可有倦怠、注意力不集中和打哈欠等前驱症状。在头痛之前或头痛发生时，常以可逆的局灶性神经系统症状为先兆，表现为视觉、感觉、言语和运动的缺损或刺激症状。最常见为视觉先兆，如视物模糊、暗点、闪光、亮点亮线或视物变形；其次为感觉先兆，言语和运动先兆少见。先兆症状一般在 5 ～ 20 分钟内逐渐形成，持续不超过 60 分钟；不同先兆可以接连出现。头痛在先兆同时或先兆后 60 分钟内发生，表现为一侧或双侧额颞部或眶后搏动性头痛，常伴有恶心、呕吐、畏光或畏声、苍白或出汗、多尿、易激惹、气味恐怖及疲劳感等。活动可使头痛加，睡眠后可缓解头痛。头痛可持续 4 ～ 72 小时，消退后常有疲劳、倦怠、烦躁、无力和食欲差等症状，1～2日后常可好转。

（1）伴典型先兆的偏头痛性头痛（typical aura with migraine headache）：为最常见的有先兆偏头痛类型，先兆表现为完全可逆的视觉、感觉或言语症状，无肢体无力表现。与先兆同时或先兆后60分钟内出现符合偏头痛特征的头痛，即为伴典型先兆的偏头痛性头痛。若与先兆同时或先兆后60分钟内发生的头痛表现不符合偏头痛特征，则称为伴典型先兆的非偏头痛性头痛；当先兆后60分钟内不出现头痛，则称为典型先兆不伴头痛。

（2）散发性偏瘫性偏头痛（sporadic hemiplegic migraine）：临床少见。先兆除必须有运动无力症状外，还应包括视觉、感觉和言语三种先兆之一，先兆症状持续5分钟～24小时，症状完全可逆，在先兆同时或先兆60分钟内出现符合偏头痛特征的头痛。如在偏瘫性偏头痛患者的一级或二级亲属中，至少有一人具有包括运动无力的偏头痛先兆，则为家族性偏瘫性偏头痛；若无，则称为散发性偏瘫性偏头痛。

（3）基底型偏头痛（basilar-type migraine）先兆症状明显源自脑干和（或）两侧大脑半球，临床可见构音障碍、眩晕、耳鸣、听力减退、复视、双眼鼻侧及颞侧视野同时出现视觉症状、共济失调、意识障碍、双侧同时出现感觉异常，但无运动无力症状。在先兆同时或先兆60分钟内出现符合偏头痛特征的头痛，常伴恶心、呕吐。

3. 视网膜性偏头痛（retinal migraine）　为反复发生的完全可逆的单眼视觉障碍，包括闪烁、暗点或失明，并伴偏头痛发作，在发作间期眼科检查正常。与基底型偏头痛视觉先兆症状常累及双眼不同，视网膜性偏头痛视觉症状仅局限于单眼，且缺乏起源于脑干或大脑半球的神经缺失或刺激症状。

4. 儿童周期性综合征 常为偏头痛前驱的儿童周期性综合征可视为偏头痛等位症，临床可见周期性呕吐、反复发作的腹部疼痛伴恶心呕吐即腹型偏头痛、良性儿童期发作性眩晕。发作时不伴有头痛，随着时间的推移可发生偏头痛。

5. 偏头痛并发症

（1）慢性偏头痛（chronic migraine）：偏头痛每月头痛发作超过 15 天，连续 3 个月或 3 个月以上，并排除药物过量引起的头痛，可考虑为慢性偏头痛。

（2）偏头痛持续状态（status migrainous）：偏头痛发作持续时间为 72 小时，而且疼痛程度较严重，但其间可有因睡眠或药物应用获得的短暂缓解期。

（3）无梗死的持续先兆：指有先兆偏头痛患者在一次发作中出现一种先兆或多种先兆症状，持续 1 周以上，多为双侧性；本次发作其他症状与以往发作类似，需神经影像学排除脑梗死病灶。

（4）偏头痛性脑梗死：极少数情况下在偏头痛先兆症状后出现颅内相应供血区域的缺血性梗死，此先兆症状常持续 60 分钟以上，而且缺血性梗死病灶为神经影像学所证实，称为偏头痛性脑梗死。

（5）偏头痛诱发的痫样发作：极少数情况下偏头痛先兆症状可触发痫性发作，且痫性发作发生在先兆症状中或后 1 小时以内。

（四）诊断及鉴别诊断

诊断　根据偏头痛发作类型、家族史和神经系统检查，通常可做出临床诊断。脑部 CT、CTA、MRI、MRA 检查可以排除脑血管疾病、颅内动脉瘤和占位性病变等颅内器质性疾病。下面介绍国际头痛学会（2004 年）偏头痛诊断。

（1）无先兆偏头痛诊断标准

1）符合（2）～（4）特征的至少 5 次发作。

2）头痛发作（未经治疗或治疗无效）持续 4 ～ 72 小时。

3）至少有下列中的 2 项头痛特征：①单侧性；②搏动性；③中或重度头痛；④日常活动（如步行或上楼梯）会加重头痛，或头痛时会主动避免此类活动。

4）头痛过程中至少伴有下列 1 项：①恶心和（或）呕吐；②畏光和畏声。

5）不能归因于其他疾病。

（2）伴典型先兆的偏头痛性头痛诊断标准

1）符合无先兆偏头痛诊断标准（2）～（4）特征的至少 2 次发作。

2）先兆至少有下列中的 1 种表现，但没有运动无力症状：①完全可逆的视觉症状，包括阳性表现（如闪光、盗点或亮线）和（或）阴性表现（如视野缺损）；②完全可逆的感觉异常，包括阳性表现如针刺感和（或）阴性表现（如麻木）；③完全可逆的言语功能障碍。

3）至少满足以下 2 项：①同向视觉症状和（或）单侧感觉症状；②至少 1 个先兆症状逐渐发展的过程 ≥ 5 分钟，和

（或）不同的先兆症状接连发生，过程≥5分钟；③每个先兆症状持续5～60分钟。

4）在先兆症状同时或在先兆发生后60分钟内出现头痛，头痛符合无先兆偏头痛诊断标准中的（2）～（4）项。

5）不能归因于其他疾病。

（3）慢性偏头痛诊断标准

1）头痛符合无先兆偏头痛诊断标准中的（3）和（4）项，且每月发作超过15天，持续3个月以上。

2）不能归因于其他疾病。

2. 鉴别诊断

（1）丛集性头痛（cluster headache）：是较少见的一侧眼眶周围发作性剧烈疼痛，持续15分钟～3小时，发作从隔天1次到每日8次。本病具有反复密集发作的特点，且始终为单侧头痛，并常伴有同侧结膜充血、流泪、流涕、前额和面部出汗和Horner征等。

（2）紧张型头痛（tension-type headache，TTH）：是双侧枕部或全头部紧缩性或压迫性头痛，常为持续性，很少伴有恶心、呕吐，部分病例也可表现为阵发性、搏动性头痛。多见于青、中年女性，情绪障碍或心理因素可加重头痛症状。

（3）Tolosa-Hunt综合征：以往称痛性眼肌麻痹（painful ophthalmoplegia），为阵发性眼球后及眶周的顽固性胀痛、刺痛或撕裂样疼痛，伴随动眼、滑车和（或）展神经麻痹，眼肌麻痹可与疼痛同时出现或疼痛发作后两周内出现，MRI或活检可发现海绵窦、眶上裂或眼眶内有肉芽肿病变。本病持续数周后能自行缓解，但易于复发，适当的糖皮质激素治疗可使疼痛和眼肌麻痹在 72 小时内缓解。

（4）症状性偏头痛（symptomatic migraine）：缘于头颈部血管性病变的头痛如缺血性脑血管疾病、脑出血、未破裂的囊状动脉瘤和动静脉畸形；缘于非血管性颅内疾病的头痛如颅内肿瘤；缘于颅内感染的头痛如脑脓肿、脑膜炎等。这些继发性头痛在临床上也表现为类似偏头痛性质的头痛，可伴有恶心、呕吐，但无典型偏头痛发作过程，大部分病例有局灶性神经功能缺失或刺激症状，颅脑影像学检查可显示病灶。缘于内环境紊乱的头痛如高血压危象、高血压脑病、子痫或先兆子痫等，可表现为双侧搏动性头痛，头痛在发生时间上与血压升高密切相关，部分病例神经影像学检查可出现可逆性脑白质损害表现。

（5）药物过度使用性头痛：属于继发性头痛。头痛发生与药物过度使用有关，可呈类偏头痛样或同时具有偏头痛和紧张型头痛性质的混合性头痛，头痛在药物停止使用后 2 个月内缓解或回到原来的头痛模式。药物过度使用性头痛对预防性治疗措施无效。

（五）治疗

偏头痛的治疗目的是减轻或终止头痛发作，缓解伴发症状，预防头痛复发。治疗包括药物治疗和非药物治疗两个方面。非药物治疗主要是加强宣教，帮助患者确立科学、正确的防治观念和目标，保持健康的生活方式，寻找并避免各种偏头痛诱因。药物性治疗分为发作期治疗和预防性治疗。

1. 发作期的治疗　临床治疗偏头痛通常应在症状起始时

立即服药。治疗药物包括非特异性止痛药如非甾体类抗炎药（non-steroidal anti-inflammatory drugs，NSAIDs）和阿片类药物，特异性药物如麦角类制剂和曲普坦类药物。药物选择应根据头痛程度、伴随症状、既往用药情况等综合考虑，可采用阶梯法、分层选药，进行个体化治疗。

（1）轻 - 中度头痛：单用 NSAIDs 如阿司匹林（aspirin）、萘普生（naproxen）、布洛芬（ibuprofen）、双氯芬酸（diclofenac）等时有效，如无效再用偏头痛特异性治疗药物阿片类制剂，如哌替啶，对偏头痛急性发作亦有效，因其具有成瘾性，不推荐常规应用。但对于有麦角类制剂或曲普坦类应用禁忌的病例，如合并有心脏病、周围血管病或妊娠期偏头痛，则可给予哌替啶治疗以终止偏头痛急性发作。

（2）中 - 重度头痛：严重发作可直接选用偏头痛特异性治疗药物以尽快改善症状，部分患者虽有严重头痛但以往发作对 NSAIDs 反应良好者，仍可选用 NSAIDs。麦角类制剂为 5-HT1 受体非选择性激动剂，半衰期长、头痛的复发率低，适用于发作持续时间长的患者，曲普坦类为 5-HT1B/1D 受体选择性激动剂。复方制剂如麦角胺咖啡因合剂可治疗某些中 - 重度的偏头痛发作。麦角类和曲普坦类药物不良反应包括恶心、呕吐、心悸、烦躁、焦虑、周围血管收缩，大量长期应用可引起高血压和肢体缺血性坏死。因具有强力的血管收缩作用，严重高血压、心脏病和孕妇患者均为禁忌。另外，如麦角类和曲普坦类药物应用过频，则会引起药物过量使用性头痛，建议每周用药不超过 2～3 天。近年来发展起来的 CGRP 受体拮抗剂有望成为终止偏头痛急性发作安全有效的特异性药物。

（3）伴随症状：恶心、呕吐者合用止吐剂（如甲氧氯普胺 10mg 肌内注射）是必要的，严重呕吐者可给予小剂量奋乃静、氯丙嗪。有烦躁者可给予苯二氮䓬类药物以促使患者镇静和入睡。

2. 预防性治疗　适用于：频繁发作，尤其是每周发作 1 次以上、严重影响日常生活和工作的患者；急性期治疗无效或因不良反应和禁忌证无法进行急性期治疗者；可能导致永久性神经功能缺损的特殊变异型偏头痛，如偏瘫性偏头痛、基底型偏头痛或偏头痛性梗死等。药物治疗应从小剂量单药开始，缓慢加量至合适剂量同时注意不良反应。偏头痛发作频率降低 50% 以上可认为预防性治疗有效，有效的预防性治疗需要持续约 6 个月，之后可缓慢减量或停药。

（六）预后

大多数偏头痛患者的预后良好。随年龄的增长，偏头痛症状逐渐缓解，部分患者可在 60 ～ 70 岁时偏头痛不再发作。

二、丛集性头痛

（一）概念

丛集性头痛（cluster headache）是一种原发性神经血管性头痛，表现为一侧眼眶周围发作性剧烈疼痛，有反复密集发作的特点，伴有同侧眼结膜充血、流泪、瞳孔缩小、眼睑下垂以及头面部出汗等自主神经症状，常在一天内固定时间发作，可持续数周至数月。

（二）病因及发病机制

发病机制尚不明确，丛集性头痛患者发作期脑静脉血中 CGRP 明显增高，提示三叉神经血管复合体参与丛集性头痛的发病，但不能解释头痛发作的昼夜节律性。丛集性头痛发作存在昼夜节律性和同侧颜面部的自主神经症状，推测可能与下丘脑的神经功能紊乱有关。功能神经影像学 fMRI 和 PET 研究证实，丛集性发作期存在下丘脑后部灰质的异常激活，而下丘脑部灰质的深部脑刺激术可缓解难治性丛集性头痛，这更支持丛集性头痛可能原发于下丘脑神经功能紊乱。因此，丛集性头痛可能是下丘脑神经功能障碍引起的、三叉神经血管复合体参与的原发性神经血管性头痛。

（三）临床表现

平均发病年龄较偏头痛晚，约 25 岁，部分患者可有家族史。以男性多见，约为女性的 3～4 倍。头痛突然发生，无先兆症状，几乎于每日同一时间（常在晚上）发作，使患者从睡眠中痛醒。头痛位于一侧眶周、眶上、眼球后和（或）颞部，呈尖锐、爆炸样、非搏动性剧痛。头痛持续 15 分钟至 3 小时不等。发作频度不一，从一日 8 次至隔日 1 次。疼痛时常伴有同侧颜面部主神经功能症状，表现为结膜充血、流泪、流涕等副交感亢进症状，或瞳孔缩小和眼睑下垂等 Horner 征，较少伴有恶心、呕吐。头痛发作可连续数周至数月（常为 2 周～3个月），在此期间患者头痛呈成串发作，故名丛集性头痛。丛集发作常在每年的春季和（或）秋季，丛集发作期后可有数月或数年的间歇期。在丛集期，饮酒或血管扩张药可诱发头痛发作，而在间歇期，两者均不会引起头痛发作。

（四）诊断及鉴别诊断

1. 诊断　根据中青年男性出现发作性单侧眶周、眶上和（或）颞部严重或极度严重的疼痛，可伴有同侧结膜充血、流泪、眼睑水肿、流涕、前额和面部出汗、瞳孔缩小、眼睑下垂等自主神经症状，发作时坐立不安、易激惹，并具有反复密集发作的特点。神经影像学排除引起头痛的颅内器质性疾患，可做出丛集性头痛的诊断：当至少有两次丛集期，且每期持续 7～365 天，两次丛集期之间无痛间歇期 ≥ 1 个月，则称为发作性丛集性头痛（episodic cluster headache）；一旦丛集期 > 1 年，无间歇期或间歇期 < 1 个月，则称为慢性丛集性头痛（chronic cluster headache）。

2. 鉴别诊断

（1）发作性偏侧头痛：好发于女性，也表现为一侧眶周、眶上和（或）颞部剧烈头痛，可伴同侧结膜充血、流泪、鼻塞、流涕、前额和面部出汗、瞳孔缩小、眼睑下垂等。本病头痛发作持续时间为 2～30 分钟，发作频率常为每天 5 次以上，治疗剂量的吲哚美辛能完全控制头痛发作。

（2）偏头痛女性多见，头痛前可有先兆症状，头痛常呈搏动性，常伴恶心、呕吐症状，头痛程度远较丛集性头痛轻，每次发作时间多超过 4 小时，发作无丛集性特征，可有阳性家族史等。

（五）治疗

1. 急性期的治疗　吸氧疗法为头痛发作时首选的治疗措施，给予吸入纯氧，流速 7～10L/min，10～20 分钟，可有效阻断头痛发作，约 70% 患者有效。吸氧疗法无禁忌证，并且安全而无明显不良反应。舒马曲普坦皮下注射或经喷鼻吸入、佐米曲普坦经喷鼻吸入，双氢麦角胺静脉注射，可迅速缓解头痛，心脑血管疾病和高血压病是禁忌证。4%～10% 利多卡因 1ml 经患侧鼻孔滴入，可使 1/3 的患者头痛获得缓解。

2. 预防性治疗　丛集性头痛发作历时较短，但疼痛程度剧烈，因此预防性治疗对丛集性头痛尤为重要。预防性药物包括维拉帕米、锂制剂和糖皮质激素等。维拉帕米 240～320mg/d 可有效预防丛集性头痛发作，可在用药 2～3 周内发挥最大疗效。锂制剂同样可预防丛集性头痛发作，起效较维拉帕米缓慢，治疗窗窄，仅适用于其他药物无效或有禁忌证者。锂制剂主要不良反应为甲状腺功能亢进、震颤和肾功能损害等，糖皮质激素如泼尼松 40～60mg/d，常可预防头痛的发作，第 2 周逐渐减量停药。其他用于丛集性头痛的预防药物还包括托吡酯、丙戊酸、苯噻啶、吲哚美辛和褪黑激素（melatonin）等。

三、紧张型头痛

（一）概念

紧张型头痛（tension-type headache，TTH）以往称紧张性头痛（tension headache）或肌收缩性头痛（muscle contraction headache），是双侧枕部或全头部紧缩性或压迫性头痛。约占头痛患者的 40%，是临床最常见的慢性头痛。

（二）病因及发病机制

病理生理学机制尚不清楚。目前认为，"周围性疼痛机制"和"中枢性疼痛机制"与紧张型头痛的发病有关。前者在发作性紧张型头痛的发病中起重要作用，是由于颅周肌肉或肌筋膜结构收缩或缺血、细胞内外钾离子转运异常、炎症介质释放增多等导致痛觉敏感度明显增加，引起颅周肌肉或肌筋膜结构的紧张和疼痛。"中枢性疼痛机制"可能是引起慢性紧张型头痛的重要机制。慢性紧张型头痛患者由于脊髓后角、三叉神经核、丘脑、皮质等功能和（或）结构异常，对触觉、电和热刺激的痛觉阈明显下降，易产生痛觉过敏。中枢神经系统功能异常可有中枢神经系统单胺能递质慢性或间断性功能障碍。神经影像学研究证实，慢性紧张型头痛患者的灰质结构容积减少，提示紧张型头痛患者存在中枢神经系统结构的改变。另外，应激、紧张、抑郁等也与持续性颈部及头皮肌肉收缩有关，也能加重紧张型头痛。

（三）临床表现

典型病例多在 20 岁左右发病，发病高峰 40 ～ 49 岁，终身患病率约为 46%，两性均可患病，女性稍多见，男女比例约为 5 ：4。头痛部位不定，可为双侧、单侧、全头部、颈项部、双侧枕部、双侧颞部等。通常呈持续性钝痛，头周紧箍感、压迫感或沉重感。许多患者可伴有头昏、失眠、焦虑或抑郁等症状，也可出现恶心、畏光或畏声等症状。体检可发现疼痛部位肌肉触痛或压痛点，颈肩部肌肉有僵硬感，捏压时肌肉感觉舒适。头痛期间日常生活与工作常不受影响。传统上认为紧张型疼痛与偏头痛是两种的不同疾病，但部分病例却兼有两者的头痛特点，如某些紧张型头痛患者可表现为偏侧搏动样头痛，发作时可有呕吐。

（四）诊断

根据患者的临床表现，排除头颈部疾病如颈椎病、占位性病变和炎症性疾病等，通常可以确诊。IHS（2004 年）最新紧张型头痛诊断标准如下：

1. 偶发性发作性紧张型头痛（infrequent episodic tension-type headache）

（1）符合（2）～（4）特征的至少 10 次发作；平均每月发作 < 1 天；每年发作 < 12 天。

（2）头痛持续 30 分钟至 7 天。

（3）至少有下列中的 2 项头痛特征：①双侧头痛；②性质为压迫感或紧箍样（非搏动样）；③轻或中度头痛；④日常活动（如步行或上楼梯）不会加重头痛。

（4）符合下列 2 项：①无恶心和呕吐；②畏光、畏声中不超过一项。

（5）不能归因于其他疾病。

根据触诊颅周肌肉是否存压痛可分为与颅周肌肉紧张有关的偶发性发作性紧张型头痛、与颅周肌肉紧张无关的偶发性发作性紧张型头痛两类。

2. 频发性发作性紧张型头痛（frequent episodic tension-type headache）

（1）符合（2）～（4）特征的至少 10 次发作；平均每月发作 ≥ 1 天而 < 15 天，至少 3 个月以上；每年发作 ≥ 12 天而 < 180 天。

（2）头痛持续 30 分钟至 7 天。

（3）至少有下列中的 2 项头痛特征：①双侧头痛；②性质为压迫感或紧箍样（非搏动样）；③轻或中度头痛；④日常活动（如步行或上楼梯）不会加重头痛。

（4）符合下列 2 项：①无恶心和呕吐；②畏光畏声中不超过一项。

（5）不能归因于其他疾病。

根据触诊颅周肌肉是否有压痛可分为与颅周肌肉紧张有关的频发性发作性紧张型头痛、与颅周肌肉紧张无关的频发性发作性紧张型头痛两类。

3. 慢性紧张型头痛（chronic tension-type headache）

（1）符合（2）～（4）特征的至少 10 次发作；平均每月发作 ≥ 15 天，3 个月以上；每年发作 ≥ 180 天。

（2）头痛持续 30 分钟至 7 天。

（3）至少有下列中的 2 项头痛特征：①双侧头痛；②性质为压迫感或紧箍样（非搏动样）；③轻或中度头痛；④日常活动（如步行或上楼梯）不会加重头痛。

（4）符合下列 2 项：①畏光、畏声、轻度恶心中不超过一项；②无中 - 重度恶心和呕吐。

（5）不能归因于其他疾病。

根据触诊颅周肌肉是否有压痛可分为与颅周肌肉紧张有关的慢性紧张型头痛、与颅周肌肉紧张无关的慢性紧张型头痛两类。

（五）治疗

1. *药物治疗*　本病的许多治疗药物与偏头痛用药相同。急性发作期用对乙酰氨基酚、阿司匹林等非甾体抗炎药，麦角胺或双氢麦角胺等亦有效。对于频发性和慢性紧张型头痛，应采用预防性治疗，可选用三环类抗抑郁药如阿米替林、多塞平或选择 5- 羟色胺重摄取抑制剂如舍曲林或氟西汀等，或肌肉松弛剂如盐酸乙哌立松、巴氯芬等。伴失眠者可给予苯二氮䓬类药如地西泮 10 ～ 20mg/d 口服。

2. *非药物疗法*　包括松弛治疗、物理治疗、生物反馈和针灸治疗等也可改善部分病例的临床症状。

四、药物过度使用性头痛

（一）概念

药物过度使用性头痛（medication overuse headache，MOH），曾被称为药源性头痛（drug-induced headache）、药物误用性头痛（medication-misuse headache）。MOH 仅次于紧型头痛和偏头第三大常见的头痛类型，患病率 1% ～ 2%。头痛患者在发作期过度使用急性对症药物，将促使原有头痛如偏头痛或紧张型头痛转为慢性，头痛往往较为严重，致残率和疾病负担较高。

（二）发病机制

目前，MOH 的发病机制尚不清楚，研究表明药物过度使用本身并不足以导致 MOH，还可能与个人因素及遗传因素有关，个人因素包括原有头痛类型及特点，低收入、低教育水平、女性、已婚等。遗传因素包括慢性头痛家族史，脑源性神经营养因子（brain-derived neurotrophic factor，BDNF）Val66Met 及多巴胺转运体基因（SLC6A3，也称为 DAT1）的多态性有关。发病机制的研究主要仍基于动物实验，可能的机制包括三叉神经节中降钙素基因相关肽（CGRP）、神经元型一氧化氮合酶（nNOS）、P 物质上调；中枢三叉神经元感受野扩大、伤害感受性阈值降低；弥散性有毒物质抑制性控制作用减弱，以及皮质扩展性抑制（CSD）易感性增加等。

（三）临床表现

女性多见，男女患病比率约为 1 ∶ 3.5，多见于 30 岁以上患者。患者常有慢性头痛史，并长期服用治疗头痛的急性药物。MOH 患者原发性头痛为偏头痛者最多见，约占 65%，其次为紧张性头痛，占 27%，偏头痛合并紧张型头痛或其他类型原发性头痛者占 8%。头痛每天发生或几乎每天发生，原有头痛的特征，包括程度、部位、性质等发生变化，频繁使用头痛急性对症药物，常伴有所使用止痛药物的其他不良反应。患者往往有焦虑、抑郁等情绪障碍或药物滥用的家族史。

根据药物种类 ICHD- Ⅱ R1 中 MOH 包括以下 8 种类型：

①麦角胺过度使用性头痛；②曲坦类药物过度使用性头痛；
③镇痛药过度使用性头痛；④阿片类药物过度使用性头痛；
⑤镇痛药复方制剂过度使用性头痛；⑥急性头痛用药联合
使用所致的药物过度使用性头痛；⑦其他药度使用所致的头
痛；⑧很可能的药物过度使用性头痛。

（四）诊断

ICHD-Ⅱ第一次修订版（ICHD-Ⅱ R1）药物过度使用性
头痛的诊断标准：①符合下述第③～④项的头痛表现≥ 15 天 /
月。②规律过度使用一种或多种用于头痛急性治疗和（或）对
症治疗的药物超过 3 个月。③在药物过度使用期间、头痛进展
或明显加重。④停用过度使用的药物的 2 个月内，头痛缓解或
重归为之前的头痛模式。

对于规律过度用药有如下解释：①每月使用麦角胺、曲
坦类、阿片类或复合镇痛药≥ 10 天；②每月使用单一成分镇
痛药≥ 15 天，或并未过度使用单一成分镇痛药，但联合麦角
胺、曲坦类、镇痛药和（或）阿片类药物使用≥ 10 天。

2006 年 HIS 再次修订了 MOH 的诊断标准，确诊 MOH 不
再需要为期 2 个月的停药以观察头痛是否改善。

（五）治疗

MOH 的复发率高，1 年内复发率达 22% ～ 44%，4 ～ 6 年
累计复发率为 40% ～ 60%。治疗目标包括减轻头痛程度、减少
发作频率，减少急性对症药物的使用量，提高急性对症药物及
预防性药物的疗效，减轻残疾和提高生活质量。

1. 撤去过度使用的药物治疗 MOH 首先要撤去过度使用的药物，大多数药物可以立即撤去，包括曲坦类、麦角类、对乙酰氨基酚、阿司匹林和 NSAIDs。

2. 预防性治疗 可减少头痛发作频率从而减少止痛药物的摄入，应该尽早给予。托吡酯和局部注射 A 型肉毒毒素治疗有效。还可考虑丙戊酸盐、加巴喷丁、唑尼沙胺、左乙拉西坦、氯硝西泮等。

3. 治疗戒断症状 常见的戒断症状包括：恶心、呕吐、焦虑、睡眠障碍、戒断性头痛、低血压、心动过速等。戒断症状通常持续 2～10 天，平均 3.5 天，也可持续达 4 周。曲坦类药物最短（平均 4.1 天），其次是麦角类、镇痛药。恶心、呕吐者可选用甲氧氯普胺，呕吐明显者及时补液。苯二氮䓬类用于镇静，戒断性头痛可参考治疗慢性、难治性头痛的药物，新近有研究表明泼尼松能有效减轻戒断性头痛。

4. 行为治疗 包括生物反馈、松弛训练、压力管理和认知行为治疗等。

5. 治疗原发性头痛 应当有效治疗原发性头痛，如慢性偏头痛和慢性紧张型头痛等。

（六）预后

病程长、多种镇痛药物联合使用、药物使用剂量大、过度使用巴比妥类药物或阿片类药物、紧张型头痛患者容易复发，往往预后不佳。

五、低颅压性头痛

（一）概念

低颅压性头痛（intracranial hypotension headache）是脑脊液压力降低（< 60mmH$_2$O）导致的头痛，多为体位性。患者常在直立 15 分钟内出现头痛或头痛明显加剧，卧位后头痛缓解或消失。

（二）病因及发病机制

低颅压性头痛包括自发性（特发性）和继发性两种。自发性病因不明，既往多认为可能与血管舒张障碍引起脑脊液分泌减少或吸收增加有关，目前已证实多数自发性低颅压与自发性脑脊液漏（spontaneous CSF leak）有关。继发性可由多种原因引起，其中以硬膜或腰椎穿刺后低颅压性头痛最为多见，头颈部外伤及手术、脑室分流术、脊柱创伤或手术等使 CSF 漏出增多等也会导致低颅压头痛。另外，脱水、糖尿病酮症酸中毒、尿毒症、全身严重感染、脑膜脑炎、过度换气和低血压等可使 CSF 生成减少。

由于脑脊液量减少、压力降低、脑组织移位下沉等使颅内痛敏结构，如脑膜、血管和三叉、舌咽、迷走等脑神经受到牵张从而引起头痛。

（三）临床表现

本病见于各种年龄，自发性者多见于体弱女性，继发性者无明显性别差异。头痛以双侧枕部或额部多见，也可为颞部或全头痛，但很少为单侧头痛，呈轻至中度钝痛或搏动样疼痛。头痛特点是与体位有明显关系，立位时出现或加重，卧位时减轻或消失，头痛多在变换体位后 15 ～ 30 分钟出现。可伴有后颈部疼痛或僵硬、恶心、呕吐、畏光或畏声、耳鸣、眩晕等。脑组织下坠压迫脑神经也可引起视物模糊或视野缺损（视神经或视交叉受压）、面部麻木或疼痛（三叉神经受压）、面瘫或面肌痉挛（面神经受压）。部分病例可并发硬膜下出血，极少数病例可出现意识障碍、帕金森样症状、痴呆等。

（四）辅助检查

1. 脑脊液检查　腰穿脑脊液压力（＜ 60mmH$_2$O）；部分病例压力测不出，放不出 CSF，呈"干性穿刺"。少数病例 CSF 细胞数轻度增加，蛋白质、糖和氯化物正常。对于颅脑 MRI 检查已显示弥漫性硬脑膜强化的患者，应慎行腰穿检查。

2. 神经影像学　颅脑 MRI 检查可表现为弥漫性硬脑膜强化、硬膜下积液、脑静脉窦扩大、垂体增大、小脑扁桃体下疝畸形等。脊髓造影和放射性核素脑池造影能准确定位脑脊液漏出的部位。大多数自发性脑脊液漏发生在颈、胸椎连接处水平或在胸椎处。

（五）诊断及鉴别诊断

1. 诊断　根据体位性头痛的典型临床特点应疑诊低颅压头痛，腰穿测定脑脊液压力降低（＜ 60mmH$_2$O）可以确诊。根据病因可将低颅压头痛分为硬膜（或腰椎）穿刺后头痛、脑脊液瘘性头痛（CSF fistula headache）和自发性（或特发性）低颅压性头痛三类。

2. 鉴别诊断　本病应注意与产生体位性头痛的某些疾病相鉴别，如脑和脊髓肿瘤、脑室梗阻综合征、寄生虫感染、脑静脉血栓形成、亚急性硬膜下血肿和颈椎病等。

（六）治疗

1. 病因治疗　针对病因进行治疗，如控制感染、纠正脱水和糖尿病酮症酸中毒等；对手术或创伤后存在脑脊液瘘者可行瘘口修补术等。

2. 药物治疗　咖啡因可阻断腺苷受体，使颅内血管收缩，增加 CSF 压力和缓解头痛。可用苯甲酸咖啡因 500mg，皮下或肌内注射，或加入 500 ～ 1000ml 乳化林格液缓慢静脉滴注。

3. 硬膜外血贴疗法　是用自体血 15 ～ 20ml 缓慢注入腰或胸段硬膜外间隙，血液从注射点向上下扩展数个椎间隙，可压迫硬膜囊和阻塞脑脊液漏出口，迅速缓解头痛，适用于腰穿后头痛和自发性低颅压头痛。

4. 对症治疗　包括卧床休息（平卧或头低脚高位）、大量饮水（5000ml/d）、静脉补液（生理盐水 3500 ～ 4000ml/d；5% 葡萄糖 2800 ～ 3000ml/d）、穿紧身裤和束腹带，给予适量镇痛剂等。

第二节　中医学对本病认识及针药治疗

头痛是指因风寒湿热之邪外袭，或痰浊瘀血阻滞，致使经气上逆，或肝阳郁火上扰清空，或气虚清阳不升，或血虚脑髓失荣等所致的慢性反复发作性且经久不愈的头部疼痛。

头痛一证首载于《黄帝内经》。《素问·平人气象论》："欲知寸口太过与不及，寸口之脉中手短者，曰头痛。"《黄帝内经》将头痛分为外感与内伤两类，或寒邪外侵，或下虚上实，或肠胃功能失调，致使经气逆上，干于清道，不得运行，壅遏而作痛。《素问·奇病论》："帝曰：人有病头痛以数岁不已，此安得之？名为何病？岐伯曰：当有所犯大寒，内至骨髓，髓者以脑为主，脑逆故令头痛，齿亦痛，病名曰厥逆。"《素问·五脏生成》："头痛巅疾，下虚上实，过在足少阴巨阳，甚则入肾。"《素问·通评虚实论》："头痛耳鸣，九窍不利，肠胃之所生也。"东汉张仲景对头痛病因病机认识有了进一步发展，他认为风寒外袭，太阳经气郁滞可致头痛。《伤寒论·辨太阳病脉证并治》中认为："太阳病，头痛，发热，身疼，腰痛，骨节疼痛，恶风，无汗而喘者，麻黄汤主之。"此外，阳明腑实，浊气上攻，也可致头痛，用承气汤治疗。隋代巢元方在《诸病源候论·痰饮病诸候·膈痰风厥头痛候》中认为："膈痰者，谓痰水在于胸膈之上，又犯大寒，使阳气不行，令痰水结聚不散，而阴气逆上，上与风痰相结，上冲于头，即令头痛，或数岁不已，久连脑痛，故云膈痰风厥头痛，若手足寒冷至节即死。"这里已认识到风痰相结，上冲于头，可致头痛。金元医家李东垣认为，风寒、风热、湿热、痰浊或是阻滞经络，或是上扰神明，以及气血亏虚，髓海失养都可导致头痛，他在《兰室秘藏·头痛论》中进行了系统的论述。元代朱丹溪认为："头痛多主乎痰，痛甚者多火……"，痰浊和火热上扰是发病主要病理。明代王肯堂《证治准绳·杂病·诸痛门》认为外感六淫、七情内伤等都可导致头痛，其病机是"或蔽覆其清明，或瘀塞其经络"。清代李用粹在《证治汇补·上窍门·头痛》中还补充了食积头痛和气逆头痛，他说："因食痛者，隐酸发热而恶食，……气逆痛者，心头挨痛，其症胸腹胀满，呕吐酸水。"可见宿食积滞，浊气上扰，气机逆乱，循经上犯皆可导致头痛。清代沈金鳌认为，肾虚髓海不足可致头痛发病，明代张介宾则论述了阳虚头目失于温养也是发病的一个重要方面。清代叶天士认为，风火上逆是头痛主要病机，尤其是阳虚浊邪阻塞，可导致气血瘀阻不通则痛。

明代张介宾认为，对外感头痛主要是祛散寒邪，对于火邪头痛《景岳全书·杂证谟·头痛》中认为："虽各经皆有火证，而独惟阳明为最。正以阳明胃火，盛于头面而直达头维，故其痛必甚……"。治以白虎汤加泽泻、木通、生地、麦冬之类。对于血虚头痛，主要是水亏而虚火易动，火动则痛，治以滋阴八味煎加减，火微者，六味、四物之类。对于阳虚头痛，必有畏寒、倦怠、脉微细等症状，治以理阴煎、理中汤之类。他强调头痛"亦有暂病而虚，久病而实者。"王肯堂在《证治准绳·杂病·头痛》中论述了头痛的证治，他认为热厥头痛宜清上泻火汤，冬月大寒犯肺所痛用羌活附子汤，辛散太过头痛用乳香盏落散，气虚者用顺气和中汤，伤食头痛宜治中汤，肝郁头痛则沉香降气散。并指出"东垣选奇汤治眉棱骨痛不可忍，神效"。
沈金鳌在《杂病源流犀烛·头痛》中认为，气上不下，厥而为
痛者，宜芎乌散；暑痛者，宜香薷饮；因湿热痛者，宜清空
膏；因郁热痛者，宜安神散；伤食痛者，宜红丸子、香砂枳术
丸；元阳虚头痛如破者，宜川乌去皮炮、全蝎糯米炒，等分为
丸，每十五丸；有辛热头痛者，宜僵蚕末，熟水下二钱。宋代
陈言在《三因极一病证方论·头痛证治》中认为"治伤风寒生
冷，及气虚痰厥，头疼如破者"用芎辛汤。宋代严用和推崇
蝎附丸治气虚气攻的头痛。叶天士治疗头痛积累了丰富的经
验，他认为"火风变动，与暑风邪气上郁而为头痛者，用鲜荷
叶、苦丁茶、蔓荆、山栀子等，辛散轻清为主；如阴虚阳越而
头痛者，用仲景复脉汤、甘麦大枣法加胶、芍、牡蛎，镇摄益
虚，和阳熄风为主；如厥阴风木上触，兼内风而为头痛者，用
首乌、柏仁、甘菊、生芍、杞子辈，熄肝风、滋肾液为主"
（《临证指南医案·头痛》）。

一、病因病机

1.病因　头痛之病因不外乎外感与内伤两类。外感多因六
淫邪气侵袭，内伤多与情志不遂、饮食劳倦、跌仆损伤、体虚
久病、禀赋不足、房劳过度等因素有关，分述如下。

（1）感受外邪起居不慎，感受风、寒、湿、热之邪，邪
气上犯巅顶，清阳之气受阻，气血凝滞，而发为头痛。因风为
百病之长，故六淫之中，以风邪为主要病因，多夹寒、湿、热
邪而发病。

（2）情志失调忧郁恼怒，情志不遂，肝失条达，气郁阳亢，或肝郁化火，阳亢火生，上扰清窍，可发为头痛。若肝火郁久，耗伤阴血，肝肾亏虚，精血不承，亦可引发头痛。

（3）先天不足或房事不节禀赋不足，或房劳过度，使肾精久亏。肾主骨生髓，髓上通于脑，脑髓有赖于肾精的不断化生。若肾精久亏，脑髓空虚，则会发生头痛。若阴损及阳，肾阳虚弱，清阳不展，亦可发为头痛，此类头痛临床较为少见。

（4）饮食劳倦及体虚久病脾胃为后天之本，气血生化之源。若脾胃虚弱，气血化源不足，或病后正气受损，营血亏虚，不能上荣于脑髓脉络，可致头痛的发生。若因饮食不节，嗜酒太过，或过食辛辣肥甘，脾失健运，痰湿内生，阻遏清阳，上蒙清窍而为痰浊头痛。

（5）头部外伤或久病入络跌仆闪挫，头部外伤，或久病入络，气血滞涩，瘀血阻于脑络，不通则痛，发为头痛。

2. 病机　头痛可分为外感和内伤两大类。外感头痛多为外邪上扰清空，壅滞经络，络脉不通。头为诸阳之会，手足三阳经皆上循头面，所谓"伤于风者，上先受之"，"高巅之上，唯风可到"，外感头痛以风邪为主，且多兼夹它邪，如寒、湿、热等。若风邪夹寒邪，凝滞血脉，络道不通，不通则痛。若风邪夹热，风热炎上，清空被扰，而发头痛。若风夹湿邪，阻遏阳气，蒙蔽清窍，可致头痛。

脑为髓海，依赖于肝肾精血和脾胃精微物质的充养，故内伤头痛之病机多与肝、脾、肾三脏的功能失调有关。肝主疏泄，性喜条达。头痛因于肝者，或因肝失疏泄，气郁化火，阳亢火升，上扰头窍而致；或因肝肾阴虚，肝阳偏亢而致。肾主骨生髓，脑为髓海。头痛因于肾者，多因房劳过度，或禀赋不足，使肾精久亏，无以生髓，髓海空虚，发为头痛。脾为后天之本，气血生化之源，头窍有赖于精微物质的滋养。头痛因于脾者，或因脾虚化源不足，气血亏虚，清阳不升，头窍失养而致头痛；或因脾失健运，痰浊内生，阻塞气机，浊阴不降，清窍被蒙而致头痛。若因头部外伤，或久病入络，气血凝滞，脉络不通，亦可发为瘀血头痛。

外感头痛之病性属表属实，病因是以风邪为主的六淫邪气，一般病程较短，预后较好。内伤头痛大多起病较缓，病程较长，病性较为复杂，一般来说，气血亏虚、肾精不足之头痛属虚证，肝阳、痰浊、瘀血所致头痛多属实证。虚实在一定条件下可以相互转化。例如临床中痰浊中阻日久，脾胃受损，气血生化不足，营血亏虚，不荣头窍，可转为气血亏虚之头痛。肝阳、肝火日久，阳热伤阴，肾虚阴亏，可转为肾精亏虚的头痛，或阴虚阳亢，虚实夹杂之头痛。各种头痛迁延不愈，病久入络，又可转变为瘀血头痛。

二、中医辨证论治

应详问病史，注意辨察头痛之久暂，疼痛的特点、部位、影响因素等，以利于准确辨证。外感头痛因外邪致病，属实证，起病较急，一般疼痛较剧，多表现为掣痛、跳痛、灼痛、胀痛、重痛，痛无休止。内伤头痛以虚证或虚实夹杂证为多见，如起病缓慢，疼痛较轻，表现为隐痛、空痛、昏痛，痛势悠悠，遇劳加重，时作时止，多属虚证；如因肝阳、痰浊、瘀血所致者属实，表现为头昏胀痛，或昏蒙重痛，或刺痛钝痛，痛点固定，常伴有肝阳、痰浊、瘀血的相应证候。此外，由于受邪之脏腑经络不同，头痛部位亦不同。太阳头痛在头后部，下连于项；阳明头痛在前额部及眉棱骨等处；少阳头痛在头之两侧，并连及于耳；厥阴头痛则在巅顶部位，或连目系。

本病中医治疗优势明显。笔者结合多年临床经验，根据姜良铎教授"角药理论"和"状态医学理论"自创葛根通络汤，对临床多种常见头痛均有良好效果。药组成：葛根、川芎、羌活；半夏、胆南星、天麻；石决明、川牛膝、蜈蚣；赤白芍、沙参、甘草。

1. 外感头痛

（1）风寒头痛

临床表现：头痛连及项背，常有拘急收紧感，或伴恶风畏寒，遇风尤剧，口不渴，苔薄白，脉浮紧。

治法：疏散风寒止痛。

方药：川芎茶调散加减。本方有疏风散寒止痛作用，主要用于风寒上犯清空所导致的头痛。川芎味辛，行血中之气，祛血中之风，上行头目，为止痛之要药；羌活辛温疏风散寒，治太阳经头痛及项背不舒；白芷、细辛、荆芥、防风辛温升散上行，疏风散寒止痛，治头面部诸风百疾；薄荷辛凉、轻扬升浮，可清利头目；当归、赤芍祛血中之风，疏通脉络，助川芎行散瘀滞；薄荷、赤芍性较寒凉，可佐制诸药辛温之燥性；甘草和中，调和诸药，清茶苦寒，清上而降下，使升中有降。本方用药多祛风解表散寒之品，所谓"高巅之疾，非风药不能到达"，故诸药相伍，疏风散寒止痛力胜，可谓风寒头痛之第一良方。

风寒夹湿，头痛如裹者，加苍术、藁本、半夏、陈皮；项背发僵而酸楚者，加藁本、葛根；兼阳虚者，加人参、附子、桂枝；兼气虚者，加太子参、茯苓；若寒邪侵犯厥阴经脉，引起巅顶痛，甚则四肢厥冷、苔白，脉弦者，加吴茱萸、生姜、大枣等；咳嗽痰多者，加杏仁、苏子、半夏。本证属外感头痛，确有虚象者，酌量加入补虚之品，不可过于滋补，以防邪恋。

（2）风热头痛

临床表现： 头痛而胀，甚则头胀如裂，发热或恶风，面红目赤，口渴喜饮，大便不畅，或便秘，溲赤，舌尖红，苔薄黄，脉浮数。

治法： 疏风清热和络。

方药： 芎芷石膏汤加减。本方功能清热散风止痛，可用于风热上扰头窍而致的头痛。常用药：石膏辛甘大寒，既清肺胃郁热，又能解肌透表；菊花辛甘苦凉，可透表泄热，清利头目；川芎辛温疏风止痛，上行头目，达少阳、厥阴经；白芷辛香温散，祛风止痛，善治阳明经头痛，相伍可清透热邪疏风止痛；连翘、黄芩、牛蒡子辛苦寒凉，清热解毒透邪；羌活、藁本辛温香燥，散风胜湿止痛，可入太阳、厥阴经，当归助川芎辛温通络，活血行气止痛。方中以辛甘苦寒、辛凉为主，配伍辛温之品，疏散风热，清热解毒，同时兼可疏风止痛，清透并用，相得益彰。辛温香燥之川芎、当归与辛寒之石膏相伍则活血行气止痛而无温燥伤阴助热之弊。诸药合用共奏疏风清热，通络止痛之功。为治疗风热头痛之效方。

风热夹湿，头痛且重，胸闷口渴者，加藿香、佩兰、黄连等：发热甚者，酌减当归、藁本、羌活用量，加金银花、栀子；便干便秘者，加少量大黄，以通为度；兼心烦急躁者，加丹皮、栀子、玄参。本证属风热头痛，应忌用温补之品。

（3）风湿头痛

临床表现：头痛如裹，肢体困重，胸闷纳呆，大便或溏，苔白腻，脉濡。

治法：祛风胜湿通窍。

方药：羌活胜湿汤加减。本方功能祛风胜湿，用于风湿困遏所致之头痛。常用药：羌活、独活、藁本、白芷、防风、细辛、蔓荆子祛风除湿散寒而止头痛；川芎辛温通窍，活血止痛。

若胸闷脘痞、腹胀便溏显著者，可加苍术、厚朴、陈皮以燥湿宽中，理气消胀；恶心、呕吐者，可加半夏、生姜以降逆止呕；纳呆食少者，加麦芽、神曲健胃助运。

2. 内伤头痛

（1）肝阳头痛

临床表现：头胀头痛，或伴眩晕，或双侧或头顶甚或全头痛，持续性头痛或阵发性加剧，心烦易怒，少寐多梦，面红目赤，口苦，舌红，苔薄黄，脉弦有力，每因情志变化而诱发加重。

治法：平肝潜阳熄风。

方药：镇肝熄风汤加减。本方功能平肝熄风潜阳，补益肝肾，可用于肝阳偏亢，风阳上扰而引起的头痛。常用药：重用牛膝引血下行，并能滋补肝肾；生龙骨、生牡蛎、钩藤平肝潜阳，镇肝息风；生白芍、玄参、生地黄滋养阴液，补阴配阳，则阴液充而亢阳得制，肝风自息；生麦芽清泄肝阳之余并条达肝郁；川芎行血中之气，上行头目，通络止痛；菊花、夏枯草清肝火，散郁止痛；甘草调和诸药，与生麦芽相伍，能和胃调中，减少金石药物碍胃之弊。方中药物升降并用，寒温相伍，使肝阳潜降而血络通和，为镇肝潜阳，柔润息风，通络止痛，标本同治之良方。

肝阳化风上旋者，加羚羊角、水牛角、天麻；肝肾阴亏，水不涵木者，加龟甲、鳖甲、知母、黄柏；腑实便秘者，加全瓜蒌、枳实、大黄；肝火盛者，加龙胆草、丹皮；若跳痛重，舌质紫而瘀斑者，加水蛭、桃仁等。本证以肝阳上亢标实为主，治疗重在平肝潜阳，疏散肝经风热，临床笔者一般重用血中气药川芎，一般 20 ～ 30g，配以牛膝、白芍等以防其升散太过。

（2）血虚头痛

临床表现：头痛隐隐，时时昏晕，心悸失眠，面色少华，神疲乏力，遇劳加重，舌质淡，苔薄白，脉细弱。

治法：养血滋阴，和络止痛。

方药：加味四物汤加减。本方功用养血调血，柔肝止痛，可用于治疗因血虚头窍失养而引起的头痛。常用药：当归、生地、白芍、首乌养血滋阴；川芎、菊花、蔓荆子清利头目，平肝止痛；五味子、远志、枣仁养心安神。

若因血虚气弱者，兼见乏力气短，神疲懒言，汗出恶风等，可选加党参、黄芪、白术；若阴血亏虚，阴不敛阳，肝阳上扰者，可加入天麻、钩藤、石决明、菊花等。

（3）痰浊头痛

临床表现：头痛且闷重，或全头麻木而痛，脘痞恶心，或呕恶痰涎，胸膈满闷，舌胖嫩，苔白腻，脉缓或濡滑，每遇阴天发作或加剧。

治法：健脾躁湿，化痰降逆。

方药：半夏白术天麻汤加减。本方功能燥湿化痰，平肝熄风，用于治疗脾虚生痰，风痰上扰清空所导致的头痛。常用药：半夏辛温燥湿化痰，降逆和胃，天麻甘平化痰息风而止头眩，二者合用为治风痰头痛眩晕要药；白术、茯苓、生薏苡仁健脾燥湿、渗湿，以治生痰之源；橘红理气化痰，白芷芳香化浊，辛温升散，上行头目而止痛；丹参、赤芍活血通络，白葱仁化浊降逆、醒脾和胃。诸药相伍，化痰祛湿降逆，醒脾健脾助运，升降相因，降中有升，为治痰湿头痛之良方。

舌苔水滑水湿盛者，合用五苓散；脘腹胀满，苔白腻而厚者，合用平胃散；纳差食少，胸闷脘痞者，加焦三仙、砂仁；呃逆者，加旋覆花、代赭石；寒饮内停者，加桂枝、干姜；痰郁化火者，用温胆汤加黄连、黄芩、天竺黄；头麻眩晕者，加生龙骨、生牡蛎、地龙、僵蚕；气虚甚者，可加人参或党参。本证属虚实夹杂，治疗宜补虚与祛邪并重。

（4）肾虚头痛

临床表现：头痛且空，眩晕耳鸣，腰膝酸软，神疲乏力，滑精带下，舌红少苔，脉细无力。

治法：养阴补肾，填精生髓。

方药：大补元煎加减。本方功能滋补肾阴，可用于肾精亏虚，肾阴不足证。常用药：熟地、枸杞、女贞子滋肾填精；杜仲、川断补益肝肾；龟板滋阴益肾潜阳；山萸肉养肝涩精；山药、人参、当归、白芍补益气血。

若头痛而晕，头面烘热，面颊红赤，时伴汗出，证属肾阴亏虚，虚火上炎者，去人参加知母、黄柏以滋阴泻火，或方用知柏地黄丸；若头痛畏寒，面色㿠白，四肢不温，腰膝无力，舌淡，脉细无力，证属肾阳不足者，当温补肾阳，选用右归丸或金匮肾气丸加减。

（5）瘀血头痛

临床表现： 头痛经久不愈，痛处固定不移，痛如锥刺，或有头部外伤史，舌紫黯，或有瘀斑、瘀点，苔薄白，脉细或细涩。

治法： 活血化瘀，通窍止痛。

方药： 通窍活血汤加减。本方功用活血化瘀，通窍止痛。常用药：桃仁、红花、赤芍、川芎活血祛瘀，通络止痛，当归养血活血，通经止痛；人工麝香辛温，芳香走窜，通行十二经，功专开窍通闭，活血解毒，开经络之壅滞，增强活血祛瘀；柴胡、枳壳、川牛膝配川芎，调理升降气机，通经活血。

痛甚者，加全蝎、地龙；因寒而诱发加重者，加细辛、桂枝；兼气虚乏力，自汗少气者，加黄芪，且重用至30～60g；妇女痛经者，加益母草、延胡索、泽兰、桂枝等；恶心、呕吐者，加陈皮、半夏；眩晕甚者，加天麻、钩藤；阴虚内热者，加黄柏、知母；兼痰浊阻络者，加白芥子、石菖蒲、天麻、半夏等。

三、中医针灸治疗

针灸治疗头痛有较好的疗效，尤以紧张性头痛效果最佳。对于多次治疗无效或逐渐加重者，要查明原因，尤其要排除颅内占位性病变。头痛患者在治疗期间，应禁烟酒，适当参加体育锻炼，避免过劳和精神刺激，注意休息。

1. 基本治疗

（1）外感头痛

治则：祛风通络，散邪止痛。以督脉及手太阴经穴为主。

主穴：百会、太阳、风池、列缺。

配穴：风寒头痛加风门、合谷；风热头痛加大椎、鱼际；风湿头痛加偏历、阴陵泉。

操作：毫针操作，可配合电针应用。

方义：百会、太阳可疏导头部经气。风池为足少阳与阳维脉的交会穴，功善祛风活血、通络止痛。列缺为肺经络穴，可宣肺解表，祛风通络。

（2）内伤头痛

治则：实证者疏通经络，清利头窍；虚证者疏通经络，滋养脑髓。以督脉及头局部经穴为主。

主穴：百会、头维、风池。

配穴：肝阳头痛加太冲、太溪、侠溪，属于侧头痛再加太阳、率谷、悬颅、外关；痰浊头痛加太阳、中脘、丰隆、阴陵泉；瘀血头痛加阿是穴、内关、血海；血虚头痛加气海、血海、足三里；肾虚头痛加太溪、肾俞、悬钟。

操作：实证毫针泻法；虚证百会及配穴用补法，头维、风池平补平泻法。瘀血头痛可在局部及膈俞行点刺出血。

方义：百会位居巅顶，用泻法可疏通头部经络气血，用补法可升清阳、调气血以养脑髓。头维、风池疏通头部经络，活血通经，清利头目。

（3）临床分经分病治疗

治则：疏通经脉，通络止痛。

主穴：太阳头痛（后枕痛）：天柱、后顶、风池、后溪、申脉。

少阳头痛（侧头痛）：太阳、率谷、悬颅、外关、侠溪。

阳明头痛（前额痛）：上星、印堂、阳白、合谷、内庭。

厥阴头痛（巅顶痛）：百会、前顶、通天、内关、太冲。

全头痛：印堂、太阳、百会、头维、天柱、风池、合谷、外关、内庭、足临泣。

紧张性头痛：太阳、头维、百会、风池、颈夹脊、神门、足三里、太冲。

偏头痛：太阳、率谷、悬颅、头维、风池、外关、太冲、足临泣。

2. 其他治疗

（1）耳针法：选枕、额、脑、神门，毫针刺或埋针，或王不留行籽压丸。对于顽固性头痛可在耳背静脉点刺出血。

（2）皮肤针法：用皮肤针叩刺太阳、印堂及头痛处，少量出血，适用于外感头痛。

（3）穴位注射法：选风池穴，用1%的盐酸普鲁卡因或维生素B_{12}注射液，每穴0.5～1.0ml，每日或隔日1次，适用于顽固性头痛。

第四章

面瘫（附面肌痉挛）

第一节　现代医学对本病的认识

本病现代医学称为特发性面神经麻痹或面神经炎。

一、概念

特发性面神经麻痹（idiopathic facial palsy）亦称为面神经炎（facial neuritis）或贝尔麻痹（Bellpalsy），是因茎乳孔内面神经非特异性炎症所致的周围性面瘫。

二、病因及病理

面神经炎病因未明。由于骨性面神经管只能容纳面神经通过，所以面神经一旦缺血、水肿必然导致神经受压。病毒感染、自主神经功能不稳等均可导致局部神经营养血管痉挛，神经缺血、水肿出现面肌瘫痪。

面神经炎早期病理改变主要为神经水肿和脱髓鞘，严重者可出现轴索变性，以茎乳孔和面神经管内部分尤为显著。

三、临床表现

任何年龄均可发病，多见于 20～40 岁，男性多于女性。通常急性起病，面神经麻痹在数小时至数天达高峰，主要表现为患侧面部表情肌瘫痪，额纹消失，不能皱额蹙眉，眼裂不能闭合或者闭合不全。部分患者起病前 1～2 日有患侧耳后持续性疼痛和乳突部压痛。体格检查时，可见患侧闭眼时眼球向外上方转动，露出白色巩膜，称为贝尔征（Bell sign）；鼻唇沟变浅，口角下垂，露齿时口角歪向健侧；由于口轮匝肌瘫痪，鼓气、吹口哨漏气；颊肌瘫痪，食物易滞留患侧齿龈；面瘫多见单侧，若为双侧则需考虑是否为吉兰 - 巴雷综合征（GBS）等其他疾病。

此外，面神经炎还可因面神经受损部位不同而出现其他一些临床表现，如鼓索以上面神经病变可出现同侧舌前 2/3 味觉消失；镫骨肌神经以上部位受损则同时有舌前 2/3 味觉消失及听觉过敏；膝状神经节受累时，除有周围性面瘫，舌前 2/3 味觉消失及听觉过敏外，患者还可有乳突部疼痛，耳廓、外耳道感觉减退和外耳道、鼓膜疱疹，称为 Ramsay-Hunt 综合征。

四、诊断及鉴别诊断

本病根据急性起病、临床表现主要为周围性面瘫，诊断并不困难。需要注意与以下疾病鉴别：

1. 吉兰 - 巴雷综合征　多为双侧周围性面瘫，伴对称性四肢迟缓性瘫和感觉障碍，脑脊液检查有特征性的蛋白 - 细胞分离。

2.耳源性面神经麻痹　中耳炎、迷路炎、乳突炎常并发耳源性面神经麻痹，也可见于腮腺炎、肿瘤和化脓性下颌淋巴结炎等，常有明确的原发病史及特殊症状。

3.后颅窝肿瘤或脑膜炎周围性面瘫　起病缓慢，常伴有其他脑神经受损症状及各种原发病的特殊表现。

4.神经莱姆病　为单侧或双侧面神经麻痹，常伴发热、皮肤游走性红斑，常可累及其他脑神经。

五、治疗

治疗原则为改善局部血液循环，减轻面神经水肿，缓解神经受压，促进神经功能恢复。

1.药物治疗

（1）皮质类固醇（corticosteroids）：急性期尽早使用皮质类固醇，如地塞米松 10～20mg/d，连用 7～10 天逐渐减量。口服泼尼松 30mg/d，顿服或分 2 次口服，1 周后渐停用。

（2）B 族维生素：维生素 B_1 100mg，维生素 B_{12} 500μg，肌内注射，每日 1 次，促进神经髓鞘恢复。

（3）阿昔洛韦：Ramsay-Hunt 综合征患者可口服 0.2g，每日 5 次，连服 7～10 日。

2.理疗　急性期可在茎乳口附近行超短波透热疗法、红外线照射或局部热敷等，有利于改善局部血液循环，减轻神经水肿。

3.护眼　患者由于长期不能闭眼、瞬目使角膜暴露、干燥，甚至感染，可戴眼罩防护，或用左氧氟沙星眼药水等预防感染，保护角膜。

六、预后

约 80% 患者可在数周或 1～2 个月内恢复，不完全性面瘫 1～2 个月内可恢复或痊愈，完全性面瘫患者一般需 2～8 个月甚至 1 年时间恢复，且常遗留后遗症。1 周内味觉恢复提示预后良好。年轻患者预后好，老年患者伴乳突疼痛或合并糖尿病、高血压、动脉硬化、心肌梗死等预后较差。

附：面肌痉挛

1. 概念　面肌痉挛（facial spasm）亦称为面肌抽搐，是指一侧面部肌肉间断性不自主阵挛性抽动或无痛性强直。

2. 病因及发病机制　本病病因未明，磁共振断层血管造影（magnetic resonance tomographic angiography，MRTA）显示面神经受压达 2/3，常由异常动脉或静脉、罕见基底动脉瘤、听神经瘤、脑干梗死或多发性硬化所致。近年来国内外报道大多数面肌痉挛有错行血管压迫面神经根，少数患者也可为 Bell 麻痹后遗症表现。面肌痉挛的发病机制推测为面神经异位兴奋或伪突触传导所致。

3. 临床表现　多中年以后起病，女性较多。发病早期多为眼轮匝肌间歇性抽搐，后逐渐缓慢扩散至一侧面部其他面肌，以口角肌肉抽搐最为明显，严重时可累及同侧颈阔肌。紧张、疲倦、自主运动时抽搐加剧，入睡后停止。两侧面肌均有抽搐者甚少见。少数患者病程晚期可伴患侧面肌轻度瘫痪。

4. 诊断及鉴别诊断　本病根据病史及面肌阵发性抽动、神经系统无其他阳性体征、肌电图可见肌纤维震颤及肌束震颤波，诊断并不困难，但需与以下疾病鉴别：

（1）功能性睑痉挛：常见于中年以上女性患者，常为双侧性，仅局限于眼睑肌的痉挛，无下部面肌抽搐。

（2）习惯性抽动症：常见于儿童和青壮年，有较为明显的肌肉收缩，多与精神因素有关。

（3）Meige综合征：又称睑痉挛-口下颌肌张力障碍综合征，多见于老年女性，主要为双侧睑痉挛，伴口、舌、面肌、下颌、喉及颈肌肌张力障碍。

5. 治疗

（1）肉毒素A（BTX-A）局部注射　目前治疗面肌痉挛的首选方法，安全有效，简便易行，在痉挛明显部位注射BTX-A 2.5～5U，每次注射约50U，3～5天起效，注射一周后有残存痉挛者可追加注射，疗效可持续3～6个月，复发者可做原量或加倍量注射，但每次注射总剂量不应高于200U。不良反应为短期眼睑下垂、视觉模糊、流涎等，数日可消失。此药可用于多种局限性肌张力障碍的治疗，是近年来神经疾病治疗领域的重大进展之一。

（2）药物治疗：可选用多种镇静药、抗癫痫药，对某些患者可减轻症状。卡马西平0.6～1.0g/d，2/3患者有效，还可试用氯硝西泮、加巴喷丁等。

（3）手术治疗：BTX-A注射疗效不佳患者，如血管压迫所致面肌痉挛，可采用面神经微血管减压术，周围神经切断术也可能有效。

第二节　中医学对本病认识及针药治疗

面瘫是以口眼向一侧歪斜为主症的病证，又称为口眼㖞斜。本病可发生于任何年龄，无明显的季节性，多发病急速，以一侧面部发病多见。手、足阳经均上头面部，当病邪阻滞面部经络，尤其是手太阳和足阳明经筋功能失调，可导致面瘫的发生。

一、病因病机

中医认为本病多由于劳作过度、机体正气不足、脉络空虚、卫外不固、风寒或风热乘虚入中面部经络，致气血痹阻、经筋功能失调、筋肉失于约束，出现㖞僻。正如《灵枢·经筋》云："足之阳明，手之太阳筋急，则口目为僻。"足太阳经筋为"目上冈"，足阳明经筋为"目下冈"，故眼睑不能闭合为足太阳和足阳明经筋功能失调所致；口颊部主要为手太阳和手、足阳明经筋所主，因此，口歪主要系该三条经筋功能失调所致。病变日久，筋络失养，可出现筋肉挛缩拘急，发生"倒错"现象，其患侧面肌跳动，自觉发紧，或患侧肌痉挛，口角歪向病侧，即出现了面肌痉挛现象。

二、中医辨证论治

详问病史，本病常在吹风受凉或感冒后发病。出现一侧面部肌肉板滞、麻木、瘫痪，额纹消失，眼裂变大，露睛流泪，鼻唇沟变浅，口角下垂歪向健侧，病侧不能皱眉、蹙额、闭目、露齿、鼓颊；部分初起时有耳后疼痛，还可出现患侧舌前 2/3 味觉减退或消失、听觉过敏等症。部分患者病程迁延日久，可因瘫痪肌肉出现挛缩，口角反牵向患侧，甚则出现面肌痉挛。肌电图检查可见异常。

临床辨证应注意疾病的分期，国家中医药管理局制定的面瘫中医临床路径中规定：发病 15 天以内为急性期；发病 16 天至 6 个月为恢复期；发病 6 个月以上为联动期和痉挛期。

1. 风寒袭络证

临床表现：突然口眼歪斜，眼睑闭合不全，兼有面部受寒史，舌淡，苔薄白，脉浮紧。

治法：祛风散寒，温经通络。

方药：麻黄细辛附子汤合牵正散加减。本方功能祛风散寒，温经通络。可用于风寒袭络所致的面瘫。常用药：炙麻黄、白附子、细辛、桂枝温经通络；荆芥、防风、白芷、藁本祛风散寒；白僵蚕、全蝎、蜈蚣增强通络之效。

咳嗽痰白者，加陈皮、杏仁、炒莱菔子宣肺化痰止咳；鼻塞流涕者，加苍耳子、辛夷通窍散寒；项背强者，加葛根以疏足太阳膀胱经络；四肢酸痛者加桑枝、桂枝祛风散寒通络；若舌苔厚腻，嗳腐吞酸，兼有中焦停食者，加神曲、炒谷芽消食化滞。

2. 风热袭络证

临床表现：突然口眼歪斜，眼睑闭合不全，继发于感冒发热，或咽部感染史，舌红，苔黄腻，脉浮数。

治法：祛风清热，活血通络。

方药：大秦艽汤合牵正散加减。本方功能清热祛风通络，可用于风热袭络所致的面瘫。常用药：秦艽、蝉蜕、双花、连翘、防风、石膏、板蓝根疏风清热；当归、赤芍、生地活血之功；地龙、全蝎、白附子、白僵蚕、蜈蚣通络之效。

咳重痰黄者，加鱼腥草、天竺黄、浙贝母、瓜蒌清热化痰；胸闷者加瓜蒌皮、郁金宽胸理气；头痛者加菊花、蔓荆子疏风清热止痛；口渴者加天花粉、石斛生津止渴；鼻塞者加苍耳子宣通鼻窍；咽痒者加蝉蜕疏风清热、利咽止痒。

3. 风痰阻络证

临床表现：突然口眼歪斜，眼睑闭合不全，或有面部抽搐，患部麻木作胀，伴头重如蒙、胸闷或呕吐痰涎，舌胖大，苔白腻，脉弦滑。

治法：祛风化痰，通络止痉。

方药：半夏白术天麻汤合牵正散加减。本方功能祛风化痰通络，用于风痰阻络所致之面瘫。常用药：半夏、天麻化痰息风，为治风痰之要药；白术长于补脾燥湿，茯苓、生姜燥湿健脾；白附子、全蝎、白僵蚕、蜈蚣功于通络之效。

呕吐频作者，加代赭石、旋覆花、胆南星之类以除痰降逆；舌苔厚腻，水湿潴留者，可合五苓散脘闷不食者，加白蔻仁、砂仁化湿醒胃；若兼耳鸣重听者，加生葱、石菖蒲、远志以通阳开窍。

4. 气虚血瘀证

临床表现：口眼歪斜，眼睑闭合不全日久不愈（或有外伤史），面肌时有抽搐，舌淡紫，苔薄白，脉细涩或细弱。

治法：益气活血，通络止痉。

方药：补阳还五汤合牵正散加减。本方功能益气活血，通络止痉，可用于气虚血瘀而引起的面瘫。常用药：重用黄芪以补气行血，增强疏通之力；当归、川芎、赤芍、桃仁、红花、牛膝、地龙活血化瘀通络；牛膝引血下行，牵正散增强通络之效。

若兼畏寒肢冷者，可加桂枝以温经活血；若兼虚热内生，骨蒸潮热，肌肤甲错者，可加丹皮、黄柏、知母、玄参。

三、中医针灸治疗

中医针灸是目前治疗本病安全有效的首选方法，有确切的疗效。治疗中除了辨证分型外，疾病的分期亦尤为重要，对医生诊治及预后判定有重要意义。面神经肌电图可作为面神经损伤程度的辅助检查，对于疾病预后的判断意义重大，临床应注意应用。急性期针刺一般远端取穴，避免局部刺激，同时予以足量规范的激素口服治疗，防止面神经损伤加重。有条件的应注意应用微波局部治疗，减轻面神经急性期水肿。这些都可以减轻急性期损伤，进而缩短疗程。急性期之后，可以局部针刺治疗。下面对本病的基本治疗和临床分期治疗进行介绍。

1. 基本治疗

治则：祛风通络，疏调经筋。以手足阳明经和手足太阳经穴为主。

主穴：攒竹、阳白、四白、颧髎、颊车、地仓、合谷。

配穴：风寒证加风池；风热证加曲池；恢复期加足三里；人中沟歪斜加水沟；鼻唇沟浅加迎香；乳突部疼痛加翳风；舌麻、味觉减退加廉泉；目合困难加鱼腰、申脉（或昆仑）。

操作：攒竹、阳白均向鱼腰部透刺。面部腧穴均行平补平泻法，恢复期可加灸法。

方义：面部腧穴可疏调局部筋络气血，活血通络。合谷为循经远端选穴，可祛除筋络之邪气。

2. 临床分期治疗

（1）急性期治疗

1）面部注意避免风寒，必要时应戴口罩、眼罩，避免感染。

2）应及早使用皮质类固醇，可以口服泼尼松 30mg/d，晨起顿服，连续 5 天后在 7～10 天内逐渐减量。

3）营养神经：使用 B 族维生素，维生素 B_1 100mg，维生素 B_{12} 500ug，肌内注射或口服。

4）Hunt 综合征患者同时使用阿昔洛韦治疗，口服 0.2g，3 次/日。

5）针刺治疗应避免局部刺激。

第一周：采用"开四关"的远端取穴治疗，针刺双合谷及双太冲，合谷泻法，太冲补发，留针 30 分钟。可加百会平补平泻，风府、风池用泻法。

第二周：取头部及面部外周的百会、风府、风池、合谷及太冲等，刺法同前。取神庭、太阳、下关、翳风、巨髎等，针刺 0.8～1.0 寸，平补平泻手法，留针 30 分钟。

6）在茎乳孔附近使用微波治疗，有利于减轻水肿。

7）中草药治疗：辨证选择汤剂治疗，详见本节中医药辨证论证。

（2）恢复期治疗

1）药物治疗同急性期，皮质类固醇用量逐渐减量，中药根据患者具体情况调整。

2）针灸治疗：此时为针灸治疗最佳时机。

①普通针刺

取穴：攒竹、鱼腰、阳白、四白、颧髎、颊车、地仓、合谷、风池。

加减：风寒证加风池；风热证加曲池；恢复期加足三里；人中沟歪斜加水沟；鼻唇沟浅加迎香；乳突部疼痛加翳风；目合困难加鱼腰、申脉（或昆仑）；舌前 2/3 味觉丧失加廉泉；听觉过敏加听宫。

操作：针用泻法或平补平泻，留针 30 分钟，10 天为一疗程。

②电针疗法：电针应用为治疗本病的关键

取太阳、阳白、地仓、颊车，针刺得气后接通电针治疗仪，以断续波刺激 20～30 分钟，强度以患者能耐受为度。

（3）联动期和痉挛期

1）普通针刺：同恢复期。

2）电针治疗：同恢复期。

3）皮肤针：叩刺阳白、颧髎、地仓、颊车，以局部潮红为度。

4）刺络拔罐：三棱针点刺阳白、颧髎、地仓、颊车并拔罐，每周 2 次。

5）雷火灸治疗：对于顽固性面瘫或面肌痉挛者可用雷火灸局部治疗，每日 1 次，每次 20 分钟。

6）推拿治疗：治疗穴位同针刺选穴，手法可选按、揉、点穴、抹等法。

第五章

痴　呆

第一节　现代医学对本病的认识

　　痴呆是指慢性获得性进行性智能障碍综合征。临床上以缓慢出现的智能减退为主要特征，伴有不同程度的人格改变。它是一组临床综合征，而非一种独立的疾病。痴呆的病因很多，主要分为中枢神经系统变性病性痴呆和非变性病痴呆。中枢神经系统变性疾病痴呆主要包括阿尔茨海默病、额-颞叶痴呆、路易体痴呆、帕金森病、亨廷顿病。非变性病痴呆主要包括血管性痴呆、占位性病变（肿瘤、慢性硬膜下血肿、慢性脑脓肿）、感染（脑膜脑炎、神经梅毒、艾滋病痴呆、阮蛋白病）、脑外伤性痴呆、正常颅压性脑积水、内分泌代谢障碍（①内分泌障碍、库欣综合征、高胰岛素血症、甲状腺功能低下、垂体功能减退、低血糖；②肝衰竭、肾衰竭、肺功能衰竭；③慢性电解质紊乱；④血卟啉病；⑤维生素缺乏：维生素 B_1、烟酸、叶酸、维生素 B_{12} 等缺乏）、中毒与缺氧（酒精、重金属、一氧化碳、药物、缺氧等）、副肿瘤综合征等。

　　临床痴呆的发生多缓慢隐匿，记忆减退是主要的核心症状。早期出现近记忆障碍，学习新事物的能力明显减退，严重者甚至找不到回家的路。随着病情的进一步发展，远记忆也受损。思维缓慢、贫乏，对一般事物的理解力和判断力越来越差，注意力日渐受损，可出现时间、地点和人物定向障碍，有时出现不能写字，不能识别人物的情况。痴呆的另一个早期症状是学习新知识、掌握新技能的能力下降。其抽象思维、概括、综合分析和判断能力进行性减退。记忆和判断的受损可出现定向障碍，患者丧失时间、地点、人物甚至自身的辨认能力。故常昼夜不分，不识归途或无目的漫游。情绪方面，患者早期可出现情绪不稳，在疾病演进中逐渐变得淡漠及迟钝。有时情感失去控制能力，变得浮浅而多变。表现为焦虑不安，抑郁消极，或无动于衷，或勃然大怒，易哭易笑，不能自制。部分患者可首先出现人格改变。通常表现兴趣减少、主动性差、社会性退缩，但亦可表现为脱抑制行为，如冲动、幼稚行为等。患者的社会功能受损，对自己熟悉的工作不能完成。晚期生活不能自理，运动功能逐渐丧失，穿衣、洗澡、进食以及大小便均需他人协助，甚至出现躁狂、幻觉等。

痴呆这一临床综合征，涉及疾病较多，临床医生准确掌握相关疾病的诊断和治疗方法尤为重要，下面笔者结合多年临床经验，对临床上引起痴呆的常见脑病进行系统介绍。

一、阿尔茨海默病

（一）概念

阿尔茨海默病（Alzheimer disease，AD）是发生于老年和老年前期、以进行性认知功能障碍和行为损害为特征的中枢神经系统退行性病变。临床上表现为记忆障碍、失语、失用、失认、视空间能力损害、抽象思维和计算力损害、人格和行为改变等。AD 是老年期最常见的痴呆类型，占老年期痴呆的 50%～70%。随着对 AD 认识的不断深入，目前认为 AD 在痴呆阶段之前还存在一个极为重要的痴呆前阶段，此阶段可有 AD 病理生理改变，但没有或仅有轻微的临床症状。

（二）流行病学

流行病学调查显示，65 岁以上老年人 AD 患病率在发达国家为 4%～8%，我国为 3%～7%，女性高于男性。依此推算，我国目前有 AD 患者 600 万～800 万。随着年龄的增长，AD 患病率逐渐上升，至 85 岁以后，每 3～4 位老年人中就有 1 名罹患 AD。AD 发病的危险因素有低教育程度、膳食因素、吸烟、女性雌激素水平降低、高血糖、高胆固醇、高同型半胱氨酸、血管因素等。

（三）病因和发病机制

AD 可分为家族性 AD 和散发性 AD。家族性 AD 呈常染色体显性遗传，多于 65 岁前起病，最为常见的是 21 号染色体的淀粉样前体蛋白（amyloid precursor protein，APP）基因、位于 14 号染色体的早老素 1（presenilin 1，PS1）基因及位于 1 号染色体的早老素 2（presenilin 2，PS2）基因突变。对于占 90% 以上的散发性 AD，尽管候选基因众多，目前肯定有关的仅载脂蛋白 E（apolipoprotein E，APOE）基因，APOE 4 携带者是散发性 AD 的高危人群。

有关 AD 的发病机制，现有多种学说，其中影响较广的有 β-淀粉样蛋白（β-amyloid，Aβ）瀑布理论（the amyloid cascade hypothesis），认为 Aβ 的生成与清除失衡是导致神经元变性和痴呆发生的起始事件。家族性 AD 的三种基因突变均可导致 Aβ 的过度生成，是该学说的有力佐证。而 Down 综合征患者因体内多了一个 APP 基因，在早年就出现 Aβ 沉积斑块，也从侧面证明了该学说。另一重要的学说为 tau 蛋白学说，认为过度磷酸化的 tau 蛋影响了神经元骨架微管蛋白的稳定性，从而导致神经原纤维缠结形成，进而破坏了神经元及突触的正常功能。近年来，也有学者提出了神经血管假说，提出脑血管功能的失常导致神经元细胞功能障碍，并且 Aβ 清除能力下降，导致认知功能损害。除此之外，尚有细胞周期调节蛋白障碍、氧化应激、炎性机制、线粒体功能障碍等多种假说。

（四）病理

AD 的大体病理表现为脑的体积缩小和重量减轻，脑沟加深、变宽，脑回萎缩，颞叶特别是海马区萎缩。组织病理学上的典型改变为神经炎性斑（嗜银神经轴索突起包绕 Aβ 而形成）、神经原纤维缠结（由过度磷酸化的微管 tau 蛋白于神经元内高度螺旋化形成）、神经元缺失和胶质增生。

1. 神经炎性斑（neuritic plaques，NP）　在 AD 患者的大脑皮质、海马、某些皮质下神经核如杏仁核、前脑基底神经核和丘脑存在大量的 NP。NP 以 Aβ 沉积为核心，核心周边是更多的 Aβ 和各种细胞成分。自 20 世纪 70 年代以来，相继有研究者制定了诊断 AD 所需大脑皮质 NP 数量的神经病理诊断标准，目前广泛使用的是美国学者 Mirra 等 1991 年提出的半定量诊断标准，用图像匹配的方法估计三个脑叶新皮质严重受累区 NP 的数量。

2. 神经原纤维缠结（neurofibrillary tangles，NFT）　大脑皮质和海马存在大量的 NFT，NFT 主要在神经元胞体内产生，有些可扩展到近端树突干。含 NFT 的神经元细胞大多已呈退行性变化。NFT 也常见于杏仁核、前脑基底神经核、某些下丘脑神经核、脑干的中缝核和脑桥的蓝斑轻度 AD 患者，NFT 可能仅限于内嗅皮质和海马。

（五）临床表现

AD 通常隐匿起病，持续进行性发展，主要表现为认知功能减退和非认知性神经精神症状。按照最新分期，AD 包括两个阶段：痴呆前阶段和痴呆阶段。

1. 痴呆前阶段　此阶段分为轻度认知功能障碍发生前期（pre-mild cognitive impairment，pre-MCI）和轻度认知功能障碍期（mild cognitive impairment，MCI）。AD 的 pre-MCI 期没有任何认知障碍的临床表现或者仅有极轻微的记忆力减退主诉，这个概念目前主要用于临床研究。AD 的 MCI 期，即 AD 源性 MCI，是引起非痴呆性认知损害（cognitive impairment not dementia，CIND）的多种原因中的一种，主要表现为记忆力轻度受损，学习和保存新知识的能力下降，其他认知域，如注意力、执行能力、语言能力和视空间能力也可出现轻度受损，但不影响基本日常生活能力，达不到痴呆的程度。

2. 痴呆阶段　即传统意义上的 AD，此阶段患者认知功能损害导致了日常生活能力下降，根据认知损害的程度大致可以分为轻、中、重三度。

（1）轻度：主要表现是记忆障碍。首先出现的是近事记忆减退，常将日常所做的事和常用的一些物品遗忘。随着病情的发展，可出现远期记忆减退，即对发生已久的事情和人物的遗忘。部分患者出现视空间障碍，外出后找不到回家的路，不能精确地临摹立体图。面对生疏和复杂的事物容易出现疲乏、焦虑和消极情绪，还会表现出人格方面的障碍，如不爱清洁、不修边幅、暴躁、易怒、自私多疑。

（2）中度：除记忆障碍继续加重外，工作、学习新知识和社会接触能力减退，特别是原已掌握的知识和技巧出现明显的衰退，出现逻辑思维、综合分析能力减退，言语重复、计算力下降，明显的视空间障碍，如在家中找不到自己的房间，还可出现失语、失用、失认等，有些患者还可出现癫痫、强直-少动综合征。此时患者常有较明显的行为和精神异常，性格内向的患者变得易激惹、兴奋欣快、言语增多，而原来性格外向的患者则可变得沉默寡言，对任何事情提不起兴趣，出现明显的人格改变，甚至做出一些丧失羞耻感（如随地大小便等）的行为。

（3）重度：此期的患者除上述各项症状逐渐加重外，还有情感淡漠、哭笑无常、言语能力丧失，以致不能完成日常简单的生活事项，如穿衣、进食。终日无语而卧床，与外界（包括亲友）逐渐丧失接触能力。四肢出现强直或屈曲瘫痪，括约肌功能障碍。此外，此期患者常可并发全身系统疾病的症状，如肺部及尿路感染、压疮以及全身性衰竭症状等，最终因并发症而死亡。

（六）辅助检查

1. 实验室检查 血、尿常规，血生化检查均正常。CSF 检查可发现 Aβ42 水平降低，总 tau 蛋白和磷酸化 tau 蛋白增高。

2. 脑电图 AD 的早期脑电图改变主要是波幅降低和 α 节律减慢。少数患者早期就有脑电图 α 波明显减少，甚至完全消失，随病情进展，可逐渐出现较广泛的 θ 活动，以额顶叶明显。晚期则表现为弥漫性慢波。

3. 影像学 CT 检查见脑萎缩、脑室扩大；头颅 MRI 检查显示的双侧颞叶、海马萎缩。SPECT 灌注成像和氟脱葡萄糖 PET 成像可见顶叶、颞叶和额叶，尤其是双侧颞叶的海马区血流和代谢降低。使用各种配体的 PET 成像技术（如 PIB-PET）可见脑内的 Aβ 沉积。

4. 神经心理学检查 对 AD 的认知评估领域应包括记忆功能、言语功能、定向力、应用能力、注意力、知觉（视、听、感知）和执行功能七个领域。临床上常用的工具可分为：①大体评定量表：如简易精神状况检查量表（MMSE）、蒙特利尔认知测验（MoCA）、阿尔茨海默病认知功能评价量表（ADAS-cog）、长谷川痴呆量表（HDS）、Mattis 痴呆量表、认知能力筛查量表（CASI）等；②分级量表：如临床痴呆评定量表（CDR）和总体衰退量表（GDS）；③精神行为评定量表：如痴呆行为障碍量表（DBD）、汉密尔顿抑郁量表（HAMD）、神经精神问卷（NPI）；④用于鉴别的量表：Hachinski 缺血量表。还应指出的是，选用何种量表，如何评价测验结果，必须结合临床表现和其他辅助检查结果综合得出判断。

5. 基因检查　有明确家族史的患者可进行 APP、PS1、PS2 基闪检测，突变的发现有助于确诊。

（七）诊断

应用最广泛的 AD 诊断标准是由美国国立神经病语言障碍卒中研究所和阿尔茨海默病及相关疾病学会（the National Institute of Neurological and Communicative Disorders and Stroke and the Alzheimer Diseases and Related Disorders Associations，NINCDS-ADRDA）1984 年制定，2011 年美国国立老化研究所和阿尔茨海默协会对此标准进行了修订，制定了 AD 不同阶段的诊断标准，并推荐 AD 痴呆阶段和 MCI 期的诊断标准用于临床。

1. AD 痴呆阶段的临床诊断标准

（1）很可能的 AD 痴呆

1）核心临床标准：①符合痴呆诊断标准；②起病隐袭，症状在数月至数年中逐渐出现；③有明确的认知损害病史；④表现为遗忘综合征（学习和近记忆下降，伴 1 个或 1 个以上其他认知域损害）或者非遗忘综合征（语言、视空间或执行功能三者之一损害，伴 1 个或 1 个以上其他认知域损害）。

2）排除标准：①伴有与认知障碍发生或恶化相关的卒中史，或存在多发或广泛脑梗死，或存在严重的内质病变；②有路易体痴呆的核心症状；③有额颞叶痴呆的显著特征；④有原发性进行性失语的显著性特征；⑤有其他引起进行性记忆和认知功能损害的神经系统疾病，或非神经系统疾病，或药物过量或滥用证据。

3）支持标准：①在以知情人提供和正规神经心理测验得到的信息为基础的评估中，发现进行性认知下降的证据；②找到致病基因（APP、PS1 或 PS2）突变的证据。

（2）可能的 AD 痴呆：有以下任一情况时，即可诊断。

1）非典型过程：符合很可能的 AD 痴呆诊断标准中的第 1 条和第 4 条，但认知障碍突然发生，或病史不详，或认知进行性下降的客观证据不足。

2）满足 AD 痴呆的所有核心临床标准，但具有以下证据：①伴有与认知障碍发生或恶化相关的卒中史，或存在多发或广泛脑梗死，或存在严重的白质病变；②有其他疾病引起的痴呆特征，或痴呆症状可用其他疾病和原因解释。

2. AD 源性 MCI 的临床诊断标准

（1）符合 MCI 的临床表现：①患者主诉，或知情者、医师发现的认知功能改变；②一个或多个认知领域受损的客观证据，尤其是记忆受损；③日常生活能力基本正常；④未达痴呆标准。

（2）发病机制符合的 AD 病理生理过程：①排除血管性、创伤性、医源性引起的认知功能障碍；②有纵向随访发现认知功能持续下降的证据；③有与 AD 遗传因素相关的病史。

在临床研究中，MCI 和 Pre-MCI 期的诊断标准还采纳了两大类 AD 的生物标志物。一类反映 Aβ 沉积，包括脑脊液 Aβ42 水平和涉及 PET 淀粉样成像；另一类反映神经元损伤，包括脑脊液总 tau 蛋白和磷酸化 tau 蛋白水平、结构 MR 显示海马体积缩小或内侧颞叶萎缩、氟脱氧葡萄糖 PET 成像、

SPECT 灌注成像等。目前对这些生物标志物的理解还有限，其临床应用还有待进一步改进和完善。

（八）鉴别诊断

1. **血管性痴呆**（vascular dementia，VaD） VaD 包括缺血性或出血性脑血管病，或者是心脏和循环障碍引起的低血流灌注所致的各种临床痴呆，是痴呆的常见类型之一。AD 与 VaD 在临床表现上有不少类似之处，但病因、病理大相径庭，治疗和预后也不相同。VaD 常常相对突然起病（以天到周计），呈波动性进程，这在反复发生的皮质或皮质下损害的患者（多发梗死性痴呆）中常见。然而需要注意的是，皮质下小血管性痴呆起病相对隐匿，发展进程较缓慢。神经心理学测验如 Stroop 色词测验、言语流畅性测验、MMSE、数字符号转换测验、结构模仿、迷宫测验等有助于两者的鉴别。Hachinski 缺血评分量表 ≥ 7 分提示 VaD，≤ 4 分提示 AD，5 分或 6 分提示为混合性痴呆。这一评分标准简明易行，应用广泛，但缺点是未包含影像学指标。

2. **额颞叶痴呆**（frontotemporal dementia，FTD） FTD 的形态学特征是额极和颞极的萎缩。但疾病早期，这些改变并不明显，随着疾病的进展，MRI、SPECT 等检查上才可见典型的局限性脑萎缩和代谢低下。在视觉空间短时记忆、词语的即刻、延迟、线索记忆和再认、内隐记忆、注意持续性测验中，FTD 患者的表现比 AD 患者要好，而 Wisconsin 卡片分类测验、Stroop 测验、连线测验 B 等执行功能表现比 AD 患者差。FTD 记忆缺损的模式属于"额叶型"遗忘，非认知行为，如自知力缺乏、人际交往失范、反社会行为、淡漠、意志缺失等，是鉴别 FTD 与 AD 的重要依据。

3. 路易体痴呆（dementia with Lewy bodies，DLB） DLB 患者与 AD 相比，回忆及再认功能均相对保留，而言语流畅性、视觉感知及操作任务的完成等方面损害更为严重。在认知水平相当的情况下，DLB 患者较 AD 患者功能损害更为严重，运动及神经精神障碍更重。同时，该类痴呆患者的生活自理能力更差。

4. 帕金森病痴呆（Parkinson disease dementia，PDD） PDD 指帕金森病患者的认知损害达到痴呆的程度，相对于其他认知领域的损害，PDD 患者的执行功能受损尤其严重 PDD 患者的短时记忆、长时记忆能力均有下降，但严重度比 AD 轻。视空间功能缺也是常见的表现，其程度较总体严重度匹配的 AD 重。

PDD 与 DLB 在临床和病理表现上均有许多重叠。反复的视幻觉发作在两种疾病中均较常见。但帕金森病患者痴呆表现通常在运动症状 10 年甚至更长时间以后方才出血。然而除了症状出现顺序、起病年龄的不同以及左旋多巴胺制剂反应的些微差别外，DLB 与 PDD 患者在认知损害领域、神经心理学表现、睡眠障碍、自主神经功能损害、帕金森病症状、神经阻断剂高敏性以及对胆碱酯酶抑制剂的疗效等诸多方面均十分相似。因此有学者指出，将两者截然分开是不科学的。DLB 与 PDD 可能是广义 Lewy 体疾病谱中的不同表现。

（九）治疗

AD 患者认知功能衰退目前治疗困难，综合治疗和护理有可能减轻病情和延缓发展。

1. **生活护理**　包括使用某些特定的器械等。有效的护理能延长患者的生命及改善患者的生活质量，并能防止摔伤、外出不归等意外的发生。

2. **非药物治疗**　包括职业训练、音乐治疗等。

3. **药物治疗**

（1）改善认知功能：①胆碱能制剂：目前用于改善认知功能的药物主要是胆碱能制剂，包括乙酰胆碱酯酶抑制剂（AChEI）和选择性胆碱能受体激动剂。AChEI 有代表性的药物有多奈哌齐、利斯的明、石杉碱甲等。② NMDA 受体拮抗剂：美金刚能够拮抗 N- 甲基 -D- 门冬氨酸（NMDA）受体，具有调节谷氨酸活性的作用，现已用于中晚期 AD 患者的治疗。③临床上有时还使用脑代谢赋活剂，如吡拉西坦、茴拉西坦和奥拉西坦等。

（2）控制精神症状：很多患者在疾病的某一阶段出现精神症状，如幻觉、妄想、抑郁、焦虑、激越，睡眠紊乱等，可给予抗抑郁药物和抗精神病药物，前者常用选择性 5-HT 再摄取抑制剂，如氟西汀、帕罗西汀、西酞普兰、舍曲林等，后者常用不典型抗精神病药，如利培酮、奥氮平、喹硫平等。这些药物的使用原则是：①低剂量起始；②缓慢增量；③增量间隔时间稍长；④尽量使用最小有效剂量；⑤治疗个体化；⑥注意药物间的相互作用。

4. **支持治疗**　重度患者自身生活能力严重减退，常导致营养不良、肺部感染、泌尿系感染、压疮等并发症，应加强支持治疗和对症治疗。

目前，还没有确定的能有效逆转认知缺损的药物，针对 AD 发病机制，不同靶点的药物开发尚处于试验阶段。

（十）预后

AD 病程约为 5 ～ 10 年，少数患者可存活 10 年或更长的时间，多死于肺部感染、泌尿系感染及压疮等并发症。

二、额颞叶痴呆

（一）概念

额颞叶痴呆（frontotemporal dementia，FTD）是一组与额颞叶变性有关的非阿尔茨海默病痴呆综合征，其临床表现和病理学特征均具有明显的异质性。通常包括两大类：以人格和行为改变为主要特征的行为异常型 FTD（behavioural-variant FTD，bvFTD）和以语言功能隐匿性下降为主要特征的原发性进行性失语（primary progressive aphasia，PPA），后者又可以分为进行性非流利性失语（progressive non-fluent aphasia，PNFA）和语义性痴呆（semantic demen，SD）。FTD 在精神分裂症中约占第二位，在 45 ～ 65 岁人群中患病率为 15/10 万～ 22/10 万，是 AD 在这个年龄段患病率的 1/2。

（二）病因和发病机制

FTD 的病因及发病机制尚不清楚。研究显示，FTD 患者额叶及颞叶皮质 5- 羟色胺（5-hydroxytryptamine，5-HT）能递质减少，脑组织及脑脊液中多巴胺释放亦有下降，胆碱能系统通常无异常。但近年已有学者发现在不具有 Pick 小体的 FTD 患者的颞叶中，毒蕈碱样乙酰胆碱受体的数量明显减少。这种胆碱受体神经元损害比突触前胆碱能神经元受损更为严重，并且胆碱酯酶抑制剂治疗无效。

30% ～ 50% 的 FTD 患者有遗传家族史，其中约 50% 的家族性 FTD 存在 17 号染色体微管结合蛋白 tau 基因（MAPT）和颗粒体蛋白（granulin，GRN）基因突变，在少数家系中还发现 VCP、CHMP2B、TARDP 和 FUS 基因突变。17 号染色体连锁伴帕金森病的 FTD（FTDP-17）是一种重要的家族性 FTD 亚型，由 tau 基因突变所致。tau 是微管组装和稳定的关键蛋白，对神经系统的发育起重要作用。在成人大脑中，tau 蛋白有 6 种异构体，其中 3 种有 3 个微管结合域，称为 3R-tau；另外 3 种异构体有 4 个微管结合域，称为 4 R-tau。tau 蛋白基因的突变可以导致 tau 蛋白过度磷酸化，影响微管形成，促使微管崩解，并在神经元内形成不溶性沉积物，引起神经元损害。PGRN 蛋白是广泛表达的多功能生长因子，对个体发育、细胞周期进展、损伤修复和炎症都起重要作用，PGRN 基因突变可导致其功能下降或丧失。

（三）病理

FTD 的共同病理特征是额颞叶变性（fronto temporal lobar degeneration，FTLD），在大体标本上的主要病理特征是脑萎缩，主要累及额叶和（或）前颞叶，通常表现为双侧不对称性，多数患者左半球受累严重，杏仁核萎缩较海马明显，灰质和白质均可受累，侧脑室呈轻、中度扩大。组织学可见萎缩脑叶皮质各层的神经元数目均明显减少，尤以Ⅱ、Ⅲ层最为显著，残存神经元多呈不同程度的变性和萎缩；皮质以及皮质下白质星形胶质细胞呈弥漫性增生伴海绵状改变。

按细胞内的异常沉积蛋白质的不同，FTLD分为三种主要亚型：

1. FTLD-tau　占所有FTLD病例的40%，又可以分为3R-tau和4R-tau两个亚组；3R-tau见于Pick病，4R-tau见于FTDP-17，均属tau蛋白病的范畴，tau蛋白病还包括进行性核上性麻痹和皮质基底核变性综合征等。

2. FTLD-TDP43　占所有FTLD病例的50%，见于FTD-MND、SD和部分bvFTD。

3. FTLD-非tau/TDP43　占所有FTLD病例的10%，指没有tau蛋白和TDP43包涵体的FTLD。

（四）临床表现

发病年龄在45～70岁，绝大部分患者在65岁以前发病，无明显性别差异。起病隐匿，进展缓慢。40%的bvFTD患者有家族史，而SD患者的家族史罕见。临床上以明显的人格、行为改变和语言障碍为特征，可以合并帕金森综合征和运动神经元病症状。

1. 行为异常型FTD（bvFTD）　是常见的FTD亚型。人格、情感和行为改变出现早且突出，并贯穿于疾病的全过程。患者常常表现为固执、易激惹或者情感淡漠，之后逐渐出现行为异常、举止不当、刻板行为、对外界漠然、无同情心以及冲动行为。部分患者可出现特征性的 Kluver-Bucy 综合征，表现为迟钝、淡漠，口部过度活动，把拿到手的任何东西都放入口中试探；易饥饿、过度饮食、肥胖等食性改变，性行为增加等。90% 的 FTD 患者部分或完全缺乏自知力，尤其是男性患者。随着病情进展，患者会出现认知障碍。与阿尔茨海默病的认知障碍不同，FTD 患者的记忆障碍较轻，尤其是空间定向保存较好。但行为、判断和语言能力明显障碍。患者变得不能思考，言语减少，词汇贫乏，刻板语言和模仿语言，甚至缄默。晚期患者可以出现妄想以及感知觉障碍等精神症状，部分患者可以出现锥体系或锥体外系损害的表现。

2. 原发性进行性失语（PPA） 包括进行性非流利性失语（PNFA）和语义性痴呆（SD）两种类型。PNFA 多在 60 岁缓慢起病，表现为语言表达障碍，对话能力下降，语言减少，找词困难，语音和语法错误。患者不愿意交谈，喜欢听而不喜欢说，最后变得缄默不语，阅读和写作困难，但理解力相对保留，日常生活能力保留，行为和性格改变极为罕见。SD 以语义记忆损害出现最早，并且最严重，患者语言流利、语法正确，但是不能理解单词含义，找词困难，语言不能被他人理解，丧失物品常识，伴有不同程度面孔失认，命名性失语是特异性表现。晚期可出现行为异常，但视空间、注意力和记忆力相对保留。

（五）辅助检查

1. 实验室检查　血、尿常规，血生化检查正常。目前尚缺乏敏感性和特异性俱佳的识别早期 FTD 的标志物，有研究提示 FTD 患者血清或 CSF 的 tau/Aβ42 水平降低程度高于 AD，FTD-MND 患者脑脊液 TDP-43 含量可能增高，GRN 基因突变的 FTD 患者血清或 CSF 的颗粒体蛋白前体水平降低。

2. 影像学检查　可见 CT 或者 MRI 有特征性的额叶和（或）前颞叶萎缩，脑回变窄、脑沟增宽，侧脑室额角扩大，额叶皮质和前颞极皮质变薄，而顶枕叶很少受累。上述改变可在疾病早期出现，多呈双侧不对称性。SPECT 多表现为不对称性额、颞叶血流减少；PET 多显示不对称性额、颞叶代谢减低，有利于本病的早期诊断。

3. 神经心理学检查　Addenbrooke 认知功能改良量表（ACE-R）有助于发现 FTD 患者，而 MMSE 的诊断敏感性差。神经精神量表、剑桥行为量表或额叶行为量表有助于评价行为异常。

（六）诊断

FTD 的诊断尚无统一标准。此处介绍 McKhann 等 2001 年提出的 FTD 的临床诊断标准：

1. 行为或认知损害的进展表现为：①早期和进行性人格改变，以调整行为困难为特征，经常导致不恰当的反应；②早期和进行性语言改变，以语言表达困难或严重命名障碍和找词困难为特征。

2. 上述行为或认知损害导致显著的社会或职业功能缺损，与病前功能水平比较有明显下降。

3. 病程以隐匿起病、持续加重为特征。

4. 上述行为或认知损害并不是由于其他神经系统疾病（如

脑卒中）、躯体疾病（如甲状腺功能减低）或药物依赖所致。

5. 排除谵妄期间发生的损害。

6. 损害不能用精神疾病（如抑郁症）解释。

（七）鉴别诊断

见阿尔茨海默病的鉴别诊断。

（八）治疗

本病目前尚无特效治疗方法，主要以对症治疗为主。乙酰胆碱酯酶抑制剂通常无效。对于易激惹、好动、有攻击行为的患者可以给予选择性 5-HT 再摄取抑制剂、小剂量安定等。如患者出现 Kluver-Bucy 综合征，应注意控制饮食。病程晚期主要是防止呼吸道、泌尿系统感染以及压疮等，有条件者可以由经过培训的看护者给予适当的生活及行为指导和对症处理。

（九）预后

AD 病程约为 5 ~ 10 年，少数患者可存活 10 年或更长的时间，多死于肺部感染、泌尿系感染及压疮等并发症。

三、路易体痴呆

（一）概念

路易体痴呆（demen with Lewy bodies，DLB）是一种神经系统变件疾病，临床主要表现为波动性认知障碍、帕金森综合征和以视幻觉为突出表现的精神症状。20 世纪 80 年代前，路易体痴呆的病例报道并不多，直至后来细胞免疫组化方法的诞生使之检出率大幅度提高。有学者认为 DLB 发病仅次于 AD，在神经变性病所致的痴呆中居第二位。一项基于人群资料的系统性综述结果显示，在 65 岁以上老年人中 DLB 的患病率为 0 ～ 5%，占所有痴呆的 0 ～ 30.5%。

（二）病因和发病机制

DLB 的病因和发病机制尚未明确。多为散发，虽然偶有家族性发病，但是并没有明确的遗传倾向。病理提示，Lewy 体中的物质为 α - 突触核蛋白（α -synuclein）和泛素（ubiquitin）等，这些异常蛋白的沉积可能导致神经元功能紊乱和凋亡。

1. α - 突触核蛋白基因突变　　α - 突触核蛋白是一种由 140 个氨基酸组成的前突触蛋白，以新皮质、海马、嗅球、纹状体和丘脑含量较高，基因在第 4 号染色体上。正常情况下，α - 突触核蛋白二级结构为 α 螺旋。研究证明，α - 突触核蛋白基因突变可导致蛋白质折叠错误和排列混乱。纤维状呈凝团状态的 α - 突触核蛋白积聚物，与其他蛋白质一起形成了某种包涵物，即通常所说的 Lewy 体。α - 突触核蛋白基因有 4 个外显子，如 209 位的鸟嘌呤变成了腺嘌呤，即导致氨基酸序列 53 位的丙氨酸被苏氨酸替代，破坏了蛋白的 α 螺旋，而易于形成 β 片层结构，后者参与了蛋白质的自身聚集并形成淀粉样结构。Feany 等采用转基因方法在果蝇表达野生型和突变型 α - 突触核蛋白，可观察到发育至成年后，表达突变型基因的果蝇出现运动功能障碍，脑干多巴胺能神经元丢失，神经元内出现

Lewy 体等。

2. Parkin 基因突变　泛素－蛋白水解酶系统（ubiquitin proteasome system）存在于真核细胞的内质网和细胞质内，主要包括泛素和蛋白水解酶（proteasome）两种物质，它们能高效、高选择性地降解细胞内受损伤的蛋白，避免异常蛋白的沉积，因此发挥重要的蛋白质质量控制作用。在此过程中，受损蛋白必须要和泛素结合才能被蛋白水解酶识别，该过程称为泛素化。泛素化需要多种酶的参与，其中有一种酶称为底物识别蛋白（Parkin 蛋白或 E3 酶），该酶由 Parkin 基因编码。如果 Parkin 基因突变导致底物识别蛋白功能损害或丧失，则上述变异的 α－突触核蛋白不能被泛素化降解而在细胞内聚集，最终引起细胞死亡。

（三）病理

1912 年德国病理学家 Lewy 首先发现路易体。这是一种见于神经元内圆形嗜酸性（HE 染色）的包涵体，它们弥漫分布于大脑皮质，并深入边缘系统（海马和杏仁核等）、黑质或脑干其他核团。20 世纪 80 年代通过细胞免疫染色方法发现 Lewy 体内含有泛素蛋白，以后又用抗 α－突触核蛋白抗体进行免疫标记，使诊断率进一步提高。

Lewy 体并不为 DLB 所特有，帕金森病等神经退行性疾病也可出现；另外，DLB 神经元中脑内可能还有以下非特异性变化：神经炎性斑、神经原纤维缠结、局部神经元丢失、微空泡变、突触消失、神经递质枯竭等。这些变化在帕金森病和 AD 也可见到，但分布和严重程度不一，因此可以鉴别。

（四）临床表现

DLB 发病年龄在 50～85 岁，临床表现可归结为 3 个核心症状：波动性认知障碍、视幻觉和帕金森综合征。

1. **波动性认知障碍**（fluctuating cognition）　认知功能损害常表现为执行功能（executive function）和视空间功能障碍（visuospatial impairment），而近事记忆功能早期受损较轻。视空间功能障碍常表现的比较突出，患者很可能在一个熟悉的环境中迷路，比如在吃饭的间隙去洗手间，出来后可能无法找到回自己餐桌的路。

相对于 AD 渐进性恶化的病程，DLB 的临床表现具有波动性。患者常出现突发而又短暂的认知障碍，可持续几分钟、几小时或几天，之后又戏剧般地恢复。比如一个患者在和别人正常对话、突然沉默不语，两眼发直、几小时后突然好转。患者本人对此可有特征性的主观描述"忽然什么都不知道了，如同坠入云里雾里"，在此期间患者认知功能、定向能力、语言能力、视空间能力、注意力和判断能力都有下降。

2. **视幻觉**（visual hallucination）　50%～80% 的患者在疾病早期就有视幻觉。视幻觉的内容活灵活现，但不一定是痛苦恐怖的印象，有时甚至是愉快的幻觉，以至患者乐意接受。早期患者可以分辨出幻觉和实物，比较常见的描述包括在屋子内走动的侏儒和宠物等。视幻觉常在夜间出现。听幻觉、嗅幻觉也可存在，出现幻觉时患者可能拿着未连线的电话畅聊，或者拿着亲友的照片窃窃私语。后期患者无法辨别幻觉，对于旁人否定会表现得很激惹。

3. **帕金森综合征（Parkinsonism）** 主要包括运动迟缓、肌张力增高和静止性震颤，与经典的帕金森病相比，DLB 的静止性震颤常常不太明显。

4. **其他症状** 有睡眠障碍、自主神经功能紊乱和性格改变等。快速动眼期睡眠行为障碍（rapid eye movement sleep behavior disorder）被认为是 DLB 最早出现的症状。患者在快速动眼期，睡眠会出现肢体运动和梦呓。自主神经功能紊乱常见的有体位性低血压、性功能障碍、便秘、尿潴留、多汗、少汗、晕厥、眼干口干等。自主神经紊乱可能由于脊髓侧角细胞损伤所致。性格改变常见的有攻击性增强、抑郁等。

（五）辅助检查

1. **实验室检查** DLB 没有特异性的实验室检查方法，因此检查的目的是鉴别诊断。需要进行的检查有：血常规、甲状腺功能、维生素 B_{12} 浓度、梅毒抗体、莱姆病抗体、HIV 抗体检查等。

2. **影像学检查** MRI 和 CT 没有典型的表现，SPECT 和 PET 发现 DLB 患者枕叶皮质代谢率下降，纹状体多巴胺能活性降低，有一定鉴别意义。

3. **神经心理学检查** 认知功能障碍主要表现在视空间功能障碍，比如让患者画钟面，虽然钟面上的数字、时针、分针和秒针一应俱全，但是相互间关系完全是混乱的，数字可能集中在一侧钟面，而时针分针长短不成比例。又比如画一幢立体的小屋，虽然各个部件齐全，但是空间关系错误，患者完全不顾及透视关系。

（六）诊断

2005年McKeith等对DLB诊断标准进行了修订，具体如下：

1. 诊断DLB必须具备的症状：

（1）进行性认知功能下降，以致明显影响社会或职业功能；

（2）认知功能以注意、执行功能和视空间功能损害最明显；

（3）疾病早期可以没有记忆损害，但随着病程发展，记忆障碍越来越明显。

2. 三个核心症状如果同时具备以下三个特点之二则诊断为很可能的DLB，如只具备一个，则诊断为可能的DLB。

（1）波动性认知功能障碍，患者的注意和警觉性变化明显；

（2）反复发作的详细成形的视幻觉；

（3）自发的帕金森综合征症状。

3. 提示性症状具备一个或一个以上的核心症状，同时还具备一个或一个以上的提示性症状，则诊断为很可能的DLB；无核心症状，但具备一个或一个以上的提示性症状可诊断为可能的DLB。

（1）REM期睡眠障碍；

（2）对抗精神病类药物过度敏感；

（3）SPECT或PET提示基底核多巴胺能活性降低。

4. 支持证据（DLB患者经常出现，但是不具有诊断特异性的症状）

（1）反复跌倒、晕厥或短暂意识丧失；

（2）自主神经功能紊乱（如直立性低血压、尿失禁）；

（3）其他感官的幻觉、错觉；

（4）系统性妄想；

（5）抑郁；

（6）CT 或 MRI 提示颞叶结构完好；

（7）SPECT/PET 提示枕叶皮质的代谢率降低；

（8）间碘苄胍（MIBG）闪烁扫描提示心肌摄取率降低；

（9）脑电图提示慢波，颞叶出现短阵尖波。

5. 不支持 DLB 诊断的条件

（1）脑卒中的局灶性神经系统体征或神经影像学证据；

（2）检查提示其他可导致类似临床症状的躯体疾病或脑部疾病；

（3）痴呆严重时才出现帕金森综合征的症状。

6. 对症状发生顺序的要求对于路易体痴呆，痴呆症状一般早于或与帕金森综合征同时出现。对于明确的帕金森病患者合并的痴呆，应诊断为帕金森病痴呆。如果需要区别帕金森病痴呆和 DLB，则应参照"1 年原则"（1-year rule），即帕金森症状出现后 1 年内发生痴呆，可考虑 DLB，而 1 年后出现的痴呆应诊断为 PDD。

（七）鉴别诊断

见阿尔茨海默病的鉴别诊断。

（八）治疗

本病现代医学目前尚无特异性治疗方法，药物主要以对症治疗为主。对于改善认知，目前疗效比较肯定的是胆碱酯酶抑制剂，可作为首选药物，多奈哌齐对改善视幻觉有一定作用，利斯的明对改善淡漠、焦虑、幻觉和错觉有效。同时，胆碱酯酶抑制剂对改善运动障碍也有一定效果。美金刚对于临床整体情况和行为障碍有轻度缓解作用。当胆碱酯酶抑制剂对精神症状无效时，可谨慎选用新型非典型抗精神病药物如奥氮平、氯氮平、喹硫平，这些药物相对安全。经典抗精神病药物如氟哌啶和硫利达嗪可用于 AD，但禁忌用于 DLB。这类药物会加重运动障碍，导致全身肌张力增高，重者可出现抗精神药物恶性综合征（neuroleptic malignancy syndrome）而危及生命。选择性 5-HT 受体再摄取抑制剂对改善情绪有一定作用。左旋多巴可加重视幻觉，对于改善 DLB 患者的帕金森症状疗效并不显著，故应当慎用。当运动障碍影响日常生活能力时，可酌情从最小剂量、缓慢增量给药。

（九）预后

本病预后不佳，寿命预期为 5～7 年，较 AD 短。患者最终死因常为营养不良、肺部感染、摔伤、压疮等。

四、血管性认知障碍

（一）概念

血管性认知障碍（vascular cognitive impairment，VCI）是指脑血管病危险因素（如高血压病、糖尿病和高脂血症等）、明显（如脑梗死和脑出血等）或不明显的脑血管病（如白质疏松和慢性脑缺血）引起的、从轻度认知障碍到痴呆的一大类综合征，涵盖了血管源性认知损害从轻到重的整个发病过程。VCI 的概念是在重新认识血管性痴呆（vascular dementia, VaD）概念的基础上提出的，旨在及早发现血管病变导致的认知变化，进行早期干预，以延缓甚至阻止痴呆的发生。流行病学研究表明，我国 65 岁以上老年人 VaD 的患病率约为 1.1%～3.0%，年发病率在（5～9）/1000 人，但还缺乏完整可靠的 VCI 流行病学资料。

（二）病因和发病机制

缺血性卒中、出血性卒中、白质疏松、慢性脑缺血、脑血管危险因素（高血压、糖尿病和高血脂等）原因均可导致 VCI。发病机制一般认为是脑血管病或其危险因素引起的病变涉及额叶、颞叶及边缘系统，或病变损害了足够容量的脑组织，导致记忆、注意、执行功能和语言等高级认知功能的受损。

（三）分类

VCI 按照病因可分为五大类：

1. **危险因素相关性原因**　包括疾病主要为高血压病、糖尿病、高脂血症等。

2. **缺血性原因**

（1）大血管性原因：包括疾病主要为多发性脑梗死、关键部位梗死等。

（2）小血管性原因：包括疾病主要为 Bingswanger 病，伴有皮质下梗死和白质脑病的常染色体显性遗传脑动脉病（CADASIL）、腔隙性脑梗死等。

（3）低灌注性原因：包括疾病主要为血容量不足、心脏射血障碍或其他原因导致血压偏低等。

3. **出血性原因**　包括疾病主要为脑出血、蛛网膜下腔出血、脑淀粉样血管病、慢性硬膜下血肿等。

4. **其他脑血管病性原因**　脑静脉窦血栓形成、脑动静脉畸形等。

5. **脑血管病合并 AD 原因**　包括疾病主要为脑血管病伴AD、AD 伴脑血管病。

（四）临床表现

VCI 临床表现具有明显的异质性，按照起病形式可以分为：①急性或突然起病，如多发梗死性、关键部位梗死性或颅内出血所致的认知障碍；②慢性或隐袭起病，如脑小血管病所致认知障碍。按照认知损害程度可以分为未达到痴呆的血管性认知障碍（vascular cognitive impairment no dementia，VCIND）和血管性痴呆（vascular dementia，VaD）。

1. **未达到痴呆的血管性认知障碍**　多有脑血管危险因素，如高血压和糖尿病等，或有明显或不明显的脑血管病史。表现为认知功能轻度损害，但未达到痴呆的诊断标准。认知损害可以突然出现，也可隐袭起病，表现为记忆力下降，抽象思维、判断力损害，伴个性改变，但日常生活能力基本正常。

2. **血管性痴呆**　多在 60 岁以后发病，有卒中史，呈阶梯式进展，波动病程，表现为认知功能显著受损达到痴呆标准，伴有局灶性神经系统受损的症状体征。但部分皮质下小血管病导致的痴呆可以缓慢起病，持续进展，临床缺乏明确的卒中病史。VaD 患者的认知障碍表现为执行功能受损显著，如制定目标、计划性、主动性、组织性和抽象思维以及解决冲突的能力下降；常有近记忆力和计算力的减低。可伴有表情淡漠、少语、焦虑、抑郁或欣快等精神症状，依据病灶特点和病理机制的不同，临床上将 VaD 分为多种类型，不同类型痴呆临床表现不同。

（1）多发梗死性痴呆（multi-infaret dementia，MID）：由多发性脑梗死累及大脑皮质或皮质下区域所引起的痴呆综合征，是 VaD 的最常见类型。MID 常常表现为反复多次突然发病的脑卒中，阶梯式加重、波动病程的认知功能障碍以及病变血管累及皮质和皮质下区域的相应局灶性神经功能缺损症状体征。

（2）关键部位梗死性痴呆（strategic infarct dementia，SID）：是指由重要皮质、皮质下功能区域的数个小面积梗死灶，有时甚至是单个梗死病灶所引起的痴呆。这些与高级认知功能密切相关的部位包括角回、内囊、基底核、海马、丘脑、扣带、穹窿等。三个血管供血区的梗死易导致 SID：①大脑后动脉梗死累及颞叶的下内侧、枕叶、丘脑。表现为遗忘、视觉障碍、左侧病变有经皮质感觉性失语，及右侧病变空间失定向。②大脑前动脉影响了额叶内侧部，表现为淡漠和执行功能障碍。③大脑前、中、后动脉深穿支病变可累及脑和基底核而出现痴呆。丘脑性痴呆主要累及了丘脑前核、丘脑乳头体束，表现为注意力、始动性、执行功能和记忆受损，垂直凝视麻痹、内直肌麻痹，会聚不能，构音障碍和轻偏瘫。内囊膝部受累，表现为认知功能突然改变、注意力波动、精神错乱、注意力缺乏、意志力丧失、执行功能障碍、局灶体征如偏瘫和构音障碍轻微。

（3）分水岭梗死性痴呆（dementia with border-zone infarction）：属于低灌注性血管性痴呆，是由于大脑前、中、后动脉供血区交界区域的长期低灌流，严重缺血形成分水岭区域脑梗死导致的认知功能严重受损。影像学检查在本病的诊断中有重要作用，CT 或 MRI 呈动脉供血区交界区域梗死灶。分水岭梗死性痴呆的认知功能障碍常常表现为经皮质性失语、记忆减退、失用症和视空间功能障碍等。

（4）出血性痴呆：脑实质内出血、蛛网膜下腔出血后引起的痴呆。出血病灶常累及壳核、内囊、丘脑、脑叶等部位，导致痴呆。丘脑出血导致认知功能障碍和痴呆常见。脑淀粉样血管病（cerebral amyloid angiopathy，CAA）是老年人出血性痴呆比较常见的病因，硬膜下血肿也可以导致痴呆，常见于老年人，部分患者认知障碍可以缓慢出现。

（5）皮质下动脉硬化性脑病（binswanger disease）：呈进行性、隐匿性病程，表现为伴有反复发作的局限性神经功能缺损的痴呆，常伴有明显的假性延髓性麻痹、步态不稳、尿失禁和锥体束受损体征等。部分患者可无明确的卒中病史。神经影像学的主要特征是脑白质弥漫性疏松性病变，皮质不受累。CT 表现为脑室周围、半卵圆中心白质的低密度。MRI 表现为侧脑室周围白质对称性、弥漫性斑片状 T2 高信号；可伴有多发性皮质下梗死灶，脑室扩大临床诊断依据隐匿性痴呆的发病过程，有脑血管病的危险因素，脑血管局灶的症状体征，以及 CT、MRI 脑室周围弥漫性白质病变等。

（6）伴有皮质下梗死和白质脑病的常染色体显性遗传性

脑动脉病（CADASII）：是一种遗传性血管病，晚期发展为血管性痴呆。

（五）辅助检查

1. **实验室检查包括** ①查找 VCI 的危险因素。如糖尿病、高脂血症、高同型半胱氨酸血症、抗心磷脂抗体综合征等。②排除其他导致认知障碍的原因，如甲状腺功能低下、HIV 感染、维生素 B_{12} 缺乏、结缔组织病、梅毒性血管炎、肝肾功能不全等。

2. *神经影像学检查* 提供支持 VCI 的病变证据，如卒中病灶的部位、体积，白质病变的程度等。MRI 对白质病变、腔隙性梗死等小血管病较 CT 更敏感。神经影像学检查还能帮助对 VCI 进行分型诊断，并排除其他原因导致的认知障碍，如炎症、肿瘤、正常颅压脑积水等。

3. *神经心理检查* 常见特征为额叶 - 皮质下功能损害，抽象思维、概念形成和转换、信息处理速度等执行功能损害突出，而记忆力相对保留，但执行功能障碍不能作为 VCI 的特征性诊断指标，应对 VCI 进行全面的神经心理学评估。Hachinski 缺血量表（Hachinski ischaemic score，HIS）≥ 7 分支持 VaD 诊断，可与 AD 等神经变性疾病相鉴别。

（六）诊断

2011 年中华医学会神经病学分会痴呆与认知障碍学组协作组在 VCI 病因分类的基础上，提出以下 VCI 及其分类诊断标准。

1. VCI 诊断需具备以下 3 个核心要素

（1）认知损害主诉或知情者报告有认知损害，而且客观检查也有认知损害的证据；和（或）客观检查证实认知功能较以往减退。

（2）血管因素包括血管危险因素、卒中病史、神经系统局灶体征、影像学显示的脑血管病证据，以上各项不一定同时具备。

（3）认知障碍与血管因素有因果关系通过询问病史、体格检查、实验室和影像学检查确定认知障碍与血管因素有因果关系，并能除外其他导致认知障碍的原因。

2. VCI 的程度诊断

（1）VCIND：日常能力基本正常；复杂的工具性日常能力可以有轻微损害；不符合痴呆诊断标准。

（2）VaD：认知功能损害明显影响日常生活能力、职业或社交能力，符合痴呆诊断标准。

3. VCI 诊断成立后需进行以下分类诊断

（1）危险因素相关性 VCI：有长期血管危险因素（如高血压病、糖尿病、血脂异常等）；无明确的卒中病史；影像学无明显的血管病灶（关键部位无血管病灶，非关键部位 > 1cm 的血管病灶等于或少于 3 个）。

（2）缺血性 VCI

1）大血管性：明确的脑卒中病史；认知障碍相对急性发病，或呈阶梯样进展；认知障碍与卒中有明确的因果及时间关系；影像学显示大脑皮质或皮质下病灶（直径 > 1.5cm）。

2）小血管性：有或无明确脑卒中病史；认知障碍相对缓

慢发病；影像学显示有多发腔隙性脑梗死或广泛白质病变，或两者并存。

3）低灌注性：有导致低灌注的病因，如心脏骤停、急性心肌梗死、降压药物过量、失血性休克、脑动脉狭窄等；认知障碍与低灌注事件之间有明确的因果及时间关系。

（3）出血性 VCI：明确的脑出血病史（包括脑实质出血、蛛网膜下腔出血、硬膜下血肿等）；认知障碍与脑出血之间有明确的因果及时间关系；急性期影像学可见相应的出血证据。

（4）其他脑血管病性 VCI：除上述以外的血管病变，如脑静脉窦血栓形成、脑动静脉畸形等；认知障碍与血管病之间有明确的因果及时间关系；影像学显示有相应的病灶。

（5）脑血管病合并 AD

1）脑血管病伴 AD：首先有脑血管病发病病史，发病后一段时间内逐渐出现以情景记忆为核心的认知障碍，这种记忆障碍不符合血管病变导致记忆障碍的特征；影像学有脑血管病证据，同时存在海马和内侧颞叶萎缩；高龄发病，有 AD 家族史支持诊断；脑脊液总 tau 蛋白和异常磷酸化 tau 蛋白增高，Aβ 42 降低支持诊断。

2）AD 伴脑血管病：临床符合 AD 特征，隐袭起病，缓慢进展，以情景记忆为核心认知损害。病程中发生脑血管病，可使已存在的认知损害加重；影像学有海马和内侧颞叶萎缩，同时有本次脑血管病的证据；高龄发病，有 AD 家族史支持诊断；脑脊液 tau 蛋白和异常磷酸化 tau 蛋白增高，Aβ 42 降低支持诊断。

（七）鉴别诊断

1. 阿尔茨海默病（Alzheimer disease，AD）　AD 起病隐匿，进展缓慢，记忆等认知功能障碍突出，多数无偏瘫等局灶性神经系统定位体征，神经影像学表现为显著的脑皮质萎缩，Hachinski 缺血量表 ≤ 4 分（改良 Hachinski 缺血量表 ≤ 2 分）支持 AD 诊断。

2. Pick 病　起病较早（多在 50～60 岁），进行性痴呆，早期即有明显的人格改变和社会行为障碍、语言功能受损，记忆等认知功能的障碍相对较晚。CT 或 MRI 主要是显著的额叶和（或）颞叶萎缩。

3. 路易体痴呆（dementia with Lewy bodies，DLB）　三大核心症状，即波动性的认知障碍、反复生动的视幻觉、锥体外系症状。DLB 伴有短暂的意识障碍，反复跌倒以及晕厥可被误诊为 VaD，但影像学上无梗死灶，神经系统检查无定位体征。

4. 帕金森病痴呆（Parkinson disease dementia，PDD）　帕金森病痴呆早期出现锥体外系受累症状如静止性震颤、肌强直、运动迟缓等表现。认知功能的损害一般出现在晚期，而且以注意力、计算力、视空间、记忆力等受损为主。一般无卒中病史，无局灶性神经系统定位体征，影像学上无梗死、出血及白质病变等。

（八）治疗

VCI 如能早期诊断，预后相对较好。治疗主要包括病因治疗、改善认知功能和对症治疗。

1. 病因治疗 预防和治疗脑血管病及其危险因素是 VCI 治疗最根本的方法。包括抗血小板聚集、降脂、防治高血压、糖尿病等。

2. 认知症状的治疗 胆碱酯酶抑制剂多奈哌齐和非竞争性 NMDA 受体拮抗剂美金刚对 VaD 患者的认知功能可能有改善作用，但这些药物对 VCIND 患者的疗效尚不清楚。维生素 E、维生素 C、银杏叶制剂、吡拉西坦、尼麦角林等可能有一定的辅助治疗作用。

3. 对症治疗 出现的抑郁症状，可选用选择性 5- 羟色胺再摄取抑制剂（SSRIs）；出现幻觉、妄想、激越和冲动攻击行为等，可短期使用非典型抗精神病药物如奥氮平、利培酮等。

（九）预后

预后与引起血管损害的基础疾病和颅内血管病灶的部位有关。平均生存时间为 8 年，主要死亡原因为肺部感染和心脑血管疾病。

五、脑淀粉样血管病

（一）概念

脑淀粉样血管病（cerebral amyloid angiopathy，CAA）是由淀粉样物质在软脑膜和大脑皮质小动脉中层沉积导致的脑血管疾病。临床特点是反复多部位的血管破裂导致的多灶性自发性的脑实质出血。CAA 是老年脑血管病的一种类型，患病率随着年龄的增加而增高，55 岁以前较少发病，90 岁以上人群患病率高达 50%。其病因不清楚，可能与遗传、感染及免疫有关。病理特征是大脑皮质、脑膜的小血管和毛细血管管壁内有纤维淀粉样物沉着，刚果红染色后在偏振显微镜下呈特殊的黄绿色双折光，也称嗜刚果红性血管病。可伴有微血管瘤形成和纤维素样坏死。

（二）临床表现

1. 脑出血　以反复发生的多发性脑叶出血最为多见。CAA 与高血压无关，因其血管非常脆弱，轻微的外伤或剧烈活动均可导致脑出血，出血的好发部位是脑叶，尤其是枕叶、枕顶区或额叶皮质和皮质下白质，而脑干及大脑深部结构很少受累。血肿可同时或相继发生于不同脑叶，较易破入蛛网膜下腔。

2. 痴呆　30% 的 CAA 患者晚期表现为痴呆。患者有不同程度的认知障碍和行为异常，表现为记忆力、定向力、计算力、综合分析能力和语言障碍，或伴有各种精神症状。

3. TIA 和脑梗死　CAA 也可以表现为反复发作的 TIA 和脑梗死。TIA 以颈内动脉系统多见，表现为一过性偏身感觉障碍、轻偏瘫或命名性失语。也可有椎-基底动脉系统 TIA，表现为发作性眩晕、耳鸣、共济失调等。脑梗死多见于枕叶、颞叶、顶叶与额叶，并出现相应的症状和体征。

（三）辅助检查

CT、MRI 显示呈点、片或大块状的多灶性脑叶出血，可同时伴有缺血性病灶。MRI 梯度回波发现多发脑叶陈旧的点状出血灶提示 CAA 可能。脑活检可见动脉壁内淀粉样物质广泛沉积。

（四）诊断

老年患者、无高血压病史、CT 或 MRI 证实的复发性、多灶性脑叶出血，排除其他原因后，可临床拟诊 CAA。神经病理学检查是诊断 CAA 最可靠的方法。

（五）治疗

CAA 的治疗与其他原因脑出血的内科治疗大体相似。继发癫痫患者应予抗癫痫治疗。表现为脑梗死的 CAA 避免应用抗凝药物，慎用抗血小板类药物。

六、伴有皮质下梗死和白质脑病的常染色体显性遗传性脑动脉病

（一）概念

伴有皮质下梗死和白质脑病的常染色体显性遗传性脑动脉病（cerebral autosomal dominant arteriopathy with subcortical infarcts and leukoencephalopathy，CADASIL）是一种中年发病的、非动脉硬化性、遗传性小动脉脑血管疾病。临床上以反复皮质下缺血性脑卒中发作、痴呆、假性延髓麻痹和偏头痛为特征。其发病与 19 号染色体上 Notch3 基因突变有关。

（二）病理

脑室旁及半卵圆中心白质脱髓鞘，基底核区、皮质下多发性腔隙性梗死以及脑小动脉特异性改变，皮质一般正常。脑小动脉特异性改变表现为脑及软脑膜小动脉壁增厚，管腔明显变窄。动脉平滑肌细胞之间间隙疏松，血管内皮细胞可正常或肿胀；血管的内弹力膜断裂，中膜嗜伊红样物质沉积。电镜下可见小动脉和毛细血管平滑肌细胞的基底膜上有颗粒状嗜锇物质的沉积，主要见于脑血管，其他器官（如肝、脾、肾、肌肉、皮肤等）的动脉也可出现。

（三）临床表现

一般在 20 岁之后出现有先兆的偏头痛，中年时表现为反复发作的 TIA 和缺血性脑卒中，50～60 岁逐渐出现皮质下痴呆，多数在 65 岁左右死亡。

1.偏头痛　约 40% 的患者有偏头痛发作史，绝大多数为有先兆的偏头痛。其中首次发作的平均年龄为 26 岁，发作频度不等。

2.脑卒中　CADASIL 最常见的临床表现是缺血性卒中和 TIA 发作，见于 85% 有症状的患者。多在 40～50 岁发病，无其他的脑卒中危险因素，2/3 表现为腔隙综合征，反复发作可导致严重的步态障碍、尿失禁和假性延髓性麻痹。

3.痴呆　见于 60% 有症状的患者。痴呆多在 50～60 岁出现，可早至 35 岁。起病形式隐匿，进行性加重，也可突然起病，多为皮质下痴呆。

4. 其他症状　可有精神症状，如人格改变和严重的抑郁。10% 的患者可发生癫痫。有时也可见可逆性急性脑病样的症状，也可有亚临床的周围神经病或视网膜病变。

（四）辅助检查

MRI 显示双侧大脑半球白质内多发的大小不等的、斑片状长 T1、长 T2 信号病灶，常位于双侧颞叶、顶叶、额叶皮质下及脑室周围基底核区，脑干亦常受累。

（五）诊断

本病的诊断要点如下：

1. 有家族史。

2. 中年发病，出现原因不明的、反复发作的缺血性卒中，呈进行性加重，早期有先兆的偏头痛发作，晚期出现痴呆。

3. CT 或 MRI 显示广泛的脑白质病变及多发的基底核区腔隙性梗死灶。

4. 皮肤或周围血管活检发现颗粒状嗜锇物质，遗传学发现 Notch3 基因的突变有助于诊断。

（六）治疗

主要对症治疗，暂无特效办法，可予以中医中药及针灸治疗。

第二节　中医学对本病认识及针药治疗

痴呆是髓减脑消、神机失用所导致的一种神志异常的疾病，以呆傻愚笨、智能低下、善忘等为主要临床表现的疾病。病程较长，早期轻度认知障碍阶段不易被发觉，多呈波动性或阶梯样发展加重。其轻者可见神情淡漠，寡言少语，反应迟钝，善忘；重则表现为终日不语，或闭门独居，或门中喃喃，言辞颠倒，行为失常，忽笑忽哭，或不欲食，数日不知饥饿等。

"痴呆"一名首见于《华佗神医秘传》，晋代皇甫谧《针灸甲乙经》、明代杨继洲《针灸大成》均以"呆痴"命名。明以前有关痴呆专论极少，直至张景岳《景岳全书·杂证谟·癫狂痴呆》中才论述了有关内容："痴呆证，凡平素无痰而或以郁结，或以不遂，或以思虑，或以疑惑，或以惊恐而渐致痴呆，……此其逆气在心，或肝胆二经气有不清而然……"。他认为情志不遂是其主要病因，并认为其病在心，与肝胆二经有关。清代陈士铎《辨证录·呆病门》中论述了痴呆的病因病机，他说："大约其始也，起于肝气之郁；其终也，由于胃气之衰。肝郁则木克土，而痰不能化，胃衰则土不制水而痰不能消，于是痰积胸中，盘踞于心外，使神明不清，而成呆病矣。"他认为木郁克土，痰浊内积是其主要病因病机。《石室秘录》中也说："痰气最盛，呆气最深。"王清任在《医林改错·脑髓说》中说："小儿无记性者，脑髓未满；高年无记性者，脑髓渐空。"说明了老年肝肾亏损，脑髓失养是致病的主要原因。

中医经络理论对本病论述也可见相关记载。《灵枢·天年》："六十岁，心气始衰，苦忧悲，血气懈惰，故好卧。……八十岁，肺气衰，魄离，故言善误。"这里描述的有关症状与痴呆相似。晋代王叔和《脉经》中说："二手脉浮之俱有阳，沉之俱有阴，阴阳皆实盛者，此为冲督之脉也，冲督用事，则十二经不复朝于寸口，其人皆苦恍忽狂痴"，论及了本病症状与脉象。张景岳具体描述了痴呆的症状与脉象："……言辞颠倒，举动不经，或多汗，或善愁，其证则千奇万怪，无所不至，脉必或弦或数，或大或小，变易不常。……然此证有可愈者，有不可愈者，亦在乎胃气元气之强弱，待时而复，非可急也。凡此诸证，若以大惊卒恐，一时偶伤心胆，而致失神昏乱者，此当以连扶正气为主，宜七福饮或大补元煎主之。"（《景岳全书·杂证漠·癫狂痴呆》）清代陈士铎在《辨证录·呆病门》中列举了洗心汤、转呆丹等治疗痴呆的方剂，对临床有一定的参考价值。《石室秘录·痴呆》认为："治呆无奇法，治痰即治呆也。"化痰开窍这一方法至今仍被临床运用。

一、病因病机

1.病因

（1）年老精气虚衰：年老体衰，肝肾精血日亏，久病气血不调或脾胃功能减退，气血生化乏源，脾肾不足，髓海空虚，脑神失养而致痴呆。或由于脏腑功能失调，气血津液运化失常，气血瘀滞，痰浊内阻，蒙闭清窍，发为痴呆。

（2）中风或他病：中风后或癫病、痫病反复发作，由于脑络为风痰瘀血痹阻，气血津液难以上输，或正气大虚，清窍失养，脑髓消减，神机失用，发为痴呆。

（3）感受疫疠毒邪：暑湿、湿温、湿热疫毒之邪袭人，毒热痰瘀内陷心包，经治疗后热退阴伤，痰毒瘀滞，包络脑窍，灵机失用，发为痴呆。

（4）外伤与中毒：头部外伤，血脉瘀阻，清窍失养，及中毒后痰瘀阻滞，血行不畅，痰浊瘀血雍塞脑络，清窍失养，灵机失用而发为痴呆。

（5）情志失调：或郁怒隐含不泄、或久思积虑、或多疑善猜、或惊恐志意怯懦，气机郁结，久必风痰瘀血阻于脑络，或兼肾精亏耗，脑髓不足，发为痴呆。

2.病机

（1）发病：本病的发病急缓有别。因于头部外伤、感受疫病毒邪及中毒、中风所致者，可在遭受伤害后，较快出现痴呆；因于年高体衰，精气亏虚，或久生他病、情志失调所致者，发病较缓。

（2）病位：病位在脑，与心、肝、脾、肾密切相关。

（3）病性：病性为本虚标实，虚实夹杂。虚者多为肝肾精亏，脾肾俱虚，髓海不足；实者以痰浊、瘀血、气滞为主，蕴积日久则酿化成毒，毒损脑络。

（4）病势：一般多较徐缓，渐进加重，病程较长。因于中风所致者，病情活动变化，可呈阶梯样进展，根据病情可将痴呆分为平台期、波动期和下滑期。因于年高体衰，病情缓慢进展，终致髓海空虚，呆傻而废。

（5）病机：转化初期常由肝肾阴亏，脾肾不足，心肾不交，精气亏虚，髓海失充，或兼风火痰瘀郁所致，若调摄不适，或失治误治，进一步可出现因虚致实，而邪盛奎积，蕴化浊毒，又更耗伤气血阴精，出现虚虚实实、虚实夹杂之变，进而导致心肝脾肾功能俱损，阴阳气血失调，痰瘀浊毒壅塞脑络，脑髓消减之势更甚，终可致五脏形神俱损，气衰魄离，髓海空虚，神机失用而为难治之候。

二、中医辨证论治

首先要辨病位，痴呆病位在脑，与心肾肝脾密切相关，其中与肾的关系尤为密切。临床常累及多个脏腑。病位不同，其证候特征各异，当根据主症及兼次症辨明病位。其次要辨病性及虚实缓急，本虚是痴呆发病的内在因素，以肾之精气阴阳、肝阴、脾阳之虚衰为主，标实是导致病情波动下滑加重的重要因素，以痰、瘀、火、郁、毒为主，除见智能减退外，还可见痰浊、瘀血、风火、气郁、浊毒等诸实邪引起的相应证候。虚实常互相夹杂，在不同发展阶段又各有偏重。当根据标本之缓急轻重，予以祛邪通络降浊，或补肾精气血，或通络降浊、补虚扶正并用之治。治疗时应把握通降祛浊不伤正，滋补养正不致邪壅为宜。

1.髓海不足证

临床表现： 智能减退，头晕耳鸣，懒惰思卧，齿枯发焦，腰酸腿软，步行艰难，舌瘦色淡，苔白，脉沉细弱；或仅有遇事多忘，近记忆力减退，舌脉兼症无异者。

治法： 补肾填精，益髓增智。

方药：补肾益髓汤加减。本方善补肝肾、益髓增智。常用药：熟地、山萸肉甘微温补益肝肾之阴精；紫河车、龟甲胶血肉有情之品补益肝肾精血；补骨脂补肾助阳；续断、骨碎补补益肝肾，强骨益髓，活血通脉；远志益心气，助心阳，可使肾气上济于心，功擅安神益智，菖蒲有开心窍、增智慧之功，两药合用，共起涤痰开窍，益智醒神之效；方以补肾填精益髓为主，但补中有通，补而不滞，且补阴剂中伍以助阳之品，有阳中求阴之义。

若兼言行不经，心烦溲赤者，可于上方减熟地、紫河车，加丹参、莲子心、知母、黄柏等；若舌红，苔黄腻者，宜减熟地、紫河车、龟甲胶、山药等，加黄芩、瓜蒌、胆南星等。笔者临床体会此证多见于高龄老年患者或老年呆病中晚期，但病情可在一定时期仍保持相对平稳，在辨证用药基础上，可加重血肉有情之品，除紫河车外，还可加用海龙、海马、阿胶、鹿角胶等补益亏损之精血。但也应注意寒热偏重，不可过于滋补，以防有碍脾胃、酿生痰浊；或化火生风而加重病情。

2.肝肾亏虚证

临床表现：神情呆滞，反应迟钝，静默寡言，记忆力减退，理解、计算力差，头晕目眩或耳鸣，或肢麻、举动不灵，腰膝酸软，舌质黯红，苔薄白或少苔，或舌体瘦小，脉沉细弱或脉沉细弦。

治法：补益肝肾，潜阳息风。

方药：左归饮加减。本方功能滋水益髓，兼以潜阳熄风，并柔肝理气以防郁火伤阴，有防其未病，既病防变之意，务使水滋木涵，精髓得养以收功。常用药：何首乌性温，苦甘微涩，入肝肾二经，有补益精血，强脑髓之功；山萸肉甘温，亦为补益肝肾精血之佳品；枸杞子甘平入肝肾经，功专滋肾补肝明目；山药入脾肾肝经，既可填精益髓，又可健脾益阴，有补土生金，金助水生之义；牛膝可补益肝肾精血，又可活血通络，引瘀浊下行，助何首乌、山萸肉滋水涵木之功；天麻、钩藤平肝潜阳息风，赤白芍、郁金有养血和血通络及理血中气滞之功。

夜眠梦多或失眠者，加珍珠母、生龙齿；肢麻或举动不灵者，加丹参、鸡血藤；眩晕头痛，肢麻或肢体强痉者，加珍珠母、生龙牡、龟甲等；心烦不寐，手足心热，舌红少苔者，加远志、酸枣仁、柏子仁、五味子、麦冬、菖蒲；若兼见急躁易怒，心烦失眠，胸脘满闷，痰多色黄，口苦纳呆，苔黄腻者，宜去山萸肉、山药、赤白芍，加黄芩、瓜蒌、胆南星、菖蒲、柴胡；阴虚明显者，加玄参、麦冬、五味子；注意力不集中伴心悸易惊者，加百合、远志。

此证临床笔者体会，多见于发病早期或痴呆前轻度认知障碍阶段，多数患者未给予重视或积极治疗。也可见于病情波动期，多兼见痰瘀，病情明显不稳。根据临床表现又可细辨为肝之阴血不足为主及肾精不足为主两型。治疗亦有以六味、杞菊地黄丸加减及以左归饮加减之不同。也可选用具有益智养肝，活血化浊作用的复方从蓉益智胶囊，多用于脑血管病后出现的智能减退，思维迟滞，善忘记差，以及老年血管性痴呆治疗。同时，肝肾阴亏易致阳亢火旺，临床上可见心肝虚火旺盛及心肝火盛两种，当据舌脉症（注意大小便）辨之。虚火治以知母、黄柏、丹皮、生地、黄连、鸡子黄等；而实火则以黄连解毒汤加减，必须注意此所谓心肝实火亦为本虚患者之标实表现，服药宜中病即止，勿过用伤正。此外，阴虚阳亢，水不涵木常有阴虚风动之势，故在滋养同时，常须酌加潜镇、熄风之品，如天麻、钩藤、石决明、生龙骨、生牡蛎、川牛膝之类。

3. 脾肾不足证

临床表现：表情呆滞，沉默缄言，记忆力减退，失认失算，口齿含糊，伴腰膝酸软，肌肉萎缩，倦怠流涎，四肢欠温，纳呆乏力，腹胀便溏，舌淡体胖，苔白或白滑，脉沉细弱，双尺尤甚。

治法：补益脾肾，生精益智。

方药：还少丹加减。本方功能补脾益肾，温而不燥，滋阴填精补髓而不腻脾碍胃，补不呆滞，温运之中有开有合，务使浊痰祛而津液精微留。实为双补脾肾，益精增智，延缓衰老之良方。常用药：方中熟地、枸杞子甘微温，甘平，功擅补肾填髓益精增智；肉苁蓉、巴戟天助火补肾气而不燥，且可益肝肾之精血，与杜仲、牛膝同用补肾益肝，强腰膝壮筋骨力强；益智仁与山药同用有补脾肾，摄津液，助阳益气，收涩固津之功；远志、菖蒲交通心肾，化痰开窍。

食少纳呆，苔腻者，可减熟地用量，加炒白术、炒薏苡仁、陈皮；若肌肉萎缩，气短乏力较甚者，可加紫河车、阿胶、续断、首乌、生黄芪等；若纳呆食少，脘痞少苔者，可减肉苁蓉、巴戟天、益智仁用量，加天花粉、玉竹、石斛、生谷芽、生麦芽；若四肢不温，腹痛喜按，鸡鸣泄泻者，加干姜、伏龙肝、肉豆蔻等；若头沉如裹，时吐痰涎，头晕时作，舌苔腻者，可减熟地、山药，加天麻、半夏、白术、泽泻、党参、陈皮。临床上此证既可见于发病早期，也可见于病情波动期，多兼见痰瘀，病情明显不稳。常以气弱阳微或有湿痰浊邪蒙窍内阻为特征，临床用药在补益脾肾同时常酌情加用温阳助运，化湿利水之品。如以脾肾阳虚为主者，可选金匮肾气丸加减，并酌情加入干姜、黄芪、伏龙肝、白豆蔻、砂仁或与五苓散合方加减。此外配伍用藿香、佩兰、石菖蒲等芳香化湿、醒脑开窍之品常可收到满意效果。须注意，本证虽以阳虚气弱为主，但气弱阳微输布水津之职失健，水津不能四布，而反停为湿浊痰饮，故阴津亦显不足，因而温燥之品中病即止，勿过用伤阴耗正。

4. 心肝火盛证

临床表现：神情恍惚，记忆、判断错乱，急躁易怒，焦虑不安，心烦不寐，伴眩晕头痛，面红目赤，咽干舌燥，尿赤便干，舌红苔黄，脉弦数。

治法：清热泻火，安神定志。

方药：黄连解毒汤加减。本方功在清热泻火，安神定志。常用药：大苦大寒之黄连清泻心火；黄芩苦寒清肺热，泻上焦之火；黄柏苦寒泻下焦之火；栀子苦寒通泄三焦之火导热下行；生地、大黄、夏枯草、醋柴胡、酸枣仁、合欢皮、石菖蒲、远志等共促清热泻火，安神定智之功。

偏心火旺者可用牛黄清心丸加减；偏肝火旺者可用龙胆泻肝汤加减。头痛者可加川芎、赤芍以祛风活血、清热凉血；眩晕者可加天麻、钩藤以平肝熄风。临床此证多因情绪波动或感冒、感染以及小中风为诱因，在近期内出现原有症状时有加重，病情明显不稳定，呈波动状态，甚或呈急性下滑趋势，多因痰瘀内蕴，化火生风，诸邪壅滞，蕴积体内日久而成毒，直接败坏脑络脑髓，导致痴呆加重，病情下滑。常是本虚标实的表现，周期较短，而苦寒之品的应用以驱邪为目的，属权宜之计，及病即可，不宜久服，以防伤阴。

5. 痰瘀阻窍证

临床表现：表情呆钝，智力低减，或哭笑无常，喃喃自语或终日无语，呆若木鸡，伴有不思饮食，倦怠嗜卧，脘腹胀痛或痞满，口多涎沫，头重如裹或头痛如刺，肌肤甲错，双目晦黯，肢体麻木，舌质黯紫有瘀斑(点)，苔白腻，脉细滑或细涩。

治法：健脾化痰，活血开窍。

方药：指迷汤合通窍活血汤加减。本方功可健脾胃、化痰浊、活血瘀，使浊散窍清，脑髓得养。常用药：以甘温之党参、白术培补中气，健脾化湿；半夏、陈皮、白豆蔻理气祛痰，化湿畅中；赤芍、川芎、桃仁、红花、当归可活血祛瘀，通达脉络；胆南星清热涤痰开窍，石菖蒲宣窍祛痰，二者与半夏、陈皮、豆蔻共用，祛痰降浊宣窍力胜，可使痰浊中阻、蒙窍诸症减除，且胆南星性寒可佐制半夏、豆蔻之温燥太过，炒枳壳与陈皮均可理气消胀助运，与党参、白术相伍增强补中助运、健脾气、化湿浊之功。

体丰腹胀，口多痰涎者，可加厚朴、川贝母；健忘失眠者，加远志、枣仁；脾虚明显者，重用党参，并加黄芪、茯苓、山药、麦芽等；若伴肝郁化火，灼伤肝血心液，症见心烦躁动，言语颠倒，歌笑不休，甚至反喜污秽，或喜食炭，宜用转呆丸加味；若口苦口臭，便干烦躁者，加生大黄、瓜蒌等；若四肢不温，口中流涎，舌淡紫胖，苔腻或滑者，可于补阳还五汤中加益智仁、补骨脂、山药；若瘀血内阻较著，症见肢麻，面色晦黯，舌黯紫或有瘀斑者，加桑枝、乌蛇等。痰瘀等标实因素，既是脏腑功能失调产物，又可作为痴呆致病的基础。应该说气血失调，肝脾肾虚损等本虚因素，决定了病情的轻重程度。而痰瘀等因素蓄积蕴化，胶结难解，日久变生浊毒，是导致痴呆波动下滑，病情加重的重要原因。治疗时应注意扶正、化痰、活血乃至解毒并用。

三、中医针灸治疗

中医针灸治疗痴呆有一定效果。本病较为顽固，针灸疗程一般较长，临床可采取多种治疗方法，一般分为基本治疗和其他治疗。轻症进行耐心训练和教育，合理安排生活和工作。重症要注意生活护理，防止跌倒、迷路、压疮及感染等异常情况发生。注意情志调节，防止头部外伤及中毒。

1. 基本治疗

治则： 调神益智，补肾通络。以督脉及足少阳、足少阴经穴为主。

主穴： 印堂、百会、四神聪、神庭、风池、足三里、太溪、悬钟。

配穴： 肝肾不足加肝俞、肾俞；脾肾不足加脾俞、肾俞；心肝火盛加少冲、太冲；痰浊上扰加丰隆、中脘；瘀血阻络加内关、膈俞。

操作： 足三里、太溪、悬钟用补法，余穴用平补平泻法，头部穴位间歇捻转行针，或加用电针。配穴按虚补实泻法操作。

方义：督脉入络脑，百会、神庭、奇穴印堂可通督脉，调脑神。风池通脑络，促进脑络气血运行。足三里健脾胃，益气血。太溪、悬钟可补益脑髓。四神聪为健脑益聪之效穴。

2. 其他治法

（1）穴位注射法：选风府、风池、肾俞、足三里、三阴交，用复方当归或丹参注射液，或用胞二磷胆碱注射液，或用乙酰谷酰胺注射液，每穴注入药液 0.5 ～ 1.0ml，隔日 1 次。

（2）头针法：选用黑龙江中医药大学于致顺教授的于氏头针顶区和顶前区治疗，每区平刺 5 针，刺入帽状腱膜下，间断快速行针，4 ～ 6 小时长留针治疗。或选用顶中线、顶颞前斜线、顶颞后斜线，将 2 寸长毫针刺入帽状膜膜下，快速行针，使局部有热感，留针 30 分钟。

（3）耳针法：皮质下、额、枕、颞、心、肝、肾、内分泌、神门。每次选 2 ～ 4 穴，毫针刺用轻刺激，或用耳穴压丸法。

第六章

颤　病

本病现代医学多为运动障碍性疾病（movement disorders）所引起，以往称为锥体外系疾病（extrapyramidal diseases），是一组以随意运动迟缓、不自主运动、肌张力异常、姿势步态障碍等运动症状为主要表现的神经系统疾病，大多与基底核病变有关。

第一节　现代医学对本病的认识

基底核是大脑皮质下一组灰质核团，由尾状核、壳核、苍白球、丘脑底核和黑质组成。在人、猴等高等动物，基底核对运动功能的调节主要通过大脑皮质 - 基底核 - 丘脑 - 大脑皮质环路间的联系而实现。在这一环路中，尾状核、壳核接受大脑感觉运动皮质的投射纤维（即传入纤维），其传出纤维经直接通路和间接通路抵达基底核传出纤维的发出单位——内侧苍白球 / 黑质网状部。直接通路是指新纹状体 - 内侧苍白球 / 黑质网状部，间接通路是指新纹状体 - 外侧苍白球 - 丘脑底核 - 内侧苍白球 / 黑质网状部。基底核传出纤维主要投射到丘脑（腹外侧核、腹前核），再由此返回到大脑感觉运动皮质，对皮质的运动功能进行调节。尾状核、壳核还接受黑质致密部发出的多巴胺能纤维的投射，此通路对基底核输出具有重要的调节作用。

基底核病变常导致大脑皮质 - 基底核 - 丘脑 - 大脑皮质环路活动异常。黑质 - 纹状体多巴胺能通路病变将导致基底核输出增加，皮质运动功能受到过度抑制，导致以强直 - 少动为主要表现的帕金森综合征；纹状体、丘脑底核病变可导致基底核输出减少，皮质运动功能受到过度易化，导致以不自主运动为主要表现的舞蹈症、投掷症。在帕金森病的外科治疗上，损毁一侧丘脑底核或内侧苍白球，或施加高频电刺激作用于这两个核团，均可使帕金森病的对侧症状获得缓解，其原理即基于纠正异常的基底核输出。

帕金森病的主要病理改变是黑质 - 纹状体多巴胺能通路变性。以亨廷顿病为代表的各种舞蹈症的主要病变部位在纹状体，投掷症的病变部位在丘脑底核。但某些以运动障碍为主要表现的疾病，其病变部位尚未明确，如特发性震颤、肌张力障碍等。基底核病变所表现的姿势与运动异常被称作锥体外系症状，大致可分为三类，即肌张力异常（过高或过低）、运动迟缓、异常不自主运动（震颤、舞蹈症、投掷症、手足徐动症、肌张力障碍）。一般没有瘫痪，感觉及共济运动也不受累。根据临床特点，运动障碍性疾病一般可分为肌张力增高 - 运动减少和肌张力降低 - 运动过多两大特征，前者代表性疾病为帕金森病，后者代表性疾病为亨廷顿病。

运动障碍性疾病具有明显的运动行为症状，症状诊断大多不难，典型病例一望便知，一个动作缓慢、面部表情缺乏、行走困难外加静止性震颤的患者便会想到帕金森病；扭转痉挛和其他肌张力障碍所表现的广泛性或局限性姿势异常会使人过目难忘；舞蹈手足徐动症所表现的稀奇古怪的面部表情、手及头部不停地扭动、姿势变幻莫测，还有偏侧投掷症患者的粗大快速的投掷样动作均有显著特点。运动障碍性疾病早期或轻症患者有时诊断并不容易。病因诊断须依靠详细询问病史、体检和选择恰当的辅助检查。下面我们对本病临床常见病症分别论述。

一、帕金森病

（一）概念

帕金森病（Parkinson disease，PD），又名震颤麻痹（paralysis agitans），是一种常见于中老年的神经系统变性疾病，临床上以静止性震颤、运动迟缓、肌强直和姿势平衡障碍为主要特征。由英国医师詹姆士·帕金森（James Parkinson）于 1817 年首先报道并系统描述。我国 65 岁以上人群总体患病率为 1700/10 万，与欧美国家相似，患病率随年龄增加而升高，男性稍高于女性。

（二）病因及发病机制

主要病理改变为黑质多巴胺（DA）能神经元变性死亡，但为何会引起黑质多巴胺能神经元变性死亡尚未完全明了。

1. 环境因素　20 世纪 80 年代初发现一种嗜神经毒 1- 甲基 -4 苯基 -1，2，3，6- 四氢吡啶（MPTP）在人和灵长类均可诱发典型的帕金森综合征，其临床、病理、生化及对多巴替代治疗的反应等特点均与人类帕金森病甚为相似。MPTP 在脑内经单胺氧化酶 B（MAO-B）催化转变为强毒性的 1- 甲基 -4- 苯基 - 吡啶离子（MPP$^+$），后者被多巴胺转运体（DAT）选择性地摄入黑质多巴胺能神经元内，抑制线粒体呼吸链复合物 I 活性，使 ATP 生成减少，并促进自由基产生和氧化应激反应，导致多巴胺能神经元变性、丢失。MPTP 在化学结构上与某些杀虫剂和除草剂相似，有学者认为环境中与该神经毒结构类似的化学物质可能是帕金森病的病因之一，并且通过类似的机制造成多巴胺能神经元变性死亡。机体内的物质包括多巴胺代谢产生的某些氧自由基，而体内的抗氧化功能（如还原型谷胱甘肽、谷胱甘肽过氧化物酶等）可以有效地清除这些氧自由基等有害物质。可是在帕金森病患者的黑质中存在复合物 I 活性和还原型谷胱甘肽含量明显降低，且氧化应激增强，提示抗氧化功能障碍及氧化应激可能与帕金森病的发病和病情进展有关。

2. 遗传因素　20 世纪 90 年代后期发现，在意大利、希腊和德国的个别家族性帕金森病患者中有 α - 突触核蛋白（α -synuclein）基因突变，呈常染色体显性遗传，其表达产物是路易小体的主要成分。到目前至少发现有 10 个单基因（Park 1-10）与家族性帕金森病连锁的基因位点，其中 6 个致病基因已被克隆，即 α -synuclein（Park 1，4q21-23）、Parkin（Park 2，6q25.2-27）、UCH-L1（Park5 ，4pl4）、PINKl（Park6，1p35-36）、DJ-I（Park7，lp36） 和 LRRK2（Park8，12PI1.2-ql3.l）基因。α -synuclein 和 LRRK2 基因突变呈常染色体显性遗传，Parkin、PINKl、DJ-I 基因突变呈常染色体隐性遗传。UCHL-1

基因突变最早报道于一个德国家庭的 2 名同胞兄妹，其遗传模式可能是常染色体显性遗传。绝大多数上述基因突变未在散发性病例中发现，只有 LRRK2 基因突变见于少数（1.5% ~ 6.1%）散发性帕金森病。基因易感性如细胞色素 $P450_2D_6$ 基因等可能是帕金森病发病的易感因素之一。目前认为，约 10% 的患者有家族史，绝大多数患者为散发性。

3. 神经系统老化　帕金森病主要发生于中老年人，40 岁以前发病少见，提示神经系统老化与发病有关。有资料显示，30 岁以后，随年龄增长，黑质多巴胺能神经元始呈退行性变，多巴胺能神经元渐进性减少。尽管如此，但其程度并不足以导致发病，老年人群中患病者也只是少数，所以神经系统老化只是帕金森病的促发因素。

4. 多因素交互作用　目前认为帕金森病并非单因素所致，而是多因素交互作用下发病。除基因突变导致少数患者发病外，基因易感性可使患病几率增加，但并不一定发病，只有在环境因素、神经系统老化等因素的共同作用下，通过氧化应激、线粒体功能紊乱、蛋白酶体功能障碍、炎性和（或）免疫反应、钙稳态失衡、兴奋性毒性、细胞凋亡等机制导致黑质多巴胺能神经元大量变性、丢失，才会导致发病。

（三）病理

1. 基本病变　主要有两大病理特征，其一是黑质多巴胺能神经元及其他含色素的神经元大量变性丢失，尤其是黑质致密区多巴胺能神经元丢失最严重，出现临床症状时丢失至少达 50% 以上，其他部位含色素的神经元，如蓝斑、脑干的中缝核、迷走神经的背核等也有较明显的丢失，其二是在残留的神经元胞质内出现嗜酸性包涵体即路易小体（Lewy bodies），由细胞质蛋白质所组成的玻璃样团块，其中央有致密的核心，周围有细丝状晕圈（filamentous halo）。α-突触核蛋白（α-synuclein）、泛素、热休克蛋白是形成路易小体的重要成分，阐明这些重要成分在帕金森病发病机制中的作用已成为目前的研究热点。近年来，Braak 提出了帕金森病发病的六个病理阶段，认为帕金森病的病理改变并非由中脑黑质开始，而是始于延髓Ⅸ、Ⅹ运动神经背核、前嗅核等结构，随疾病进展，逐渐累及脑桥→中脑→新皮质。这对于进一步认识帕金森病的早期病理改变、寻找到该病的早期生物标志物及实现对疾病的早期诊断及有效的神经保护治疗具有重要意义。

2. 生化改变　黑质多巴胺能神经元通过黑质-纹状体通路将多巴胺输送到纹状体，参与基底核的运动调节。由于帕金森病患者的黑质多巴胺能神经元显著变性丢失，黑质-纹状体多巴胺能通路变性。纹状体多巴胺递质水平显著降低，降至70%～80%以上时则出现临床症状。多巴胺递质降低的程度与患者的症状严重度呈正相关。

纹状体中多巴胺与乙酰胆碱（ACh）两大递质系统的功能相互拮抗，两者之间的平衡对基底核运动功能起着重要的调节作用。纹状体多巴胺水平显著降低，造成乙酰胆碱系统功能相对亢进。这种递质失衡及皮质-基底核-丘脑-皮质环路活动紊乱和肌张力增高、动作减少等运动症状的产生密切有关。中脑-边缘系统和中脑-皮质系统的多巴胺水平的显著降低是智能减退、情感障碍等高级神经活动异常的生化基础。多巴替代治疗药物和抗胆碱能药物对帕金森病的治疗原理正是基于纠正这种递质失衡。

（四）临床表现

发病年龄平均约 55 岁，多见于 60 岁以后，40 岁以前相对少见。男性略多于女性。隐匿起病，缓慢发展。

1. 运动症状（motor symptoms） 常始于一侧上肢，逐渐累及同侧下肢，再波及对侧上肢及下肢。

（1）静止性震颤（static tremor）：常为首发症状，多始于一侧上肢远端，静止位时出现或明显，随意运动时减轻或停止，紧张或激动时加剧，入睡后消失。典型表现是拇指与示指呈"搓丸样"（pill-rolling）动作，频率为 4～6Hz。令患者一侧肢体运动如握拳或松拳，可使另一侧肢体震颤更明显，该试验有助于发现早期轻微震颤。少数患者可不出现震颤，部分患者可合并轻度姿势性震颤（postural tremor）。

（2）肌强直（rigidity）：被动运动关节时阻力增高，且呈一致性，类似弯曲软铅管的感觉，故称"铅管样强直"（lead-pipe rigidity）；在有静止性震颤的患者中可感到在均匀的阻力中出现断续停顿，如同转动齿轮，称为"齿轮样强直"（cogwheel rigidity）。四肢、躯干、颈部肌强直可使患者出现特殊的屈曲体姿，表现为头部前倾，躯干俯屈，肘关节屈曲，腕关节伸直，前臂内收，髋及膝关节略为弯曲。

（3）运动迟缓（bradykinesia）：随意运动减少，动作缓慢、笨拙。早期表现为手指精细动作如解或扣纽扣、系鞋带等动作缓慢，逐渐发展成全面性随意运动减少、迟钝，晚期因合并肌张力增高，导致起床、翻身均有困难。体检见面容呆板，双眼凝视，瞬目减少，酷似"面具脸"（masked face）；口、咽、腭肌运动徐缓时，表现语速变慢，语音低调；书写字体越写越小，呈现"小字征"（micrographia）；做快速重复性动作如拇、示指对指时表现运动速度缓慢和幅度减小。

（4）姿势障碍（postural instability）：在疾病早期，表现为走路时患侧上肢摆臂幅度减小或消失，下肢拖曳。随病情进展，步伐逐渐变小变慢，启动、转弯时步态障碍尤为明显，自坐位、卧位起立时困难。有时行走中全身僵住，不能动弹，称为"冻结（freezing）现象"。有时迈步后，以极小的步伐越走越快，不能及时止步，称为前冲步态（propulsion）或慌张步态（festination）。

2. 非运动症状（non-motor symptoms）　也是常见和重要的临床征象，而且有的可先于运动症状而发生。

（1）感觉障碍：疾病早期即可出现嗅觉减退（hyposmia）或睡眠障碍，尤其是快速眼动期睡眠行为异常（rapid eye movement sleep behavior disorder）。中、晚期常有肢体麻木、疼痛。有些患者可伴有不安腿综合征（restless leg syndrome，RLS）。

（2）自主神经功能障碍：临床常见，如便秘、多汗、溢脂性皮炎（油脂面）等，吞咽活动减少可导致流涎。疾病后期也可出现性功能减退、排尿障碍或体位性低血压。

（3）精神障碍：近半数患者伴有抑郁，并常伴有焦虑。15%～30%的患者在疾病晚期发生认知障碍乃至痴呆，以及幻觉，其中视幻觉多见。

（五）辅助检查

1.血、脑脊液　常规检查均无异常，脑脊液中的高香草酸（HVA）含量可降低。

2.影像学　CT、MRI检查无特征性改变，PET或SPECT检查有辅助诊断价值。以 ^{18}F-多巴作示踪剂行多巴摄取PET显像可显示多巴胺递质合成减少；用 ^{125}I-β-CIT、^{99M}Tc-TRODAT-1作示踪剂行多巴胺转运体（DAT）功能显像可显示显著降低，在疾病早期甚至亚临床期即能显示降低；以 ^{123}I-IBZM作示踪剂行 D_2 多巴胺受体功能显像其活性在早期呈失神经超敏，后期低敏。

3.其他　嗅觉测试可发现早期患者的嗅觉减退；经颅超声（transcranial sonography，TCS）可通过耳前的听骨窗探测黑质回声，可以发现大多数PD患者的黑质回声增强；心脏间碘苯甲胍（metaiodobenzylguanidine，MIBG）闪烁照相术可显示心脏交感神经元的功能，研究提示早期PD患者的总MIBG摄取量减少。

（六）诊断

我国帕金森病及运动障碍学组在英国脑库帕金森病诊断标准基础上制定的中国帕金森病诊断标准。主要是依据中老年发病，缓慢进展性病程，必备运动迟缓及至少具备静止性震颤、肌强直或姿势平衡障碍中的一项，偏侧起病，对左旋多巴治疗敏感即可做出临床诊断，具体如下。

1. 诊断标准（必备标准）

（1）运动减少：启动随意运动的速度缓慢。疾病进展后，重复性动作的运动速度及幅度均降低。

（2）至少存在下列1项特征：①肌肉僵直；②静止性震颤；③姿势不稳（非原发性视觉、前庭、小脑及本体感受功能障碍造成）。

2. 支持标准（必须具备3项或3项以上特征）　①单侧起病；②静止性震颤；③逐渐进展；④发病后多为持续性的不对称性受累；⑤对左旋多巴的治疗反应良好（70%～100%）；⑥左旋多巴导致的严重的异动症；⑦左旋多巴的治疗效果持续5年或5年以上；⑧临床病程10年或10年以上。

3. 排除标准（不应存在的情况）　①反复的脑卒中发作史，伴帕金森病特征的阶梯状进展；②反复的脑损伤史；③明确的脑炎史和（或）非药物所致动眼危象；④在症状出现时，正在应用抗精神病药物和（或）多巴胺耗竭剂；⑤一个以上的亲属患病；⑥CT扫描可见颅内肿瘤或交通性脑积水；⑦接触已知的神经毒物；⑧病情持续缓解或发展迅速；⑨用大剂量左旋多巴治疗无效（除外吸收障碍）；⑩发病3年后，仍是严格的单侧受累；⑪出现其他神经系统症状和体征，如垂直凝视麻痹、共济失调，早期即有严重的自主神经受累，严重的痴呆，伴有记忆力、言语和执行功能障碍，锥体束征阳性等。

（七）鉴别诊断

1. 继发性帕金森综合征　共同特点是有明确病因可寻，如感染、药物、中毒、脑动脉硬化、外伤等，相关病史是鉴别诊断的关键。继发于甲型脑炎后的帕金森综合征，目前已罕见。多种药物均可引起药物性帕金森综合征，一般是可逆的。拳击手中偶见头部外伤引起的帕金森综合征。老年人基底核区多发性腔隙性梗死可引起血管性帕金森综合征，患者有高血压、动脉硬化及卒中史，步态障碍较明显，震颤少见，常伴锥体束征。

2. 伴发于其他神经变性疾病的帕金森综合征　不少神经变性疾病具有帕金森综合征表现。这些神经变性疾病各有其特点，有些有遗传性，有些为散发性，除程度不一的帕金森样表现外，还有其他征象，如不自主运动、垂直性眼球凝视障碍（见于进行性核上性麻痹）、直立性低血压（Shy-Drager 综合征）、小脑性共济失调（橄榄脑桥小脑萎缩）、早期出现且严重的痴呆和视幻觉（路易体痴呆）、角膜色素环（肝豆状核变性）、皮质复合感觉缺失和锥体束征（皮质基底核变性）等。另外这些疾病所伴发的帕金森症状，常以强直、少动为主，静止性震颤很少见，都以双侧起病（除皮质基底核变性外），对左旋多巴治疗不敏感。

3. 其他　PD 早期患者尚需鉴别下列疾病：临床较常见的原发性震颤，1/3 有家族史，各年龄段均可发病，姿势性或动作性震颤为唯一表现，无肌强直和运动迟缓，饮酒或服用普萘洛尔后震颤可显著减轻。抑郁症可伴有表情贫乏、言语单调、随意运动减少，但无肌强直和震颤，抗抑郁药治疗有效。早期帕金森病症状限于一侧肢体，患者常主诉一侧肢体无力或不灵活，若无震颤，易误诊为脑血管病，仔细体检易于鉴别。

（八）治疗

治疗原则是对 PD 的运动症状和非运动症状采取综合治疗，包括药物、手术、康复、心理治疗及护理。药物治疗作为首选，且是整个治疗过程中的主要治疗手段，手术治疗则是药物治疗的一种有效补充手段。目前应用的治疗手段，无论药物或手术，只能改善症状，不能有效地阻止病情的发展，更无法治愈。因此，治疗不能光顾眼前，而不考虑将来，坚持剂量滴定原则，以小剂量达到满意效果。治疗应遵循一般原则，也应强调个体化特点，不同患者的用药选择不仅要考虑病情特点，而且要考虑患者的年龄、就业状况、经济承受能力等因素。尽量避免或减少药物的不良反应和并发症。近年来，中医中药及针灸治疗本病越来越受到重视。

1. *保护性治疗*　目的是延缓疾病的发展，改善患者的症状。原则上 PD 一旦被诊断就应及早予以保护性治疗。目前临床上作为保护性治疗的药物主要是单胺氧化酶 B 型（MAO-B）抑制剂。据报道，司来吉兰 + 维生素 E（即 deprenyl and tocopherol antioxidative therapy of Parkinsonism，DATATOP）治疗可推迟左旋多巴使用的时间及延缓疾病发展（约 9 个月）；雷沙吉兰为新一代 MAO-B 抑制剂，其推迟疾病进展的证据强于司来吉兰。有多项临床试验提示，多巴胺受体（DR）激动剂和大剂量辅酶 Q10 可能有神经保护作用。

2. *症状性治疗*——早期帕金森病（Hoehn-Yahr Ⅰ - Ⅱ级）治疗

（1）何时开始用药：疾病早期若病情未影响患者的生活

和工作能力，应鼓励患者坚持工作，参与社会活动和医学体疗，可暂缓给予症状性治疗用药；若有影响，则应予以症状性治疗。

（2）首选药物原则

老年前（< 65 岁）患者，且不伴智能减退，可有如下选择：①非麦角类 DR 激动剂；② MAO-B 抑制剂，或加用维生素 E；③金刚烷胺：若震颤明显而其他抗 PD 药物效果不佳则可选用抗胆碱能药；④复方左旋多巴 + 儿茶酚 - 氧位 - 甲基转移酶（COMT）抑制剂，即达灵复；⑤复方左旋多巴：一般在①、②、③方案治疗效果不佳时加用。

首选药物并非完全按照以上顺序，需根据不同患者的情况，而选择不同方案。若按美国、欧洲治疗指南应首选①方案，也可首选②方案，或可首选④方案；若由于经济原因不能承受高价格的药物，则可首选③方案；若因特殊工作之需，力求显著改善运动症状，或出现认知功能减退，则可首选⑤或④方案，或可小剂量应用①、②或③方案时，同时小剂量合用⑤方案。

老年（≥ 65 岁）患者，或伴智能减退，首选复方左旋多巴，必要时可加用 DR 激动剂、MAO-B 抑制剂或 COMT 抑制剂。苯海索尽可能不用，尤其老年男性患者，因有较多不良反应，除非有严重震颤，并明显影响患者的日常生活能力方可应用。

（3）治疗药物

1）抗胆碱能药：主要有苯海索（benzhexol），用法 1～2mg，3 次 / 日。此外，有丙环定、甲硝酸苯扎托品、东莨菪碱、环戊丙醇和比哌立登。主要适用于震颤明显且年轻患者，老年患者慎用，闭角型青光眼及前列腺肥大患者禁用。主要不良反应有口干、视物模糊、便秘、排尿困难，影响智能，严重者有幻觉、妄想。

2）金刚烷胺（amantadine）：用法50～100mg，2～3次/日，末次应在下午4时前服用。对少动、强直、震颤均有改善作用，对伴异动症患者可能有帮助。不良反应有不宁、神志模糊、下肢网状青斑、踝部水肿等，均较少见。肾功能不全、癫痫、严重胃溃疡、肝病患者慎用，哺乳期妇女禁用。

3）复方左旋多巴（苄丝肼左旋多巴、卡比多巴左旋多巴）：至今仍是治疗本病最基本、最有效的药物，对震颤、强直、运动迟缓等均有较好疗效。初始用量62.5～125mg，2～3次/日，根据病情而渐增剂量至疗效满意和不出现不良反应为止，餐前1h或餐后1.5h服药。复方左旋多巴有标准片、控释片、水溶片等不同剂型。标准片有美多芭和息宁；控释剂有美多芭液体动力平衡系统（madopar-HBS）和息宁控释片（sinemet CR），特点是血药浓度比较稳定，且作用时间较长，有利于控制症状波动，减少每日的服药次数，但生物利用度较低，起效缓慢，故将标准片转换为控释片时，每日首剂需提前服用，应作相应增加。水溶片特点是易在水中溶解，便于口服，吸收和起效快，且作用时间与标准片相仿。适用于晨僵、餐后"关闭"状态、吞咽困难患者。不良反应有周围性和中枢性两类，前者为恶心、呕吐、低血压、心律失常（偶见）；后者有症状波动、异动症和精神症状等。活动性消化道溃疡者慎用，闭角型青光眼、精神病患者禁用。

4）DR激动剂：目前大多推崇非麦角类DR激动剂为首选

药物，尤其用于年轻患者病程初期。因为这类长半衰期制剂能避免对纹状体突触后膜 DR 产生"脉冲"样刺激，可以减少或推迟运动并发症的发生。激动剂均应从小剂量开始，渐增剂量至获得满意疗效而不出现不良反应为止。不良反应与复方左旋多巴相似，不同之处是症状波动和异动症发生率低，而体位性低血压和精神症状发生率较高。DR 激动剂有两种类型，麦角类包括溴隐亭（bromocriptine）、培高利特（pergolide）、α-二氢麦角隐亭（dihydroergocriptine）、卡麦角林（cabergoline）和麦角乙脲（lisuride）；非麦角类包括普拉克索（pramipexole）、罗匹尼罗（ropinirole）、吡贝地尔（piribedil）、罗替高汀（rotigotine）和阿扑吗啡（apomorphine）。麦角类 DR 激动剂会导致心脏瓣膜病变和肺胸膜纤维化，现已不主张使用，其中培高利特国内已经停用；目前尚未发现非麦角类 DR 激动剂有该不良反应。目前国内上市的非麦角类 DR 激动剂有：a 吡贝地尔缓释片，初始剂量 50mg，每日 1 次，若产生不良反应，患者可改为 25mg，每日 2 次。第二周增至 50mg，每日 2 次，有效剂量 150mg/ 日，分 3 次口服，最大剂量不超过 250mg/ 日。b 普拉克索：初始剂量 0.125mg，每日 3 次（个别易产生不良反应患者则为 1～2 次），每周增加 0.125mg，每日 3 次，一般有效剂量 0.5～0.75mg，每日 3 次，最大不超过 4.5mg/ 日。

5）MAO-B 抑制剂：其能阻止脑内多巴胺降解，增加多巴胺浓度。与复方左旋多巴合用可增强疗效，改善症状波动，单用有轻度的症状改善作用。目前国内有司来吉兰（selegiline）和即将有雷沙吉兰（rasagiline）。司来吉兰的用法为 2.5～5mg，每日 2 次，应早、中午服用，勿在傍晚或晚上应用，以免引起失眠，或与维生素 E 2000IU 合用（DATATOP 方案）；雷沙吉兰的用法为 1mg，每日 1 次，早晨服用；新剂型 zydis selegiline（口腔黏膜崩解剂）的吸收、作用、安全性均好于司来吉兰标准片，用法为 1.25 ～ 2.5mg/d，目前国内尚未上市。胃溃疡者慎用，禁与 5- 羟色胺再摄取抑制剂（SSRI）合用。

6）儿茶酚 - 氧位 - 甲基转移酶（COMT）抑制剂：恩他卡朋（entacapone）和托卡朋（tolcapone）通过抑制左旋多巴在外周的代谢，使血浆左旋多巴浓度保持稳定，并能增加其进脑量。托卡朋还能阻止脑内多巴胺降解，使脑内多巴胺浓度增加。COMT 抑制剂与复方左旋多巴合用，可增强后者的疗效，改善症状波动。恩托卡朋每次 100 ～ 200mg，服用次数与复方左旋多巴次数相同，若每日服用复方左旋多巴次数较多，也可少于复方左旋多巴次数，须与复方左旋多巴同服，单用无效。达灵复是由恩他卡朋、左旋多巴和卡比多巴组合成的一种制剂，应用便利，疾病早期首选治疗可能预防或延迟运动并发症的发生。托卡朋每次 100mg，每日 3 次，第一剂与复方左旋多巴同服，此后间隔 6 小时服用，可以单用，每日最大剂量为 600mg。不良反应有腹泻、头痛、多汗、口干、转氨酶升高、腹痛、尿色变黄等。托卡朋有可能导致肝功能损害，须严密监测肝功能，尤其在用药前 3 个月。

3. 症状性治疗——中期帕金森病（Hoehn-Yahr Ⅲ级）治疗

在早期阶段首选 DR 激动剂、司来吉兰、金刚烷胺或抗胆碱能药治疗的患者，发展至中期阶段时，则症状改善往往已不明显，此时应添加复方左旋多巴治疗；在早期阶段首选低剂量复方左旋多巴治疗的患者，症状改善往往也不显著，此时应适当增加剂量，或添加 DR 激动剂、司来吉兰或金刚烷胺或 COMT 抑制剂。在中期阶段有些患者也会产生运动并发症或和非运动症状。

4. 症状性治疗——晚期帕金森病（Hoehn-Yahr Ⅳ - Ⅴ级）治疗

晚期帕金森病的临床表现极其复杂，其中有药物的不良反应，也有疾病本身进展因素参与晚期患者的治疗，一方面继续力求改善运动症状，另一方面要处理一些伴发的运动并发症和非运动症状。

（1）运动并发症的治疗：运动并发症（症状波动和异动症）是晚期患者在治疗中最棘手的不良反应，治疗包括药物剂量、用法等治疗方案调整和手术治疗（主要是脑深部电刺激术）。

1）症状波动的治疗：症状波动（motor fluctuation）主要有两种形式：一是疗效减退（wearing-off）或剂末现象（end of dose deterioration）：指每次用药的有效作用时间缩短，症状随血液药物浓度发生规律性波动，可增加每口服药次数或增加每次服药剂量，或改用缓释剂或加用雷沙吉兰或恩他卡朋（治疗剂末现象的 A 级证据），也可加用 DR 激动剂；二是"开—关"现象（on-off phenomenon）：指症状在突然缓解（开期）与加重（关期）之间波动，"开期"常伴异动症；多见于晚期患者，处理困难，可应用长效 DR 激动剂，或皮下持续输注左旋多巴甲酯或乙酯。

2）异动症的治疗：异动症（abnormal involuntary movements,

210

AIMs）又称为运动障碍（dyskinesia），常表现为不自主的舞蹈样、肌张力障碍样动作，可累及头面部、四肢、躯干。主要有三种形式：一是剂峰异动症（peak-dose dyskinesia）：常出现在血液药物浓度高峰期（用药 1 ～ 2h），与用药过量或多巴胺受体超敏有关，减少复方左旋多巴单次剂量可减轻异动症，晚期患者需同时加用 DR 激动剂；二是双相异动症（biphasic dyskinesia）：在剂初和剂末均可出现，机制不详，治疗较困难；可尝试增加复方左旋多巴每次用药剂量及服药次数，或加用 DR 激动剂；三是肌张力障碍（dystonia）：表现为足或小腿痛性肌痉挛，多发生于清晨服药之前，可在睡前服用复方左旋多巴控释剂或长效 DR 激动剂，或在起床前服用弥散型多巴丝肼或标准片；发生于"关"期或"开"期的肌张力障碍可适当增加或减少复方左旋多巴用量。

（2）非运动症状：包括感觉障碍、自主神经功能障碍、精神障碍等。

1）感觉障碍：包括麻木、疼痛、痉挛、睡眠障碍、嗅觉障碍等。其中睡眠障碍很常见，主要有失眠、RBD、RLS。失眠若与夜间的帕金森病运动症状相关，睡前需加用复方左旋多巴控释片。伴有 RLS 者，睡前加用 DR 激动剂。

2）自主神经功能障碍：最常见的有便秘，其次有泌尿障碍和体位性低血压等。对于便秘，增加饮水量和高纤维含量的食物对大部分患者行之有效，停用抗胆碱能药，必要时成用通便药。有泌尿障碍的患者需减少晚餐后的摄水量，也可试用奥昔布宁、莨菪碱等外周抗胆碱能药。体位性低血压患者应适当增加盐和水的摄入量，睡眠时抬高头位，穿弹力裤，不宜快速改变体位，α-肾上腺素能激动剂米多君治疗有效。

3）精神障碍：精神症状表现形式多种多样，如生动的梦境、抑郁、焦虑、错觉、幻觉、欣快、轻躁狂、精神错乱和意识模糊等。治疗原则是若与抗帕金森病药物有关，则须依次逐减或停用抗胆碱能药、金刚烷胺、司来吉兰或 DR 激动剂，待症状明显缓解乃至消失为止。对经药物调整无效的严重幻觉、精神错乱、意识模糊可加用非经典抗精神病药如氯氮平、喹硫平、奥氮平等。对于认知障碍和痴呆，可应用胆碱酯酶抑制剂，如利斯的明（rivastigmine）、多奈哌齐（donepezil）、加兰他敏（galantamine）或石杉碱甲（huperzine A）。

（九）预后

本病是一种慢性进展性疾病，无法彻底治愈。在临床上常采用 Hoehn-Yahr 分级法（分 5 级）记录病情轻重。患者运动功能障碍的程度及对治疗的评判常采用统一帕金森病评分量表（UPDRS）。多数患者在疾病的前几年可继续工作，但数年后逐渐丧失工作能力。至疾病晚期，由于全身僵硬、活动困难，终至不能起床，最后常死于肺炎等各种并发症。

二、肝豆状核变性

（一）概念

肝豆状核变性（hepatolenticular degeneration，HLD）又称威尔逊病（Wilson disease，WD），于 1912 年由 Samuel A.K.Wilson

首先描述，是一种遗传性铜代谢障碍所致的肝硬化和以基底核为主的脑部变性疾病。临床特征为进行性加重的锥体外系症状、精神症状、肝硬化、肾功能损害及角膜色素环（Kayser-Fleischer ring，K-F 环）。本病的患病率各国报道不一，一般在（0.5～3）/10 万，欧美国家罕见，但在意大利南部和西西里岛、罗马尼亚某些地区、日本的某些小岛、东欧犹太人及我国的患病率较高。

（二）病因及发病机制

本病的病因和发病机制十分复杂，先后提出了六种发病学说，即胃肠道对铜的吸收增多、铜蓝蛋白异常、异常蛋内质的存在、胆道排铜障碍、溶酶体缺陷、控制基因突变，这些均因未能满意解释而逐渐被否定。1985 年 WD 基因被精确定位于 13q14.3，1993 年 WD 基因被克隆。WD 是基因突变导致的遗传性疾病，其基因突变的数目众多，已达 295 种，而且突变的类型相当复杂，纯合突变较少而复合杂合突变（携带两个不同突变）多见。目前证实 ATP7B 基因突变是本病的主要原因，ATP7B 基因主要在肝脏表达，表达产物 P 型铜转运 ATP 酶（ATP7B 酶）位于肝细胞 Golgi 体，负责肝细胞内的铜转运。由于其功能部分或全部丧失，不能将多余的铜离子从细胞内转运出去，使过量铜离子在肝、脑、肾、角膜等组织沉积而致病。然而 ATP7B 酶如何改变导致发病至今仍未阐明。此外尚有数十种蛋白如"伴侣蛋白"与 WD 的发病相关，它们对 WD 的发病起什么作用目前尚不清楚。

（三）病理

病理改变主要累及肝、脑、肾、角膜等处。肝脏外表及切面均可见大小不等的结节或假小叶，病变明显者像坏死后性肝硬化，肝细胞常有脂肪变性，并含铜颗粒。电镜下可见肝细胞内线粒体变致密，线粒体嵴消失，粗面内质网断裂。脑部以壳核最明显，其次为苍白球及尾状核，大脑皮质亦可受侵。壳核最早发生变性，然后病变范围逐渐扩大到上述诸结构。壳核萎缩，岛叶皮质内陷，壳核及尾状核色素沉着加深，严重者可形成空洞。镜检可见壳核内神经元和髓鞘纤维显著减少或完全消失，胶质细胞增生。其他受累部位镜下可见类似变化。在角膜边缘后弹力层及内皮细胞质内，有棕黄色的细小铜颗粒沉积。

（四）临床表现

多见于 5 ～ 35 岁，少数可迟至成年期，男稍多于女。以肝脏症状起病者平均年龄约 11 岁，以神经症状起病者平均年龄约 19 岁。

1. 神经症状　　主要是锥体外系症状，表现为肢体舞蹈样及手足徐动样动作，肌张力障碍，怪异表情，静止性、意向性或姿势性震颤，肌强直，运动迟缓，构音障碍，吞咽困难，屈曲姿势及慌张步态等。20 岁之前起病常以肌张力障碍、帕金森综合征为主，年龄更大者多表现震颤、舞蹈样或投掷样动作。小脑损害导致共济失调和语言障碍，锥体系损害出现腱反射亢进，病理反射和假性延髓麻痹等，下丘脑损害产生肥胖、持续高热及高血压，少数患者可有癫痫发作，病情常缓慢发展，呈阶段性缓解或加重，亦有进展迅速者，特别是年轻患者。

2. 精神症状　主要表现为情感障碍和行为异常，如淡漠、抑郁、欣快、兴奋躁动、动作幼稚或怪异、攻击行为、生活懒散等，少数可有各种幻觉、妄想、人格改变、自杀等。

3. 肝脏症状　约80%患者发生肝脏受损的征象。大多数表现为非特异性慢性肝病症状群，如倦怠、无力、食欲缺乏、肝区疼痛、肝肿大或缩小、脾肿大及脾功能亢进、黄疸、腹水、蜘蛛痣、食管静脉曲张破裂出血及肝性脑病等。10%～30%的患者发生慢性活动性肝炎，少数患者呈现无症状性肝、脾肿大，或仅转氨酶持续升高。因肝损害还可使体内激素代谢异常，导致内分泌紊乱，出现青春期延迟、月经不调或闭经，男性乳房发育等。极少数患者以急性肝衰竭和急性溶血性贫血起病，多于短期内死亡。

4. 眼部异常　K-F环是本病最重要的体征，见于95%～98%患者，绝大多数双眼，个别为单眼。大多在出现神经系统受损征象时就可发现此环，位于角膜与巩膜交界处，在角膜的内表面上，呈绿褐色或金褐色，宽约1.3mm，光线斜照角膜时看得最清楚，但早期常需用裂隙灯检查方可发现。少数患者可出现晶状体浑浊、暗适应下降及瞳孔对光反应迟钝等。

5. 其他　大部分患者有皮肤色素沉着，尤以面部及双小腿伸侧明显。铜离子在近端肾小管和肾小球沉积，造成肾小管重吸收障碍，出现肾性糖尿、蛋白尿、氨基酸尿等；少数患者可发生肾小管性酸中毒。尚有肌无力、肌萎缩、骨质疏松、骨和软骨变性等症状。

（五）辅助检查

1.血清铜蓝蛋白及铜氧化酶活性　正常人铜蓝蛋白值为 0.26～0.36g/L，WD 患者显著降低，甚至为零。血清铜蓝蛋白降低是重要的诊断依据之一，但血清铜蓝蛋白值与病情、病程及驱铜治疗效果无关。应注意正常儿童血清铜蓝蛋白水平随年龄改变有特殊变化，新生儿只有成人的 1/5，以后迅速升高，在 2～3 个月时达到成人水平。12 岁前儿童血清铜蓝蛋白的矫正公式为：矫正后铜蓝蛋白值＝血清铜蓝蛋白测定值 ×[（12－年龄）×1.7]。血清铜氧化酶活性强弱与血清铜蓝蛋白含量成正比，故测定铜氧化酶活性可间接反映血清铜蓝蛋白含量，其意义与直接测定血清铜蓝蛋白相同。应注意血清铜蓝蛋白降低还可见于肾病综合征、慢性活动性肝炎、原发性胆汁性肝硬化、某些吸收不良综合征、蛋白 - 热量不足性营养不良等。

2.人体微量铜

（1）血清铜：正常人血清铜为 14.7～20.5μmol/L，90%WD 的血清铜降低。血清铜也与病情、治疗效果无关。

（2）尿铜：大多数患者 24h 尿铜含最显著增加，未经治疗时增高数倍至数十倍，服用排铜药物后尿铜进一步增高，待体内蓄积铜大排出后，尿铜量又渐降低，这些变化可作为临床排铜药物剂调整的参考指标。正常人尿铜排泄量少于 50g/24h，未经治疗患者多为 200～400g/24h，个别高达 1200g/24h，对一些尿铜改变不明显的可疑患者可采用青霉胺负荷试验。口服青霉胺后正常人和未经治疗的患者尿铜均明显增高，但患者比正常人更显著，可作为一种辅助诊断方法。

（3）肝铜量：被认为是诊断 W D 的金标准之一。经体检及生化检查未确诊的病例测定肝铜量是必要的。绝大多数患者肝铜含量在 250g/g 干重以上（正常 50g/g 干重）。

3. 肝肾功能　以肝肾损害为主要表现者，可出现不同程度的肝功能异常，如血清总蛋白降低、γ - 球蛋内增高等；以肾功能损害为主者，可出现尿素氮、肌酐增高及蛋白尿等。

4. 影像学检查　CT 显示双侧豆状核区低密度灶，MRI 显示 T1 低信号、T2 高信号，大脑皮质萎缩。约 96% 患者的骨关节 X 线平片可见骨质疏松、骨关节炎或骨软化等，最常见于手部。

5. 离体皮肤成纤维细胞培养　经高浓度铜培养液传代孵育的患者皮肤成纤维细胞，其胞质内铜 / 蛋白比值远高于杂合子及对照组。

6. 基因检测　WD 具有高度的遗传异质性，致病基因突变位点和突变方式复杂，故尚不能取代常规筛查手段。利用常规手段不能确诊的病例，或对症状前期患者或基因携带者筛选时，可考虑基因检测。

（六）诊断及鉴别诊断

1. 诊断　临床诊断主要根据 4 条标准：①肝病史、肝病征或锥体外系表现；②血清铜蓝蛋白显著降低和(或)肝铜增高；③角膜 K-F 环；④阳性家族史。符合①、②、③或①、②、④可确诊 Wilson 病；符合①、③、④很可能为典型 Wilson 病；符合②、③、④很可能为症状前 Wilsma 病；如具有 4 条中的 2 条则可能为 Wilson 病。

2.鉴别诊断　本病临床表现复杂多样，鉴别诊断上应从肝脏及神经系统两个方面的主要征象考虑，须重点鉴别的疾病有急（慢）性肝炎、肝硬化、小舞蹈病、亨廷顿病、原发性肌张力障碍、帕金森病和精神病（如精神分裂症、躁狂症、抑郁症）等。

（七）治疗

治疗的基本原则是低铜饮食、用药物减少铜的吸收和增加铜的排出；治疗越早越好，对症状前期患者也需及早进行治疗。

1.低铜饮食　应尽量避免食用含铜多的食物，如坚果类、巧克力、豌豆、蚕豆、玉米、香菇、贝壳类、螺类和蜜糖、各种动物肝和血等。此外，高氨基酸、高蛋白饮食能促进尿铜的排泄。

2.阻止铜吸收

（1）锌剂：能竞争性抑制铜在肠道吸收，促进粪铜排泄，尿铜排泄也有一定增加。锌剂可能增加肠细胞与肝细胞合成金属硫蛋白而减弱游离铜的毒性。常用的为硫酸锌200mg，3次/日；醋酸锌50mg，3次/日；葡萄糖酸锌70mg，3次/日；以及甘草锌等。不良反应轻，偶有恶心、呕吐等消化道症状。

（2）四巯钼酸胺（tetrathiomolybdate，TM）：在肠黏膜中形成铜与白蛋白的复合物，后者不能被肠吸收而随粪便排出；另能限制肠黏膜对铜的吸收。剂量为20～60mg，每日6次（3次在就餐时、另3次在两餐之间服用）。由于过量的钼可能滞留在肝、脾及骨髓内，故不能用作维持治疗。不良反应较少，主要是消化道症状。

3. 促进排铜　各种驱铜药物均为铜络合剂，通过与血液及组织中的铜形成无毒的复合物从尿排出。

（1）D- 青霉胺（D-penicillamine）：是治疗 Wilson 病的首选药物，药理作用不仅在于络合血液及组织中的过量游离铜从尿中排出，而且能与铜在肝中形成无毒的复合物而消除铜在游离状态下的毒性。动物实验还证明，青霉胺能诱导肝细胞合成金属铜硫蛋白（copper metallothionein），也有去铜毒的作用。首次使用应做青霉素皮试，成人量每日 1 ~ 1.5g，儿童为每日 20mg/kg，分 3 次口服，需终生用药。有时需数月方起效，可动态观察血清铜代谢指标及裂隙灯检查 K-F 环监测疗效。少数患者可引起发热、药疹、白细胞减少、肌无力、震颤（暂时加重）等，极少数可发生骨髓抑制、狼疮样综合征、肾病综合征等严重毒副作用。

（2）三乙基四胺（triethylene tetramine）：也是一种络合剂，其疗效和药理作用与 D- 青霉胺相同。成人用量为 1.2g/d。不良反应小，可用于使用青霉胺出现毒性反应的患者。

（3）二巯丁二酸钠（Na-DMS）：是含有双巯基的低毒高效重金属络合剂，能与血中游离铜、组织中已与酶系统结合的铜离子结合，形成解离及毒性低的硫醇化合物从尿排出。溶于 10% 葡萄糖液 40ml 中缓慢静注，每次 1g，每日 1 ~ 2 次，5 ~ 7 天为一疗程，可间断使用数个疗程。排铜效果优于 BAL，不良反应较轻，牙龈出血和鼻出血较多，可有口臭、头痛、恶心、乏力、四肢酸痛等。

（4）其他：如二巯丙醇（BAL）、二巯丙磺酸（DMPS）、依地酸钙钠（EDTA Na-Ca）也有治疗作用，但现较少用。

4. **中药治疗** 大黄、黄连、姜黄、鱼腥草、泽泻、莪术等由于具有利尿及排铜作用而对 WD 有效。少数患者服药后早期出现腹泻、腹痛，其他不良反应少。推荐用于症状前患者、早期或轻症患者、儿童患者以及长期维持治疗者。

5. **对症治疗** 如有肌强直及震颤者可用金刚烷胺和（或）苯海索，症状明显者可用复方左旋多巴。依据精神症状酌情选用抗精神病药、抗抑郁药、促智药。无论有无肝损害均需护肝治疗，可选用葡醛内酯、肌苷、维生素 C 等。

6. **手术治疗** 包括脾切除和肝移植。脾切除适用于严重脾功能亢进患者，长期白细胞和血小板显著减少，经常出血或（和）感染；又因青霉胺也有降低白细胞和血小板的不良反应，患者不能用青霉胺或仅能用小剂量达不到疗效。经各种治疗无效的严重病例可考虑肝移植。

（八）预后

本病早期诊断并早期驱铜治疗，一般较少影响生活质量和生存期，少数病情严重者预后不良。

三、小舞蹈病

（一）概念

小舞蹈病（chorea minor）又称 Sydenham 舞蹈病（Sydenham chorea）、风湿性舞蹈病，于 1686 年由 Thomas Sydenham 首先

描述，是风湿热在神经系统的常见表现。本病多见于儿童和青少年，其临床特征为舞蹈样动作、肌张力降低、肌力减退和（或）精神症状。

（二）病因及发病机制

早在 1780 年，Slott 即已提出本病与风湿病有关，现已证实本病是由 A 组 β 溶血性链球菌感染引起的自身免疫反应所致。部分患儿咽拭子培养 A 族溶血性链球菌呈阳性，血液和脑脊液中可查到抗神经元抗体，该抗体能与尾状核、丘脑底核及其他部位神经元上的抗原结合。血清中的抗神经元抗体滴度随着舞蹈症的好转而降低，随着病情加重而升高。这些资料提示机体针对链球菌感染的免疫应答反应中产生的抗体，与某种未知基底核神经元抗原存在交叉反应，引起免疫炎性反位而致病。

（三）病理

病理改变主要为黑质、纹状体、丘脑底核、小脑齿状核及大脑皮质充血、水肿、炎性细胞浸润及神经细胞弥漫性变性，有的病例出现散在动脉炎、点状出血，有时脑组织可呈现栓塞性小梗死，软脑膜可有轻度炎性改变，血管周围有少量淋巴细胞浸润。尸解病例中 90% 发现有风湿性心脏病。

（四）临床表现

多见于 5～15 岁，男女之比约为 1∶3。无季节、种族差异。病前常有上呼吸道炎、咽喉炎等 A 组 β 溶血性链球菌感染史，大多数为亚急性起病，少数可急性起病。

1. 舞蹈症　可以是全身性，也可以是一侧较重，主要累及面部和肢体远端。表现为挤眉、弄眼、噘嘴、吐舌、扮鬼脸，上肢各关节交替伸屈、内收，下肢步态颠簸，精神紧张时加重，睡眠时消失。患儿可能会用有意识地主动运动去掩盖不自主运动。不自主舞蹈样动作可干扰随意运动，导致步态笨拙、持物跌落、动作不稳、暴发性言语。舞蹈症常在发病2～4周内加重，3～6个月内自发缓解。约20%的患儿会复发，通常在2年内。少数在初次发病十年后再次出现轻微的舞蹈症。

2. 肌张力低下和肌无力　可有明显的肌张力减低和肌无力。当患儿举臂过头时，手掌旋前（旋前肌征）。检查者请患儿紧握检查者的第二、第三手指时能感到患儿手的紧握程度不恒定，时紧时松（挤奶妇手法或盈亏征）。有时肌无力可以是本病的突出征象，以致患儿在急性期不得不卧床。

3. 精神障碍　患儿常伴某些精神症状，如焦虑、抑郁、情绪不稳、激惹、注意力缺陷多动障碍（attention deficit hyperactivity disorder，ADHD）、偏执-强迫行为（obsessive-compulsive behavior）等。有时出现精神症状先于舞蹈症。

4. 其他　约1/3患儿可伴其他急性风湿热表现，如低热、关节炎、心瓣膜炎、风湿结节等。

（五）辅助检查

1. 血清学检查　白细胞增多，血沉加快，C反应蛋白效价升高，抗链球菌溶血素“O”滴度增加；由于本病多发生在链球菌感染后2～3个月，甚至6～8个月，故不少患儿发生舞蹈样动作时链球菌检查常为阴性。

2. 喉拭子培养　可检出 A 族溶血型链球菌。

3. 脑电图及影像学检查　脑电图为轻度弥漫性慢活动，无特异性。多数患儿的头颅 CT 显示尾状核区低密度灶及水肿，MRI 显示尾状核、壳核、苍白球增大，T2 加权像信号增强，随症状好转而消退。

（六）诊断及鉴别诊断

1. 诊断　诊断主要依据儿童或青少年起病、有风湿热或链球菌感染史、亚急性或急性起病的舞蹈症，伴肌张力低下、肌无力或（和）精神症状应考虑本病。合并其他风湿热表现及自限性病程可进一步支持诊断。

2. 鉴别诊断　对无风湿热或链球菌感染史、单独出现的小舞蹈病需与其他原因引起的舞蹈症鉴别，如少年型亨廷顿病、神经棘红细胞增多症、肝豆状核变性、各种原因（药物、感染、脑缺氧、核黄疸）引起的症状性舞蹈病，还需与抽动秽语综合征、扭转痉挛鉴别。

（七）治疗

1. 对症治疗　对舞蹈症状可选用多巴胺受体拮抗剂，如氯丙嗪 12.5～25.0mg，氟哌啶醇 0.5～1.0mg，奋乃静 2～4mg 或硫必利 50～100mg，每日 3 次口服。前两种药物易诱发锥体外系不良反应，需注意观察，一旦发生需减少剂量。也可选用多巴胺耗竭剂，如利血平 0.10～0.25mg 或丁苯那嗪（tetrabenazine）25mg，每日 2～3 次口服；或可选用增加

GABA 含量的药物，如丙戊酸钠 0.2g，每日 3 次口服。加用苯二氮䓬类药，如地西泮、氯硝西泮或硝西泮则可更有效地控制舞蹈症。

2. 病因治疗　在确诊本病后，无论病症轻重，均需应用抗链球菌治疗，目的在于最大限度地防止或减少小舞蹈病复发及避免心肌炎、心瓣膜病的发生。一般应用青霉素 80 万单位肌注，2 次 / 日，1 ～ 2 周为一疗程。以后可给予长效青霉素 120 万单位肌注，每月 1 次，有人认为青霉素治疗应维持至少 5 年。不能使用青霉素，可改用其他链球菌敏感的头孢类抗生素。

3. 免疫疗法　鉴于患儿患病期间体内有抗神经元抗体，故理论上免疫治疗可能有效。可应用糖皮质激素，也有报道用血浆置换、免疫球蛋白静脉注射治疗本病，可缩短病程及减轻症状。

（八）预后

本病为自限性，即使不经治疗，3 ～ 6 个月后也可自行缓解；适当治疗可缩短病程。约 1/4 患儿可复发。

四、亨廷顿病

（一）概念

亨廷顿病（Huntington disease，HD）又称亨廷顿舞蹈病（Huntington chorea）、慢性进行性舞蹈病（chronic progressive chorea）、遗传性舞蹈病（hereditary chorea），于 1842 年由 Waters 首报，1872 年由美国医师 George Huntington 系统描述而得名，是一种常染色体显性遗传的基底核和大脑皮质变性疾病，临床上以隐匿起病、缓慢进展的舞蹈症、精神异常和痴呆为特征。本病呈完全外显率，受累个体的后代一半发病，可发生于所有人种，白种人发病率最高，我国较少见。

（二）病因及发病机制

本病的致病基因 IT15（interesting transcript 15）位于第 4 号染色体 4p16.3，基因的表达产物为约含 3144 个氨基酸的多肽，命名为 Huntingtin，在 IT15 基因 5'端编码区内的三核苷酸（CAG）重复序列拷贝数异常增多。拷贝数越多，发病年龄越早，临床症状越重。在 Huntingtin 内，（CAG）n 重复编码一段长的多聚谷氨酰胺功能区，故认为本病可能由于一种毒性的功能获得（gain of function）所致。

（三）病理及生化改变

1. 病理变化　主要位于纹状体和大脑皮质，黑质、视丘、视丘下核、齿状核亦可轻度受累。大脑皮质突出的变化为皮质萎缩，特别是 3、5 和 6 层神经节细胞丧失，合并胶质细胞增生。尾状核、壳核神经元大量变性、丢失。投射至外侧苍白球的纹状体传出神经元（含 γ - 氨基丁酸与脑啡肽，参与间接通路）较早受累，是引起舞蹈症的基础；随疾病进展，投射至内侧苍白球的纹状体传出神经元（含 γ - 氨基丁酸与 P 物质，参与直接通路）也遭殃及，是导致肌强直及肌张力障碍的原因。

2. 生化改变　纹状体传出神经元中 γ - 氨基丁酸、乙酰胆碱及其合成酶明显减少，多巴胺浓度正常或略增加；与 γ - 氨基丁酸共存的神经调质脑啡肽、P 物质亦减少，生长抑素和神经肽 Y 增加。

（四）临床表现

本病多见于 30 ～ 50 岁，5% ～ 10% 的患者发病于儿童和青少年，10% 在老年发病。患者的连续后代中有发病提前倾向，称之为早现现象（anticipation），父系遗传（paternal descent）的早现现象更明显。绝大多数有阳性家族史。隐匿起病，缓慢进展，无性别差异。

1. 锥体外系症状　以舞蹈样不自主运动最常见、最具特征性，通常为全身性，程度轻重不一，典型表现为手指弹钢琴样动作和面部怪异表情，累及躯干可产生舞蹈样步态，可合并手足徐动及投掷症。随着病情进展，舞蹈样不自主运动可逐渐减轻，而肌张力障碍及动作迟缓、肌强直、姿势不稳等帕金森综合征渐趋明显。

2. 精神障碍及痴呆　精神障碍可表现为情感、性格、人格改变及行为异常，如抑郁、激惹、幻觉、妄想、暴躁、冲动、反社会行为等。患者常表现出注意力减退、记忆力降低、认知障碍及智能减退，呈进行性加重。

3. 其他　快速眼球运动（扫视）常受损，可伴癫痫发作，舞蹈样不自主运动大量消耗能量可使体重明显下降，睡眠和（或）性功能障碍常见。晚期出现构音障碍和吞咽困难。

（五）辅助检查

1. 基因检测　CAG 复序列拷贝数增加，大于 40 具有诊断价值。该检测若结合临床则特异性高、价值大，几乎所有的病例可通过该方法确诊。

2. 电生理及影像学检查　脑电图呈弥漫性异常，无特异性。CT 及 MRI 显示大脑皮质和尾状核萎缩，脑室扩大。MRI T2 加权像示壳核信号增强。MR 波谱（MRS）示大脑皮质及基底核乳酸水平增高。

（六）诊断及鉴别诊断

根据发病年龄，慢性进行性舞蹈样动作、精神症状和痴呆，结合家族史可诊断本病，基因检测可确诊，还可发现临床前期患者。本病应与小舞蹈病、良性遗传性舞蹈病、发作性舞蹈手足徐动症、老年性舞蹈病、棘状红细胞增多症、肝豆状核变性、迟发性运动障碍鉴别。

（七）治疗

目前尚无特效治疗措施。对舞蹈症状可选用：①多巴胺受体阻滞剂：氟哌啶醇 1～4mg，每日 3 次；氯丙嗪 12.5～50mg，每日 3 次；奋乃静 2～4mg，每日 3 次；硫必利 0.1～0.2mg，每日 3 次。均应从小剂量开始，逐渐增加剂量，用药过程中应注意锥体外系不良反应。②中枢多巴胺耗竭剂：丁苯那嗪 25mg，每日 3 次；③补充中枢 γ-氨基丁酸或乙酰胆碱药物。

（八）预后及预防

本病病程 10～25 年，平均 19 年。最后常因吞咽困难、营养不良、活动障碍、卧床不起、发生并发症而死亡。对确诊患者的家族应给予必要的遗传咨询，注意发掘临床中病例，应劝告其不要生育，避免患儿出生。

五、特发性震颤

（一）概念

特发性震颤（essential tremor，ET）又称原发性震颤和家族性震颤，是以震颤为唯一表现的常见运动障碍性疾病，本病无种族、地区、性别差异。发病年龄可从儿童期至老年期，但 20～30 岁与 50～60 岁为两个高峰期，平均发病年龄为 37～47 岁，有家族史者发病年龄较早。

（二）病因及发病机制

本病的确切原因仍未明了。60% 以上患者有阳性家族史，呈常染色体显性遗传。目前已鉴定了三个基因位点，分别位于 3ql3（ETMl）、2p22-25（ETM2）和 6p23（ETM3）。有研究提示，小脑功能对特发性震颤的产生有重要作用，而病理解剖均无特异性改变。

（三）临床表现

震颤是本病唯一的临床症状，主要表现为姿势性震颤和动作性震颤，往往见于一侧上肢或双上肢，头部也常累及，下肢较少受累。据报道，最常受累双手占 90%，头部 50%，咽喉部肌肉 30%，腿与下颌 15%，无全身或其他神经系统阳性体征。有的病例因震颤而妨碍手部完成书写等精细动作，喉部肌肉受累可影响发音。患者少量饮酒后震颤可暂时减轻或缓解，情绪激动或紧张、疲劳、寒冷等可使震颤加重。服用普萘洛尔或阿尔马尔治疗有效。

（四）诊断及鉴别诊断

出现可见的和持续的上肢姿势性震颤，伴或不伴动作性震颤，上肢的震颤可不对称，也可对称或出现头部震颤；排除与震颤相关的全身性或其他神经系统疾病，如帕金森病、小脑病变、甲状腺功能亢进、心因性因素以及药物、酒精中毒所致震颤；病程在半年以上。

（五）治疗

1. 药物治疗　普萘洛尔 40 ～ 120mg，每日 2 次口服；阿尔马尔或称阿罗洛尔 10mg，早、午服用，该药效果显著，注意其降压作用；地西泮或氯硝西泮亦有一定作用。

2. 其他　少数症状严重，以一侧为主和药物治疗无效的患者可行丘脑毁损术、丘脑深部电刺激等方法，亦可注射肉毒毒素 A 治疗。

（六）预后

病情产期稳定，无进行性加重，通常不致残，症状轻微者不必治疗。

第二节　中医学对本病的认识及针药治疗

《黄帝内经》无震颤之名，但有"掉"（《素问·至真要大论》）、"振掉"（《素问·脉要精微论》）等类似本病的记载。明代对颤振的认识进一步深化，王肯堂《证治准绳·杂病》说："颤，摇也；振，动也"；楼英《医学纲目·颤振》明确指出："《黄帝内经》云，诸风掉眩，皆属于肝。掉，即颤振之谓也"，首次提出本病病名。

颤病是指以头部或肢体摇动、颤抖为主要临床表现的一种病症。轻者仅有头摇，或限于手足或单一肢体轻微颤动，可坚持工作，生活自理；重者全身颤动，头部震摇大动，扭转痉挛，四肢颤动不止，不能自理生活，甚或卧床不起。此病多发于中老年人，男性多于女性。多由年老体弱，情志、饮食失调，劳伤过度而致气血阴精亏损，风火痰瘀阻滞脉络，筋脉失养而成。颤病可作为一种原发性疾病单独出现，亦可继发于其他疾病。现代医学中锥体外系疾病所致的运动障碍性疾病如帕金森病、舞蹈病等均可照此辨证论治。

《素问·至真要大论》云："诸风掉眩，皆属于肝"，认为此类疾患属于风象，与肝有关。此论一直为后世所宗。如明代王肯堂《证治准绳·杂病》说："颤，摇也；振，动也。筋脉约束不住而莫能任持，风之象也。"他还结合自己的实际观察，指出颤振"壮年鲜有，中年已后乃有之，老年尤多"。楼英《医学纲目》指出颤振的病因"多由风热相合，亦有风寒所中者，亦有风夹湿痰者"。孙一奎《赤水玄珠·颤振门》中认为颤振的病因病机是"木火上盛，肾阴不充，下虚上实，实为痰火，虚则肾亏"，属本虚标实、虚实夹杂之证。清代张璐《张氏医通·卷六》有"颤振"之名，认为本病主要是风、火、痰为患，并按脾胃虚弱、心气虚热、心虚夹痰、肾虚、实热积滞分别立方，使本病的理、法、方、药日趋充实。清代高鼓峰《医宗己任编·颤振》认为："大抵气血俱虚，不能荣养筋骨，故为之振摇，而不能主持也"，强调气血亏虚是颤振的重要原因。

治法方药方面，明代孙一奎《赤水玄珠·颤振门》认为治疗本病应"清上补下"，体现扶正祛邪，标本兼顾的治疗原则。清代高鼓峰《医宗己任编·颤振》以大补气血法治疗颤振，指出："须大补气血，人参养荣汤或加味人参养荣汤；若身摇不得眠者，十味温胆汤倍加人参，或加味温胆汤。"

一、病因病机

1. 病因

（1）情志不遂：所愿不遂，或郁怒伤肝，肝气郁滞，日久化火，耗伤肝肾阴精，水不涵木，阳亢化风而致颤病。忧思伤脾，健运失司，痰浊内生，气血生化乏源，气血虚弱不能荣于四末，或夹风痰内阻，致筋脉失养而颤振。

（2）饮食不节：长期嗜食肥甘厚味，饮酒过度，损伤脾胃，助湿生痰，阻于脉络，同时脾虚运化敷布水谷精微之力弱，气血不足，筋脉失养而成颤病。

（3）劳欲过度：劳倦过度，耗伤脾胃之气；嗜欲无度，摄生不慎，耗竭肾精，而致脾肾俱虚，脾虚健运失司，气血虚弱，筋脉失濡养，肾精亏虚，脑髓不充，筋骨失养而致颤病。

（4）年老久病：年逾四十则肝肾精血日渐亏虚，或久病体弱，气血阴阳不足，脏腑功能失调，致肝肾不足，阴亏阳亢，风阳内动、筋脉失养，颤动振掉而为颤病。

（5）先天禀赋不足：禀赋不足，先天肾精亏虚，髓海失充，筋骨经脉失养而致幼年发为颤病。

2. 病机　该病好发于中老年人，隐匿起病，渐进加重。幼年发病则以先天禀赋不足为多见。病位在脑髓、筋脉、肝、脾、肾。初期主病在肝，病久涉及脾肾、脑髓、筋脉。本病以本虚标实为主。本虚多为肝肾阴亏，气血虚弱；标实则以风、痰、瘀、火为常见。常虚实相兼为病。

发病之初，病变轻浅，以内风、痰瘀、火热标实为主，病变迁延，则可致虚实夹杂，终则病久及肾，致真阴亏损，正气衰败，肝脾肾多脏俱损而病势加重。

其病机转化如下：颤病初期多为肝阴不足，筋脉失养，肝风内动所致，或可见脾虚痰阻，气血不足以及风痰瘀阻脉络所致者，以肝、脾受损为主，肝风内动、痰浊瘀血内停等标实为突出。此外，五志过极化火，风火交织，痰热互阻而致痰热动风之证亦不少见。因此，在邪实为主，正气尚无大亏的阶段，经积极治疗，使肝风得息，痰瘀得祛，气血阴液得以充养，颤病尚可减轻。反之，颤病日久，气血阴阳受损，肝脾肾多脏功能俱伤，病久入络，痰瘀互阻更甚，病多不治。此外，因先天禀赋不足，年老体衰，肝肾精亏所致颤病，病初即见真阴亏耗，肝脾肾俱损者，亦多难根治，预后不良。

二、中医辨证论治

临床辨证主要分辨标本、虚实。肝肾不足，气血虚弱者为虚，风火夹痰者为实。如虚实相兼为病者，多以肝肾阴亏，气血不足为病之本，风痰瘀为病之标。临床以本虚标实之证多见。若症见仅头部轻摇，或单一肢体僵硬、颤动，头晕耳鸣者，属风痰阻络；口唇、舌体颤动，走路慌张，面部表情呆滞，面色无华，心悸气短者，证属气血亏虚；颤病日久，见呆傻健忘，腰膝酸软，头晕，盗汗者，属肾精亏耗；肢体颤抖，神呆懒动，胸脘痞闷，咳痰色黄，便干尿赤者，属痰热动风。治疗原则为扶正祛邪，标本兼顾。常用益肾调肝、补气养血以扶正而治其本，用清化痰热、息风活血以祛邪而治其标。

1. 风痰阻络证

临床表现：仅见头部轻微动摇，或见手足或单个肢体僵硬，时有颤振，活动欠灵活。兼见头晕，视物模糊，耳鸣，舌质黯淡，苔薄白或白腻，脉弦或弦滑。

治法：平肝息风，化痰通络。

方药：二陈汤合天麻钩藤饮加减。常药用：天麻甘平，入肝经，性润质柔，功擅平肝潜阳，息风止痉，钩藤甘微寒，息风止痉，清热平肝，二者合用息风止痉而平潜肝阳；清半夏、陈皮、茯苓理气化痰，健脾祛湿；丹参、赤芍、鸡血藤养血活血，化瘀通络；川芎辛温升散，上行头目，行气活血祛风止痛；菊花辛甘苦微寒，入肝经，平肝潜阳，息风止痉；白蒺藜苦降，入肝经，平肝潜阳，活血祛风。诸药合用共奏平肝息风、化痰通络、调和气血之效。

神情呆滞，胸脘痞满者，加枳实、菖蒲、郁金；痰热内扰，口苦心烦者，加竹茹、黄芩；失眠多梦者，加炒枣仁、浮小麦；痰浊盛者，加竹沥、胆南星、全瓜蒌清热化痰，或可加白芥子、猪牙皂祛除经络之痰湿；肝风偏盛，震颤加重者，加乌梢蛇、蕲蛇、僵蚕、全蝎等平肝息风；瘀血重者，加穿山甲、水蛭、地龙等虫类活血药。

2. 气血亏虚证

临床表现： 肢体颤振日久，程度较重，或见头部、口唇、舌体颤动，走路慌张，步履迟缓，表情呆滞，伴有面色少华，倦怠乏力，心悸气短，头晕目眩，自汗，舌体胖，边有齿痕，舌质黯淡有瘀斑、瘀点，舌下脉络瘀紫，脉细弱。

治法： 益气养血、息风活络。

方药： 八珍汤合羚角钩藤汤加减。本方气血双补，标本兼顾，肝脾心同治，共奏益气养血，息风活络之效。常用药：黄芪、党参甘温、甘平之品，健脾补中益气，当归甘辛温；白芍甘苦酸养血活血，和血柔肝，益气生血，气血双补；天麻、钩藤平肝息风；羚羊角粉息风平肝镇颤；珍珠母潜镇以平息肝风，并可宁心安神；丹参、鸡血藤养血和血，化瘀通络；青皮理气化滞助血瘀行散。

气虚甚伴中气下陷者，用补中益气汤加减；气虚夹痰者，可加瓜蒌、胆南星、竹沥、菖蒲、远志等；心悸失眠健忘甚者，以归脾汤加减，人参倍用；便秘时重用当归，并加肉苁蓉、火麻仁；血瘀明显者，加桃仁、红花、地龙；血虚甚者，与四物汤合用。

羚羊角粉对各类证候的颤病均有较好的疗效，一般用量

2～3g，每日分两次冲入汤药。此外，本方可加入生熟地、女贞子、枸杞子、山药以兼顾脾肾。

3. 肾精亏耗证

临床表现： 颤病日久不愈，可见四肢、躯干、头部、口唇及舌体等全身性颤动不止，颤动幅度大，程度较重，或见项背强直、肢体拘急，或见呆傻健忘、口角流涎，常伴有头晕耳鸣，急躁易怒，形体消瘦，腰膝酸软，盗汗，失眠多梦，舌体瘦小，舌质黯红或有瘀斑，少苔或剥苔，或苔微黄，脉细弦。

治法： 滋补肝肾，育阴息风。

方药： 大补阴丸合六味地黄汤加减。本方甘以补血养阴，咸以育阴潜阳，以培本为主，力求肾水充以涵木，亢阳潜而风息。常用药：生地黄甘苦寒，养阴生津；熟地黄甘微温，滋补肝肾精血；何首乌苦甘温，补精益血，补肝养血，填精益肾之力胜；鳖甲、龟甲、生牡蛎咸微寒，育阴潜阳；钩藤、白蒺藜、羚羊角粉凉肝息风止痉，丹参、赤芍活血通络。

若阴虚火旺，兼见五心烦热，口干舌燥，便秘溲赤，舌苔薄黄，脉细数者，可加知母、黄柏、丹皮、玄参之类；或更加肉桂以引火归元；若兼畏冷肢凉，舌淡苔白，脉缓者，可用地黄饮子加减；若有血瘀阻络症见头痛，舌黯瘀斑明显者，可加重活血化瘀药，用当归、炮穿山甲、川芎、牛膝、地鳖虫等；筋脉拘紧强直者，加木瓜、蕲蛇、地龙、僵蚕。临床为防本方滋腻碍胃，常可加入适量芳香理气开胃助运药物。也可用本方3～4倍剂量，再加入砂仁10g，佛手15g，共研细末，炼蜜为丸，每丸6g，每服1丸，每日3次，长期服用，以缓图之。

4.痰热动风证

临床表现：头部及肢体颤振、抖动，项背强急，神呆懒动，兼见胸脘痞闷，口干头晕，口苦，咳痰色黄，便干尿赤，舌红，苔黄腻，脉弦数或滑数。

治法：清化痰热，息风活络。

方药：摧肝丸或用导痰汤合天麻钩藤饮加减。本方用药以甘咸苦寒、清泄镇降之品为主，效专力宏，共奏清化痰热，凉肝息风止颤兼活络之功。常用药：全瓜蒌味甘性寒，清热化痰，润肺下气，利气宽胸，对痰热交阻之证疗效甚佳；胆南星苦凉，有清热化痰，息风定惊之功；竹沥甘寒，功擅清热化痰，清心开窍；黄芩、栀子苦寒，善清上焦火热，栀子并清三焦湿热，引邪下行；羚羊角粉咸寒，功擅清泻肝热，息风止痉，与天麻合用平肝息风镇颤；珍珠粉甘咸寒，凉肝息风镇颤力强，并可清心安神；丹参一味功同四物，有活血通络养血和血之效。

痰热内盛者，可用温胆汤加黄连、黄芩、天竺黄，或用二陈汤送服当归龙荟丸；便干便秘者，重用瓜蒌或加大黄、炒枳壳；神呆明显者，加菖蒲、远志；脘满食少腹胀者，可加青皮、厚朴、木香；肝火盛者，可加龙胆草、夏枯草。

若属湿痰内聚，出现胸闷恶心，咳吐痰涎，舌体胖且边有齿痕，苔厚腻，脉滑者，宜二陈汤加煨皂角 1g，硼砂 1g，胆南星 6g，以燥湿化痰。

下面在介绍下临床本病治疗常用的验方：

（1）熄风汤：天麻、钩藤各 12g，龙齿、首乌各 12g，钩藤、朱茯神、枣仁、秦艽、白蒺藜、当归、白芍各 9g，炙甘草 3g，水煎服。用于精血不足之颤病。

（2）化痰透脑丸：制胆星 25g，天竺黄 100g，煨皂角 5g，人工麝香 10g，琥珀 50g，郁金 50g，清半夏 50g，蛇胆陈皮 50g，远志肉 100g，珍珠 10g，沉香 50g，海胆 50g 共为细末，蜜为丸（重约 6g），每服 1 丸，1 日 3 次。用于痰浊内阻之颤病。

（3）黄龙定颤汤：黄芪 15g，地龙 15g，当归 10g，川芎 10g，天麻 10g，生地 10g，熟地 10g，僵蚕 15g，防风 10g，秦艽 10g，威灵仙 10g，炙全蝎 5g（研吞），炙蜈蚣 3g（研吞），水煎服。用于风痰瘀阻之颤病。

三、中医针灸治疗

本病病机复杂，症状顽固，尚无理想治疗方法。针灸疗程较长，可以改善症状，减少西药用量及其不良反应，但仍难以根治。对轻症进行耐心训练和教育，合理安排生活和工作。重症要注意生活护理，防止跌倒等异常情况的发生。

1. 基本治疗

治则：补益脾肾，化痰熄风。以督脉、手足少阳经穴为主。

主穴：（1）四神聪、曲池、外关、足三里、阳陵泉、丰隆。

（2）百会、本神、风池、合谷、三阴交、太冲。

配穴：风阳内动加大椎、风府；髓海不足加肾俞、太溪；气血亏虚加气海、公孙；痰热动风加中脘、阴陵泉；颤抖甚加后溪、三间、大椎；僵直甚加大包、期门（均灸）、大椎（刺血）；汗多加肺俞、脾俞、气海；口干舌麻加廉泉、承浆。

操作：两组主穴交替使用。每天或隔天治疗 1 次，30 次为 1 疗程。头部穴针刺后可加用电针，选用疏波，通电 30 分钟。针刺用平补平泻法或根据病情施用补泻。僵直甚加灸大包、期门，每穴灸 10 分钟。或用三棱针刺大椎出血，再加拔火罐，使之出血，1 周或 2 周刺血 1 次。

方义：本证的治疗以熄风止颤为主，选用四神聪、本神以补益脑髓；风池、百会、太冲、合谷以潜阳熄风；足三里、丰隆、三阴交以健脾胃、化痰浊；曲池、外关、阳陵泉以行气活血，濡养筋脉。

2. 其他治疗

（1）头针法：顶中线、顶颞后斜线、顶旁 1 线、顶旁 2 线；或者选用于氏头针额区、顶前区；将 1.5 寸毫针刺入帽状腱膜下。快速行针，使局部有热感，或加用电针，留针 30 分钟。

（2）耳针法：皮质下、脑点、神门、枕、颈、肘、腕、指、膝、肝、脾、肾、心。每次选用 3～5 穴，毫针用轻刺激。亦可用掀针埋藏或用王不留行籽贴压。

第七章

痫　病

第一节　现代医学对本病的认识

一、癫痫

（一）概念

癫痫（epilepsy）是多种原因导致的脑部神经元高度同步化异常放电所致的临床综合征，临床表现具有发作性、短暂性、重复性和刻板性的特点。异常放电神经元的位置不同及异常放电波及的范围差异，导致患者的发作形式不一，可表现为感觉、运动、意识、精神、行为、自主神经功能障碍或兼有之。临床上每次发作或每种发作的过程称为痫性发作（seizure），一个患者可有一种或数种形式的痫性发作。在癫痫发作中，一组具有相似症状和体征特性所组成的特定癫痫现象统称为癫痫综合征。

（二）流行病学

癫痫是神经系统常见疾病，流行病学资料显示癫痫的年发病率为（50～70）/10万；患病率约为5‰，死亡率为（1.3～3.6）/10万，为一般人群的2～3倍。我国目前约有900万以上癫痫患者，每年新发癫痫患者65万～70万，30%左右为难治性癫痫，我国的难治性癫痫患者至少在200万以上。

（三）病因

癫痫不是独立的疾病，而是一组疾病或综合征，引起癫痫的病因非常复杂，根据病因学不同，癫痫可分为三大类：

1. **症状性癫痫**（symptomatic epilepsy）　由各种明确的中枢神经系统结构损伤或功能异常所致，如脑外伤、脑血管病、脑肿瘤、中枢神经系统感染、寄生虫、遗传代谢性疾病、皮质发育障碍、神经系统变性疾病、药物和毒物等。

2. **特发性癫痫**（idiopathic epilepsy）　病因不明，未发现脑部有足以引起癫痫发作的结构性损伤或功能异常，可能与遗传因素密切相关，常在某一特定年龄段起病，具有特征性临床及脑电图表现。如伴中央颞区棘波的良性儿童癫痫、家族性颞叶癫痫等。

3. **隐源性癫痫**（cryptogenic epilepsy）　临床表现提示为症状性癫痫，但现有的检查手段不能发现明确的病因。其约占全部癫痫的60%～70%。

（四）影响发作的因素

1. **年龄**　特发性癫痫与年龄密切相关，如婴儿痉挛症在1岁内起病，儿童失神癫痫发病高峰在6～7岁，肌阵挛癫痫起病在青春期前后。各年龄段癫痫的常见病因也不同：0～2岁多为围生期损伤、先天性疾病和代谢障碍等；2～12岁多为急性感染、特发性癫痫、围生期损伤和热性惊厥等；12～18岁多为特发性癫痫、颅脑外伤、血管畸形和围生期损伤等；18～35岁多为颅脑外伤、脑肿瘤和特发性癫痫等；35～65岁多为脑肿瘤、颅脑外伤、脑血管疾病和代谢障碍等；65岁以后多为脑血管疾病、脑肿瘤、阿尔茨海默病伴发等。

2.遗传因素　可影响癫痫易患性。如儿童失神发作患者的兄弟姐妹在5～16岁有40%以上出现3Hz棘-慢波的异常脑电图，但仅1/4出现失神发作。症状性癫痫患者的近亲患病率为15‰，高于普通人群。有报告单卵双胎儿童失神和全面强直-阵挛发作一致率为100%。

3.睡眠　癫痫发作与睡眠-觉醒周期有密切关系。如全面强直-阵挛发作常在晨醒后发生；婴儿痉挛症多在醒后和睡前发作；伴中央颞区棘波的良性儿童癫痫多在睡眠中发作等。

4.内环境改变　内分泌失调、电解质紊乱和代谢异常等均可影响神经元放电阈值，导致痫性发作。如少数患者仅在月经期或妊娠早期发作，为月经期癫痫和妊娠性癫痫；疲劳、睡眠缺乏、饥饿、便秘、饮酒、闪光、感情冲动和一过性代谢紊乱等都可导致痫性发作。

（五）发病机制

癫痫的发病机制非常复杂，至今尚未能完全了解其全部机制，但发病的一些重要环节已被探知。

1.痫性放电的起始　神经元异常放电是癫痫发病的电生

理基础；在正常情况下，神经元自发产生有节律性的电活动，但频率较低。致痫性神经元的膜电位与正常神经元不同，在每次动作电位之后出现阵发性去极化漂移（paroxysmal depolarization shift，PDS），同时产生高幅高频的棘波放电。神经元异常放电可能由于各种病因导致离子通道蛋白、神经递质或调质异常，出现离子通道结构和功能改变，引起离子异常跨膜运动。

在癫痫发病机制中，关于神经元异常放电起源需区分两个概念：①癫痫病灶（lesion）：是癫痫发作的病理基础，指可直接或间接导致痫性放电或癫痫发作的脑组织形态或结构异常，CT 或 MRI 通常可显示病灶，有的需要在显微镜下才能发现；②致痫灶（seizure focus）：是脑电图出现一个或数个最明显的痫性放电部位，痫性放电可因病灶挤压、局部缺血等导致局部皮质神经元减少和胶质增生所致。研究表明，直接导致癫痫发作的并非癫痫病理灶而是致痫灶。单个病灶（如肿瘤、血管畸形等）产生的致痫灶多位于病灶边缘，广泛癫痫病灶（如颞叶内侧硬化及外伤性瘢痕等）所致的致痫灶常包含在病灶内，有时可在远离癫痫灶的同侧或对侧脑区。

2. 痫性放电的传播　异常高频放电反复通过突触联系和强直后的易化作用诱发周边及远处的神经元同步放电，从而引起异常电位的连续传播。异常放电局限于大脑皮质的某一区域时，表现为部分性发作；若异常放电在局部反馈回路中长期传导，表现为部分性发作持续状态；若异常放电通过电场效应和传导通路，向同侧其他区域甚至一侧半球扩散，表现为 Jackson 发作；若异常放电不仅波及同侧半球同时扩散到对侧大脑半球，表现为继发性、全面性发作；若异常放电的起始部分在丘脑和上脑干，并仅扩及脑干网状结构上行激活系统时，表现为失神发作；若异常放电广泛投射至两侧大脑皮质并使网状脊髓束受到抑制时则表现为全身强直 - 阵挛性发作。

3. 痫性放电的终止　目前机制尚未完全明了，可能机制为脑内各层结构的主动抑制作用，即癫痫发作时，癫痫灶内产生巨大突触后电位，后者激活负反馈机制，使细胞膜长时间处于过度去极化状态，从而抑制异常放电扩散，同时减少癫痫灶的传入性冲动，促使发作放电的终止。

（六）病理

癫痫的病因错综复杂，病理改变亦呈多样化，临床通常将癫痫病理改变分为两类，即引起癫痫发作的病理改变（即癫痫发作的病因）和癫痫发作引起的病理改变（即癫痫发作的后果），这对于明确癫痫的致病机制以及寻求外科手术治疗具有十分重要的意义。

由于医学伦理学限制，目前关于癫痫的病理研究大部分来自难治性癫痫患者手术切除的病变组织，在这类患者中，海马硬化（hippocampal sclerosis，HS）具有一定的代表性。海马硬化又称阿蒙角硬化（Ammon horn sclerosis，AHS）或颞叶中央硬化（mesial temporal sclerosis，MTS），它既可以是癫痫反复发作的结果，又可能是导致癫痫反复发作的病因，与癫痫治疗成败密切相关。海马硬化肉眼观察表现为海马萎缩、坚硬；组织学表现为双侧海马硬化病变多呈现不对称性，往往发现一侧有明显的海马硬化表现，而另一侧海马仅有轻度的神经元脱失；此外也可波及海马旁回、杏仁核、钩回等结构。镜下典型表现是神经元脱失和胶质细胞增生，且神经元的脱失在癫痫易损区更为明显，比如CA1区、CA3区和门区。

　　苔藓纤维出芽（mossy fiber sprouting）是海马硬化患者另一重要的病理表现。颗粒细胞的轴突称为苔藓纤维，正常情况下只投射至门区及CA3区，反复癫痫发作触发苔藓纤维芽生，进入齿状回的内分子层（主要是颗粒细胞的树突）和CA1区，形成局部异常神经环路，导致癫痫发作。海马硬化患者还可发现齿状回结构的异常。最常见的是颗粒细胞弥散增宽（disperse of dentate granular cells），表现为齿状回颗粒细胞宽度明显宽于正常对照，颗粒层和分子层界限模糊，这可能是癫痫发作导致颗粒细胞的正常迁移被打断，或者是癫痫诱发神经发生的结果。很多学者报道癫痫患者海马门区发现异形神经元，同时伴有细胞骨架结构的异常。

　　而对于非海马硬化的患者，反复的癫痫发作是否一定发生神经元脱失等海马的神经病理改变，尚无定论。国外有学者收集癫痫患者的尸检标本发现，长期反复发作的癫痫患者并不一定有神经元显著的脱失。随分子生物学等基础学科的迅速发展，癫痫发作所引起的细胞超微构架损伤及分子病理机制将逐步明朗化。

（七）癫痫的分类

　　癫痫分类可概括为癫痫发作的分类和癫痫综合征分类。癫痫发作分类是指根据癫痫发作时的临床表现和脑电图特征进行分类；癫痫综合征分类是指根据癫痫的病因、发病机制、临床表现、疾病演变过程、治疗效果等综合因素进行分类。2001年国际抗癫痫联盟（ILAE）提了新的癫痫发作和癫痫综合征的分类，下面根据临床工作选取重点予以介绍。

1. 癫痫发作的分类　具有如下共同特征：①发作性，即症状突然发生，持续一段时间后迅速恢复，间歇期正常；②短暂性，即发作持续时间非常短，通常为数秒钟或数分钟，除癫痫持续状态外，很少超过半小时；③重复性，即第一次发作后，经过不同间隔时间会有第二次或更多次的发作；④刻板性，指每次发作的临床表现几乎一致。

（1）部分性发作（partial seizures）　是指源于大脑半球局部神经元的异常放电，包括单纯部分性、复杂部分性、部分性继发全面性发作三类，前者为局限性发放，无意识障碍，后两者放电从局部扩展到双侧脑部，出现意识障碍。

1）单纯部分性发作（simple partial seizure）：发作时程短，一般不超过1分钟，发作起始与结束均较突然，无意识障碍。可分为以下四型：

①部分运动性发作：表现为身体某一局部发生不自主抽动，多见于一侧眼睑、口角、手或足趾，也可波及一侧面部或肢体，病灶多在中央前回及附近，常见以下几种发作形式：A. Jackson 发作：异常运动从局部开始，沿大脑皮质运动区移动，临床表现抽搐自手指 - 腕部 - 前臂 - 肘 - 肩 - 口角 - 面部逐渐发展，称为 Jackson 发作；严重部分运动性发作患者发作后可留下短暂性（半小时至 36 小时内消除）肢体瘫痪，称为 Todd 麻痹；B. 旋转性发作：表现为双眼突然向一侧偏斜，继之头部不自主同向转动，伴有身体的扭转，但很少超过

180°，部分患者过度旋转可引起跌倒，出现继发性全面性发作；C.姿势性发作：表现为发作性一侧上肢外展、肘部屈曲、头向同侧扭转、眼睛注视着同侧；D.发音性发作：表现为不自主重复发作前的单音或单词，偶可有语言抑制。

②部分感觉性发作：躯体感觉性发作常表现为一侧肢体麻木感和针刺感，多发生在口角、舌、手指或足趾，病灶多在中央后回躯体感觉区；特殊感觉性发作时表现为视觉性（如闪光或黑矇等）、听觉性、嗅觉性和味觉性；眩晕性发作表现为坠落感、飘动感或水平/垂直运动感等。

③自主神经性发作：出现苍白、面部及全身潮红、多汗、立毛、瞳孔散大、呕吐、腹痛、肠鸣、烦渴和欲排尿感等。病灶多位于岛叶、丘脑及周围（边缘系统），易扩散出现意识障碍，成为复杂部分性发作的一部分。

④精神性发作：可表现为各种类型的记忆障碍（如似曾相识、似不相识、强迫思维、快速回顾往事）、情感障碍（无名恐惧、忧郁、欣快、愤怒）、错觉（视物变形、变大、变小，声音变强或变弱）、复杂幻觉等。病灶位于边缘系统。精神性发作虽可单独出现，但常为复杂部分性发作的先兆，也可继发全面性强直-阵挛发作。

2）复杂部分性发作（complex partial seizure，CPS）：占成人癫痫发作的50%以上，也称为精神运动性发作，病灶多在颞叶，故又称为颞叶癫痫，也可见于额叶、内嗅皮质等部位。由于起源、扩散途径及速度不同，临床表现有较大差异，要分以下类型：

①仅表现为意识障碍：一般表现为意识模糊，意识丧失较

少见。由于发作中可有精神性或精神感觉性成分存在，意识障碍常被掩盖，表现类似失神。成人"失神"几乎毫无例外是复杂部分性发作，但在小儿应注意与失神性发作相鉴别。

②表现为意识障碍和自动症：经典的复杂部分性发作可从先兆开始，先兆是痫性发作出现意识丧失前的部分，患者对此保留意识，以上腹部异常感觉最常见，也可出现情感（恐惧）、认知（似曾相识）和感觉性（嗅幻觉）症状，随后出现意识障碍、呆视和动作停止。发作通常持续1分钟。

自动症（automatisms）是指在癫痫发作过程中或发作后意识模糊状态下出现的有一定协调性和适应性的无意识活动。自动症均在意识障碍的基础上发生，伴有遗忘。自动症可表现为反复咂嘴、噘嘴、咀嚼、舔舌、舔牙或吞咽（口、消化道自动症），或反复搓手、拂面，不断地穿衣、脱衣、解衣扣、摸索衣服（手足自动症），也可表现为游走、奔跑、无目的地开门关门、乘车、上船等，还可以表现为自言自语、叫喊、唱歌（语言自动症）或机械重复原来的动作。自动症并非复杂部分性发作所特有，在其他（如失神）发作或发作后意识障碍情况下也可出现。自动症出现的机制可能为高级控制功能解除，原始自动行为的释放。意识障碍严重程度、持续时间和脑低级功能相对完整等满足了自动行为出现的条件，临床上以复杂部分性发作自动症最常见。

③表现为意识障碍与运动症状：复杂部分性发作可表现为开始即出现意识障碍和各种运动症状，特别在睡眠中发生，可能与放电扩散较快有关。运动症状可为局灶性或不对称强直、阵挛和变异性肌张力动作，各种特殊姿势（如击剑样动作）

等，也可为不同运动症状的组合或先后出现，与放电起源部位及扩散过程累及区域有关。

3）部分性发作继发全面发作：单纯部分性发作可发展为复杂部分性发作，单纯或复杂部分性发作均可泛化为全面性强直阵挛发作。

（2）全面性发作（generalized seizures） 最初的症状学和脑电图提示，发作起源于双侧脑部，多在发作初期就有意识丧失。

1）全面强直-阵挛发作（generalized tonic-clonic seizure，GTCS）：意识丧失、双侧强直后出现阵挛是此型发作的主要临床特征。可由部分性发作演变而来，也可一起病即表现为全面强直-阵挛发作。早期出现意识丧失、跌倒，随后的发作分为三期：

①强直期：表现为全身骨骼肌持续性收缩。眼肌收缩出现眼睑上牵、眼球上翻或凝视；咀嚼肌收缩出现张口，随后猛烈闭合，可咬伤舌尖；喉肌和呼吸肌强直性收缩致患者尖叫一声，呼吸停止；颈部和躯干肌肉的强直性收缩致颈和躯干先屈曲，后反张；上肢由上举后旋转为内收旋前，下肢先屈曲后猛烈伸直，持续 10～20 秒钟后进入阵挛期。

②阵挛期：肌肉交替性收缩与松弛，呈一张一弛交替性抽动，阵挛频率逐渐变慢，松弛时间逐渐延长，本期可持续 30～60 秒或更长。在一次剧烈阵挛后，发作停止，进入发作后期。以上两期均可发生舌咬伤，并伴呼吸停止、血压升高、心率加快、瞳孔散大、光反射消失、唾液和其他分泌物增多；Babinski 征可为阳性。

③发作后期：此期尚有短暂阵挛，以面肌和咬肌为主，导致牙关紧闭，可发生舌咬伤。本期全身肌肉松弛，括约肌松弛，尿液自行流出可发生尿失禁。呼吸首先恢复，随后瞳孔、血压、心率渐至正常。肌张力松弛，意识逐渐恢复。从发作到意识恢复约历时 5～15 分钟。醒后患者常感头痛、全身酸痛、嗜睡，部分患者有意识模糊，此时强行约束患者可能发生伤人和自伤。GTCS 典型脑电图改变表现为强直期开始逐渐增强的 10 次/秒棘波样节律，然后频率不断降低，波幅不断增高，阵挛期弥漫性慢波伴间歇性棘波，痉挛后期呈明显脑电抑制，发作时间愈长，抑制愈明显。

2）强直性发作（tonic seizure）：多见于弥漫性脑损害的儿童，睡眠中发作较多。表现为与强直-阵挛性发作中强直期相似的全身骨骼肌强直性收缩，常伴有明显的自主神经症状，如面色苍白等，如发作时处于站立位可剧烈摔倒。发作持续数秒至数十秒。典型发作期 EEG 为暴发性多棘波。

3）阵挛性发作（clonic seizure）：几乎都发生在婴幼儿，特征是重复阵挛性抽动伴意识丧失，之前无强直期。双侧对称或某一肢体为主的抽动，幅度、频率和分布多变，为婴儿发作的特征，持续 1 分钟至数分钟。EEG 缺乏特异性，可见快活动、慢波及不规则棘-慢波等。

4）失神发作（absence seizure）：分典型和不典型失神发作，临床表现、脑电图背景活动及发作期改变、预后等均有较大差异。

①典型失神发作：儿童期起病，青春期前停止发作。特征性表现是突然短暂的（5～10 秒）意识丧失和正在进行的动

作中断，双眼茫然凝视，呼之不应，可伴简单自动性动作，如擦鼻、咀嚼、吞咽等，或伴失张力如手中持物坠落或轻微阵挛，一般不会跌倒，事后对发作全无记忆，每日可发作数次至数百次。发作后立即清醒，无明显不适，可继续先前活动。醒后不能回忆。发作时 EEG 呈双侧对称 3Hz 棘 - 慢综合波。

②不典型失神：起始和终止均较典型失神缓慢，除意识丧失外，常伴肌张力降低，偶有肌阵挛。EEG 显示较慢的（2.0～2.5Hz）不规则棘 - 慢波或尖 - 慢波，背景活动异常。多见于有弥漫性损害患儿，预后较差。

5）肌阵挛发作（myoclonic seizure）：表现为快速、短暂、触电样肌肉收缩，遍及全身，也可限于某个肌群或某个肢体，常成簇发生，声、光等刺激可诱发。可见于任何年龄，常见于预后较好的特发性癫痫患者，如婴儿良性肌阵挛性癫痫，也可见于罕见的遗传性神经变性病以及弥漫性脑损害。发作期典型 EEG 改变为多棘 - 慢波。

6）失张力发作（atonic seizure）：是姿势性张力丧失所致。部分或全身肌肉张力突然降低导致垂颈（点头）、张口、肢体下垂（持物坠落）或躯干失张力跌倒或猝倒发作，持续数秒至 1 分钟，时间短者意识障碍可不明显，发作后立即清醒和站起。EEG 示多棘 - 慢波或低电位活动。

（3）ILAE2001 年新提出了几种经过临床验证的癫痫发作类型

1）痴笑发作：Gascon 和 Lombroso 在 1971 年提出痴笑性癫痫的诊断标准：没有诱因的、刻板的、反复发作的痴笑，常伴有其他癫痫表现，发作期和发作间期 EEG 有痫样放电，无其他疾病能解释这种发作性痴笑。痴笑是这种发作的主要特点，也可以哭为主要临床表现，对药物耐药，如为合并的发作可能治疗有效。

2）持续性先兆：ILAE 在新癫痫分类中把持续性先兆作为癫痫一种亚型，也将其视为部分感觉性癫痫的同义词。从临床观点看，可分为 4 种亚型：躯体感觉（如波及躯干、头部及四肢的感觉迟钝等）；特殊感觉（如视觉、听觉、嗅觉、平衡觉及味觉）；自主神经症状明显的持续性先兆；表现为精神症状的持续性先兆。

2. 癫痫综合征的分类

（1）与部位有关的癫痫

1）与年龄有关的特发性癫痫

①伴中央 - 颞部棘波的良性儿童癫痫（benign childhood epilepsy with centro temporal spike）：3 ～ 13 岁起病，9 ～ 10 岁为发病高峰，男孩多见，部分患者有遗传倾向。发作表现为一侧面部或口角短暂的运动性发作，常伴躯体感觉症状，多在夜间发病，发作有泛化倾向。发作频率稀疏，每月或数月 1 次，少有短期内发作频繁者。EEG 表现为在背景活动正常基础上，中央 - 颞区高波幅棘 - 慢波。常由睡眠激活，有扩散或游走（从一侧移至另一侧）倾向。卡马西平或丙戊酸钠治疗有效，但因前认为卡马西平可能诱导脑电图出现 ESES 现象，不利于患者脑电的恢复。多数患者青春期自愈。

②伴有枕区阵发性放电的良性儿童癫痫（childhood epilepsy with occipital paroxysms）：好发年龄 1 ～ 14 岁，发作开始表现为视觉症状、呕吐，随之出现眼肌阵挛、偏侧阵

挛，也可合并全面强直 - 阵挛性发作及自动症。EEG 示一侧或双侧枕区阵发性高波幅棘 - 慢波或尖波，呈反复节律性发放，仅在闭眼时见到。可选用卡马西平或丙戊酸钠治疗。

③原发性阅读性癫痫：由阅读诱发，无自发性发作，临床表现为阅读时出现下颌阵挛，常伴有手臂的痉挛，如继续阅读则会出现全面强直 - 阵挛性发作。

2）症状性癫痫

①颞叶癫痫（temporal lobe epilepsy）：表现为单纯部分性发作、复杂部分性发作、继发全面性发作或这些发作形式组合。常在儿童或青年期起病，40% 有高热惊厥史，部分患者有阳性家族史。根据发作起源可分为海马杏仁核发作和外侧颞叶发作。高度提示为颞叶癫痫的发作类型有：表现自主神经和（或）精神症状、嗅觉、听觉性（包括错觉）症状的单纯部分性发作（如上腹部胃气上升感）；以消化系统自动症为突出表现的复杂部分性发作，如吞咽、咂嘴等。典型发作持续时间长于 1 分钟，常有发作后朦胧，事后不能回忆，逐渐恢复。EEG 常见单侧或双侧颞叶棘波，也可为其他异常（包括非颞叶异常）或无异常。

②额叶癫痫（frontal lohe epilepsy）：可发病于任何年龄，表现为单纯或复杂部分性发作，常有继发性全面性发作。发作持续时间短，形式刻板性，通常表现强直或姿势性发作及双下肢复杂的自动症，易出现癫痫持续状态。可仅在夜间入睡中发作。发作期 EEG 表现为暴发性快节律、慢节律、暴发性棘波、尖波，或棘慢复合波。

③顶叶癫痫（parietal lohe epilepsy）：可发病于任何年龄。

常以单纯部分性感觉发作开始，而后继发全面性发作。视幻觉或自身认知障碍（如偏身忽略）少见。发作期 EEG 表现为局限性或广泛性棘波。

④枕叶癫痫（occipital lobe epilepsy）：主要表现为伴有视觉症状的单纯部分性发作，可有或无继发性全面性发作。常和偏头痛伴发。基本的视觉发作可为一过性掠过眼前的视觉表现，可以是阴性视觉症状（盲点、黑矇），也可为阳性视觉症状（闪光、光幻视），还可表现为错觉（视错觉、视物大小的改变）和复杂视幻觉（丰富多彩的复杂场面）。

⑤儿童慢性进行性部分持续性癫痫状态（kojewnikow syndrome）：可发生于任何年龄段，通常表现为部位固定的单纯运动性部分性发作，后期出现发作同侧的肌阵挛。EEG 背景活动正常，有限局性阵发异常（棘波或慢波）。常可发现病因，包括肿瘤、线粒体脑肌病和血管病等，除病因疾病有所进展外，癫痫综合征本身为非进展性。

⑥特殊促发方式的癫痫综合征：促发发作是指发作前始终存在环境或内在因素所促发的癫痫。发作可由非特殊因素（不眠、戒酒或过度换气）促发，也可由特殊感觉或知觉促发（反射性癫痫），及突然呼唤促发（惊吓性癫痫）。

3）隐源性：从癫痫发作类型、临床特征、常见部位推测其是继发性癫痫，但病因不明。

（2）全面性癫痫和癫痫综合征

1）与年龄有关的特发性癫痫

①良性家族性新生儿惊厥（benign neonatal familial convulsions）：常染色体显性遗传，出生后 2～3 天发病，表

现为阵挛或呼吸暂停，EEG 无特征性改变，约 14% 患者以后发展为癫痫。

②良性新生儿惊厥（benign neonatal convulsions）：生后 5d 左右起病，表现为频繁而短暂的阵挛或呼吸暂停性发作，EEG 有尖波和 δ 波交替出现。发作不反复，精神运动发育不受影响。

③良性婴儿肌阵挛癫痫（benign myoclonic epilepsy in infancy）：1～2 岁发病，男性居多，特征为短暂暴发的全面性肌阵挛，EEG 可见阵发性棘 - 慢复合波。

④儿童失神性癫痫（childllhood absence epilepsy）：发病高峰 6～7 岁，女孩多见，有明显的遗传倾向。表现为频繁的失神发作，可伴轻微的其他症状，但无肌阵挛性失神。EEG 示双侧同步对称的 3Hz 棘 - 慢波，背景活动正常，过度换气易诱发痫性放电甚至发作。丙戊酸钠和拉莫三嗪治疗效果好，预后良好，大部分痊愈，少数病例青春期后出现 GTCS，但少数还有失神发作。

⑤青少年失神癫痫（juvenile absence epilepsy）：青春期发病，男女间无差异，发作频率少于儿童失神癫痫，80% 以上出现全面强直 - 阵挛发作。EEG 示广泛性棘 - 慢复合波，预后良好。

⑥青少年肌阵挛癫痫（juvenile myoclonic epilepsy）：好发于 8～18 岁，表现为肢体的阵挛性抽动，多合并全面强直 - 阵挛发作和失神发作，常为光敏性，对抗癫痫药物反应良好，停药后常有复发。

⑦觉醒时全面强直 - 阵挛性癫痫（epilepsy with generalized tonic-clonic seizure on awaking）：好发于 10～20 岁，清晨醒来

或傍晚休息时发病，表现为全面强直 - 阵挛性发作，可伴有失神或肌阵挛发作。

2）隐源性或症状性（cryptogenic or symptomatic）：推测其是症状性，但病史及现有的检测手段未能发现病因。

① West 综合征：又称婴儿痉挛征，出生后 1 年内起病，3 ～ 7 个月为发病高峰，男孩多见。肌阵挛性发作、智力低下和 EEG 高度节律失调（hypsarrhythmia）是本病特征性三联征，典型肌阵挛发作表现为快速点头状痉挛、双上肢外展，下肢和躯干屈曲，下肢偶可为伸直。症状性多见，一般预后不良。早期用 ACTH 或皮质类固醇疗效较好。5 岁之前 60% ～ 70% 发作停止，40% 转变为其他类型发作如 Lennox-Gastaut 综合征或强直阵挛发作。

② Lennox-Gastaut 综合征：好发于 1 ～ 8 岁，少数出现在青春期。强直性发作、失张力发作、肌阵挛发作、非典型失神发作和全面强直 - 阵挛性发作等多种发作类型并存，精神发育迟滞，EEG 示棘 - 慢复合波（1 ～ 2.5Hz）和睡眠中 10Hz 的快节律是本综合征的三大特征，易出现癫痫持续状态。治疗可选用丙戊酸钠、托吡酯和拉莫三嗪等，大部分患儿预后不良。

③肌阵挛 - 失张力发作性癫痫（epilepsy with myoclonic-astatic seizures）又称肌阵挛 - 猝倒性癫痫，2 ～ 5 岁发病，男孩多于女孩，首次发作多为全面强直 - 阵挛性发作，持续数月后，出现肌阵挛发作、失神发作和每日数次的跌倒发作，持续 1 ～ 3 年。EEG 早期表现为 4 ～ 7Hz 的慢波节排。以后出现规则或不规则的双侧同步的 2 ～ 3Hz 棘 - 慢复合波和（或）多棘 - 慢复合波，病程和预后不定。

④伴有肌阵挛失神发作的癫痫（epilepsy with myoclonic absences）：约在 7 岁起病，男孩多见，特征性表现为失神伴随严重的双侧节律性阵挛性跳动。EEG 可见双侧同步对称、节律性的 3Hz 棘 - 慢复合波，类似失神发作，但治疗效果差，且有精神发育不全。

3）症状性或继发性

①无特殊病因：a. 早发性肌阵挛性脑病（early myoclonic encephalopathy）：起病于出生后 3 个月以内，初期为非连续的单发肌阵挛（全面性或部分性），然后为怪异的部分发作，大量肌阵挛或强直痉挛，EEG 示抑制暴发性活动，可进展为高度节律失调，病情严重，第一年即可死亡。b. 伴暴发抑制的婴儿早期癫痫性脑病（early infantile epileptic encephalopathy suppression-burst）：又称为大田原综合征，发生于出生后数月内，常为强直性痉挛，可以出现部分发作，肌阵挛发作罕见。在清醒和睡眠状态时 EEG 均见周期性暴发抑制的波形。预后不良，可出现严重的精神运动迟缓及顽固性发作，常在 4 ～ 6 个月时进展为 West 综合征。c. 其他症状性全面性癫痫。

②特殊综合征：癫痫发作可并发于许多疾病，包括以癫痫发作为表现或为主要特征的疾病，包括畸形（胼胝体发育不全综合征、脑回发育不全等）和证实或疑为先天性代谢异常的疾病（苯丙酮尿症、蜡样脂褐质沉积病等）。

（3）不能确定为部分性或全面性的癫痫或癫痫综合征

1）既有全面性又有部分性发作

①新生儿癫痫（neonatal seizures）：多见于未成熟儿，临床表现常被忽略。

②婴儿重症肌痉挛性癫痫（severe myoclonic epilepsy in infancy）：又称 Dravet 综合征。出生后 1 年内发病，初期表现为全身或一侧的阵挛发作，以后有从局部开始的、频繁的肌阵挛，部分患者有局灶性发作或不典型失神，从 2 岁起精神运动发育迟缓并出现其他神经功能缺失。

③慢波睡眠中持续棘 - 慢合波癫痫（epilepsy with continuous spike-waves during slow-wave sleep）：由各种发作类型联合而成，通常是良性病程，但常出现神经精神紊乱。

④Landau-Kleffner 综合征：也称获得性癫痫性失语，发病年龄 3 ～ 8 岁，男多于女，隐匿起病，表现为语言听觉性失认及自发言语的迅速减少，本病罕见，15 岁以前病情及脑电图均可有缓解。

2）未能确定为全面性或部分性癫痫：包括所有临床及脑电图发现不能归入全面或部分性明确诊断的病例，例如许多睡眠大发作的病例。

（4）特殊综合征

包括热性惊厥、孤立发作或孤立性癫痫状态和出现在急性代谢或中毒情况下（乙醇、药物中毒、非酮性高血糖性昏迷）的发作。

（5）ILAE2001 年新提出的几个经过临床验证的癫痫和癫痫综合征。

1）家族性颞叶癫痫：常染色体显性遗传，外显率 60%，多发生于青少年或成年早期，平均发病年龄 24 岁，部分患者有热性惊厥或热性惊厥家族史。临床多表现为颞叶起源的部分性发作。MRI 多正常，部分有弥漫性点状 T2 高信号；连锁分析未发现与颞叶癫痫或热性惊厥已知位点相连锁。可选用卡马西平、苯妥英钠、丙戊酸钠治疗，预后良好。应注意与颞叶内侧癫痫相鉴别，后者平均发病年龄 9 岁，6% 有热性惊厥史，少见有家族史，EEG 常见局灶性痫样放电，MRI 示海马 T2 高倍号，通常比较难治。

2）不同病灶的家族性部分性癫痫：常染色体显性遗传，连锁分析证实与 2 号染色体长臂和 22 号染色体 q11-q12 区域有关，外显率 62%，平均发病年龄 13 岁（2 个月～ 43 岁）。临床特征为不同家庭成员的部分性癫痫起于不同皮质，额叶和颞叶是最常受累的区域，所有患者几乎都表现为单纯或复杂部分性发作。50%～ 60% 患者 EEG 有发作间期痫性放电，睡眠中更易记录到，神经系统体格检查和影像学检查均阴性。85%～ 96% 对传统抗癫痫药反应良好。与以前报道的家族性部分性癫痫不同的是后者家庭成员的部分性癫痫都是起自相同的皮质区域。

3）婴儿早期游走性部分性发作：发病年龄 13 天～ 7 个月，发作早期表现为运动和自主神经症状，包括呼吸暂停、发绀、面部潮红，后期发作多样化，可由一种发作类型转变成另一种类型，临床可表现为双眼斜视伴眼肌痉挛、眼睑颤搐、肢体痉挛、咀嚼运动等，也可出现继发性全面发作，肌阵挛罕见，两次发作间婴儿无精打采、流涎、嗜睡、不能吞咽。

4）非进行性脑病的肌阵挛持续状态：平均发病年龄为 12 个月，多有脑病和神经功能障碍，表现为或多或少较典型的部分运动性发作、肌阵挛失神及粗大肌阵挛，肌阵挛表现为面部和（或）肢体远端肌肉的阵挛，初期发生在不同的肌肉，呈游走性和非同步性，随后出现频率不同、但节律一致的肌阵挛运动，在有明显失神时更突出，慢波睡眠中失神和肌阵挛消失。

5）惊吓性癫痫：1989 年国际分类中将其作为一种有特殊诱因的癫痫症状，在此次国际分类中将其作为癫痫综合征，归于反射性癫痫中。本病是突然、未预料到的因素，通常由某种声音引起的发作，表现为惊跳，随后出现短暂、不对称性强直，多有跌倒，也可有阵挛，发作频繁，持续时间少于 30 秒。大多数患者仅对一种刺激敏感，反复刺激可能有短时间耐受。卡马西平能改善有单侧体征、局限性神经功能损伤和局限性脑电图异常患者的发作，拉莫三嗪和氯硝西泮作为辅助治疗也有部分疗效，长期控制癫痫发作比较困难，有报道手能控制伴有轻偏瘫的惊吓性癫痫发作。

（八）辅助检查

1. 脑电图（EEG）　是诊断癫痫最重要的辅助检查方法。EEG 对发作性症状的诊断有很大价值，有助于明确癫痫的诊断及分型和确定特殊综合征。理论上任何一种癫痫发作都能用脑电图记录到发作或发作间期痫样放电，但实际工作中由于技术和操作上的局限性，常规头皮脑电图仅能记录到 49.5% 患者的痫性放电，重复 3 次可将阳性率提尚到 52%，采用过度换气、闪光刺激等诱导方法还可进一步提高脑电图的阳性率，但仍有部分癫痫患者的脑电图检查始终正常。在部分正常人中偶尔也可记录到痫样放电，因此，不能单纯依据脑电活动的异常或正常来确定是否为癫痫。

近年来广泛应用的 24 小时长程脑电监测和视频脑电图

（video-EEG）使发现痫样放电的可能性大为提高，后者可同步监测记录患者发作情况及相应脑电图改变，可明确发作性症状及脑电图变化间的关系。

2. 神经影像学检查　包括 CT 和 MRI，可确定脑结构异常或病变，对癫痫及癫痫综合征诊断和分类颇有帮助，有时可做出病因诊断，如颅内肿瘤、灰质异位等。MRI 较敏感，特别是冠状位和海马体积测量能较好地显示海马病变。国际抗癫痫联盟神经影像学委员会于 1997 年提出以下情况应做神经影像学检查：①任何年龄、病史或脑电图提示为部分性发作；②在 1 岁以内或成人未能分型的发作或明显的全面性发作；③神经或神经心理证明有局限性损害；④一线抗癫痫药物无法控制发作；⑤抗癫痫药不能控制发作或发作类型有变化以及可能有进行性病变者。功能影像学检查如 SPECT、PET 等能从不同的角度反映脑局部代谢变化，辅助癫痫灶的定位。

（九）诊断

癫痫是多种病因所致的疾病，其诊断需遵循三步原则：首先明确发作性症状是否为癫痫发作；其次是哪种类型的癫痫或癫痫综合征；最后明确发作的病因是什么。完整和详尽的病史对癫痫的诊断、分型、诊断和鉴别诊断都具有非常重要的意义。由于患者发作时大多数有意识障碍，难以描述发作情形，故应详尽询问患者的亲属或目击者。病史包括起病年龄、发作的详细过程、病情发展过程、发作诱因、是否有先兆、发作频率和治疗经过；既往史应包括母亲妊娠是否异常及妊娠用药史，围生期是否有异常，过去是否患过什么重要疾病，如颅脑外伤、脑炎、脑膜炎、心脏疾病或肝肾疾病；家族史应包括各级亲属中是否有癫痫发作或与之相关的疾病（如偏头痛）。详尽的问诊及全身及神经系统查体是必须的。

（十）鉴别诊断

1. **晕厥**（syncope）　为脑血流灌注短暂全面下降，缺血缺氧所致意识瞬时丧失和跌倒。有明显的诱因，如久站、剧痛、见血、情绪激动和严寒等，胸腔内压力急剧增高，如咳嗽、哭泣、大笑、用力、憋气、排便和排尿等也可诱发。常有恶心、头晕、无力、震颤、腹部沉重感或眼前黑等先兆。与癫痫发作比较，跌倒时较缓慢，表现为面色苍白、出汗，有时脉搏不规则，偶可伴有抽动、尿失禁。少数患者可出现四肢强直 - 阵挛性抽搐，但与痫性发作不同，多发作于意识丧失 10 秒以后，且持续时间短，强度较弱。单纯性晕厥发生于直立位或坐位，卧位时也出现发作多提示痫性发作。晕厥引起的意识丧失极少超过 15 秒，以意识迅速恢复并完全清醒为特点，不伴发作后意识模糊，除非脑缺血时间过长。

2. **假性癫痫发作**（pseudoepileptic seizures）　又称癔症样发作，是一种非癫痫性的发作性疾病，是由心理障碍而非脑电紊乱引起的脑部功能异常。可有运动、感觉和意识模糊等类似癫痫发作症状，难以区分。发作时脑电图无相应的痫性放电和抗癫痫治疗无效是鉴别的关键。但应注意，10% 假性癫痫发作患者可同时存在真正的癫痫，10% ～ 20% 癫痫患者中伴有假性发作。

3. **发作性睡病**（narcolepsy）　可引起意识丧失和猝倒，

易误诊为癫痫。根据突然发作的不可抑制的睡眠、睡眠瘫痪、入睡前幻觉及猝倒症四联征可鉴别。

4. 基底动脉型偏头痛　因意识障碍应与失神发作鉴别，但其发生缓慢，程度较轻，意识丧失前常有梦样感觉；偏头痛为双侧，多伴有眩晕、共济失调、双眼视物模糊或眼球运动障碍，脑电图可有枕区棘波。

5. 短暂性脑缺血发作（TIA）　TIA 多见于老年人，常存动脉硬化、冠心病、高血压、糖尿病等病史，临床症状多为缺失症状（感觉丧失或减退、肢体瘫痪）、肢体抽动不规则，也无头部和颈部的转动，症状常持续 15 分钟到数小时，脑电图无明显痫性放电。而癫痫见于任何年龄，以青少年为多，前述危险因素不突出，癫痫多为刺激症状（感觉异常、肢体抽搐），发作持续时间多为数分钟，极少超过半小时，脑电图上多有痫性放电。

6. 低血糖症　血糖水平低于 2mmol/L 时可产生局部癫痫样抽动或四肢强直发作，伴意识丧失，常见于胰岛细胞瘤或长期服降糖药的 2 型糖尿病患者，病史有助于鉴别诊断。

（十一）治疗

目前癫痫治疗仍以药物治疗为主，药物治疗应达到三个目的：控制发作或最大限度地减少发作次数；长期治疗无明显不良反应；使患者保持或恢复其原有的生理、心理和社会功能状态。近年来，抗癫痫药物（antiepileptic drugs，AEDs）治疗的进步、药代动力学监测技术的发展，新型 AEDs 的问世都为有效治疗癫痫提供了条件。

1. 药物治疗的一般原则

（1）确定是否用药：人一生中偶发一至数次癫痫的概率高达 5%，且 39% 癫痫患者有自发性缓解倾向，故并非每个癫痫患者都需要用药。一般说来，半年内发作两次以上着，经诊断明确，应该用药；首次发作或间隔半年以上发作一次者，可在告之抗癫痫药可能的不良反应和不经治疗的可能后果的情况下，根据患者及家属的意愿，酌情选择用或不用抗癫痫药。

（2）正确选择药物：根据癫痫发作类型、癫痫及癫痫综合征类型选择用药。70% ～ 80% 新诊断癫痫患者可以通过服用一种抗癫痫药物控制癫痫发作，所以治疗初始的药物选择非常关键，可以增加治疗成功的可能性；如选药不当，不仅治疗无效，而且还会导致癫痫发作加重。2006 年在对大量循证医学资料汇总后，国际抗癫痫联盟推出针对不同发作类型癫痫的治疗指南，该指南对临床资料的筛选十分严格，很多癫痫发作类型由于缺乏符合条件的研究资料，未能确定其一线用药，在实际工作中需要结合临床经验及患者个体观察来选择药物。

（3）药物的用法：用药方法取决于药物代谢特点、作用原理及不良反应出现规律等，因而差异很大。从药代动力学角度，剂量与血药浓度关系有三种方式，代表性药物分别为苯妥英钠、丙戊酸钠和卡马西平。苯妥英钠常规剂量无效时增加剂量极易中毒，须非常小心；丙戊酸钠治疗范围大，开始可给予常规剂量；卡马西平由于自身诱导作用使代谢逐渐加快，半衰期缩短，需逐渐加量，1 周左右达到常规剂量。拉莫三嗪、托吡酯应逐渐加量，1 个月左右达治疗剂量，否则易出现皮疹、中枢神经系统不良反应等。根据药物的半衰期可将日剂量分次服用。半衰期长者每日 1 ～ 2 次，如苯妥英钠、苯巴比妥等；半衰期短的药物每日口服 3 次。

（4）严密观察不以反应：大多数抗癫痫药物都有不同程度的不良反应，应用抗癫痫药物前应检查肝肾功能和血尿常规，用药后还需每月监测血尿常规，每季度监测肝肾功能，至少持续半年。不良反应包括特异性、剂量相关性、慢性及致畸性。以剂量相关性不良反应最常见，通常发生于用药初始或增量时，与血药浓度有关。多数常见的不良反应为短暂性的，缓慢减量即可明显减少。多数抗癫痫药物为碱性，饭后眼药可减轻胃肠道反应。较大剂量于睡前服用可减少白天镇静作用。

（5）尽可能单药治疗：抗癫痫药物治疗的基本原则即是尽可能单药治疗，70% ～ 80% 的癫痫患者可以通过单药治疗控制发作。单药治疗应从小剂量开始，缓慢增量至能最大限度地控制癫痫发作而无不良反应或不良反应很轻，即为最低有效剂量；如不能有效控制癫痫发作，则满足部分控制且不出现不良反应。监测血药浓度以指导用药，减少用药过程中的盲目性。

（6）合理的联合治疗：尽管单药治疗有着明显的优势，但是约 20% 患者在两种单药治疗后仍不能控制发作，此时应该考虑合理的联合治疗。所谓合理的多药联合治疗即"在最低程度增加不良反应的前提下，获得最大限度的发作控制"。

下列情况可考虑合理的联合治疗：①有多种类型的发作；②针对药物的不良反应，如苯妥英钠治疗部分性发作时出现失神发作，除选用广谱抗癫痫药外，也可合用氯硝西泮治疗苯妥英钠引起的失神发作；③针对患者的特殊情况，如月经性癫痫患者可在月经前后加用乙酰唑胺，以提高临床疗效；④对部分单药治疗无效的患者可以联合用药。

联合用药应注意：①不宜合用化学结构相同的药物，如苯巴比妥与扑痫酮，氯硝西泮和地西泮；②尽量避开不良反应相同的药物合用，如苯妥英钠可引起肝肾损伤，丙戊酸可引起特异过敏性肝坏死，因而在对肝功有损害的患者联合用药时要注意这两种药的不良反应；③合并用药时要注意药物的相互作用，如一种药物的肝酶诱导作用可加速另一种药物的代谢，药物与蛋白的竞争性结合也会改变另一种药物起主要药理作用的血中游离浓度。

（7）增减药物、停药及换药原则：①增减药物：增药可适当地快，减药一定要慢，必须逐一增减，以利于确切评估疗效和毒不良反应；② AEDs 控制发作后必须坚持长期服用，除非出现严重的不良反应，不宜随意减量或停药，以免诱发癫痫持续状态；③换药：如果一种一线药物已达到最大可耐受剂量仍然不能控制发作，可加用另一种一线或二线药物，至发作控制或达到最大可耐受剂最后逐渐减掉原有的药物，转换为单药，换药期间应有 5 ～ 7 天的过渡期；④停药：应遵循缓慢和逐渐减量的原则，一般说来，全面强直 - 阵挛性发作、强直性发作、阵挛性发作完全控制 4 ～ 5 年后，失神发作停止半年后可考虑停药，但停药前应有缓慢减量的过程，一般不少于1 ～ 1.5 年无发作者方可停药。有自动症者可能需要长期服药。

2. 传统 AEDs

（1）苯妥英（phenytoin，PHT）：对 GTCS 和部分性发作有效，可加重失神和肌阵挛发作。胃肠道吸收慢，代谢酶具有可饱和性，饱和后增加较小剂量即达到中毒剂量，小儿不易发现毒副反应，婴幼儿和儿童不宜服用，成人剂量200mg/d，加量时要慎重。半衰期长，达到稳态后成人可每日服1次，儿童每日服2次。

（2）卡马西平（carbamazepine，CBZ）：是部分性发作的首选药物，对复杂部分性发作疗效优于其他AEDs，对继发性GTCS亦有较好的疗效，但可加重失神和肌阵挛发作。由于对肝酶的自身诱导作用，半衰期初次使用时为20～30小时，常规治疗剂量10～20mg/（kg·d），开始用药时清除率较低，起始剂量应为2～3mg/（kg·d），一周后渐增加至治疗剂量。治疗3～4周后，半衰期为8～12小时，需增加剂量维持疗效。

（3）丙戊酸（valproate，VPA）：是一种广谱AEDs，是全面性发作，尤其是GTCS合并典型失神发作的首选药，也用于部分性发作。胃肠道吸收快，可抑制肝的氧化、结合、环氧化功能，与血浆蛋白结合力高，故与其他AEDs有复杂的交互作用。半衰期短，联合治疗时半清除期为8～9小时。常规剂量成人600～1800mg/d，儿童10～40mg/（kg·d）。

（4）苯巴比妥（Phenobarbital，PB）：常作为小儿癫痫的首选药物，较广谱，起效快，对GTCS疗效好，也用于单纯及复杂部分性发作，对发热惊厥有预防作用。半衰期长达37～99小时，可用于急性脑损害合并癫痫或癫痫持续状态。常规剂量成人60～90mg/d，小儿2～5mg/（kg·d）。

（5）扑痫酮（primidone，PMD）：经肝代谢为具有抗癫痫作用的苯巴比妥和苯乙基丙二酰胺。适应证是GTCS，以及单纯和复杂部分性发作。

（6）乙琥胺（ethosuximide，ESX）：仅用于单纯失神发作。

吸收快，约25%以原型由肾脏排泄，与其他AEDs很少相互作用，几乎不与血浆蛋白结合。

（7）氯硝西泮（clonazepam，CNZ）：直接作用于GABA受体亚单位，起效快，但易出现耐药使作用下降。作为辅助用药，小剂量常可取得良好疗效，成人试用1mg/d，必要时逐渐加量；小儿试用0.5mg/d。

3. 新型AEDs

（1）托吡酯（topiramate，TPM）：为天然单糖基右旋果糖硫代物，为难治性部分性发作及继发GTCS的附加或单药治疗药物，对于Lennox -Gastaut综合征和婴儿痉挛症等也有一定疗效。半清除期20～30小时。常规剂量成人75～200mg/d，儿童3～6mg/（kg·d），应从小剂量开始，在3～4周内逐渐增至治疗剂量。远期疗效好，无明显耐药性，大剂量也可用作单药治疗。卡马西平和苯妥英钠可降低托吡酯的血药浓度，托吡酯也可降低苯妥英钠和口服避孕药的疗效。

（2）拉莫三嗪（lamotrigine，LTG）：为部分性发作及GTCS的附加或单药治疗药物，也用于Lennox‐Gastaut综合征、失神发作和肌阵挛发作的治疗。胃肠道吸收完全，经肝脏代谢，半衰期14～50小时，合用丙戊酸可延长70～100小时。成人起始剂最25mg/d，之后缓慢加量，维持剂量100～300mg/d；儿童起始剂0.2mg/（kg·d），维持剂量5～15mg/（kg·d）；与丙戊酸合用剂量减半或更低，儿童起始剂量0.2mg/（kg·d），维持剂量2～5mg/（kg·d）。经4～8周逐渐增加至治疗剂量。

（3）加巴喷丁（gabapentin，GBP）：用于12岁以上及

成人的部分性癫痫发作和 GTCS 的辅助治疗。不经肝代谢，以原型由肾排泄。起始剂量 100mg，3 次 / 天，维持剂量 900 ～ 1800mg/d，分 3 次服。

（4）非尔氨酯（felbamate，FBM）：对部分性发作和 Lennox-Gastaut 综合征有效，可作为单药治疗。起始剂量 400mg/d，维持剂量 1800 ～ 3600mg/d，90% 以原型经肾排泄。

（5）奥卡西平（oxcarbazepine，OXC）：是一种卡马西平的 10- 酮衍生物，适应证与卡马西平相同，主要用于部分性发作及继发全面性发作的附加或单药治疗。但稍有肝酶诱导作用，无药物代谢的自身诱异作用及极少药代动力学相互作用。在体内不转化为卡马西平或卡马西平环氧化物，对卡马西平有变态反应的患者 2/3 能耐受奥卡西平。成人初始剂量 300mg/d，每日增加 300mg，单药治疗剂量 600 ～ 1200mg/d。奥卡西平 300mg 相当于卡马西平 200mg，故替换时用量应增加 50%。

（6）氨己烯酸（vigabatrin，VGB）：用于部分性发作、继发性 GTCS 和 Lennox-Gastaut 综合征，对婴儿痉挛症有效，也可用于单药治疗。主要经肾脏排泄，不可逆抑制 GABA 转氨酶，增强 GABA 能神经元作用。起始剂量 500mg/d，每周增加 500mg，维持剂量 2 ～ 3g/d，分 2 次服用。

（7）噻加宾（tiagabine，TGB）：作为难治性复杂部分性发作的辅助治疗。胃肠道吸收迅速，1 小时达峰浓度。半衰期 4 ～ 13 小时，无肝酶诱导或抑制作用，但可被苯妥英钠、卡马西平及苯巴比妥诱导，半衰期缩短为 3 小时。开始剂量 4mg/d，一般用量 10 ～ 15mg/d。

（8）唑尼沙胺（zonisamide，ZNS）：对 GTCS 和部分性发作有明显疗效，也可治疗继发全面性发作、失张力发作、West 综合征、Lennox-Gastaut 综合征、不典型失神发作及肌阵挛发作。因在欧洲和美国发现有些患者发生肾结石，故已少用。

（9）左乙拉西坦（levetiracetam，LEV）：为吡拉西坦同类衍生物，作用机制尚不明，目前认为其能特异结合于突触小泡蛋白 SV2A。对部分性发作伴或不伴继发 GTCS、肌阵挛发作等都有效。口服吸收迅速，半衰期 6～8 小时。耐受性好，无严重不良反应。

（10）普瑞巴林（pregabalin）：本药为 γ-氨基丁酸类似物，结构与作用与加巴喷丁类似，具有抗癫痫活性，本药的抗癫痫机制尚不明确。主要用于癫痫部分性发作的辅助治疗。

4.药物难治性癫痫　不同的癫痫发作及癫痫综合征具有不同的临床特点及预后，即使是相同癫痫综合征的患者，预后也有差别。整体来说，1/3 左右的癫痫患者经过一段时间的单药治疗，甚至小部分患者不进行治疗也可以获得长期的缓解。另有约 1/3 的患者采用单药或者合理的多药联合治疗，可以有效地控制发作，获得满意的疗效。因此，70% 左右的癫痫患者预后良好。多项研究证实，尽管予以合理的药物治疗，另外仍然有 30% 左右患者的癫痫发作迁延不愈，称难治性癫痫（intractable epilepsy）；难以控制的癫痫发作对患者的身体健康造成严重损害，其病死率显著高于正常人群水平。目前对难治性癫痫尚无统一定义，国内提出的有关难治性癫痫的定义为"频繁的癫痫发作至少每月 4 次以上，适当的 AEDs 正规治疗且药物浓度在有效范围以内，至少观察 2 年，仍不能控制并且影响日常生活，除外进行性中枢神经系统疾病或颅内占位性病变者"。

难治性癫痫的一个普遍特征是对于不同作用机制 AEDs 都呈现一定程度的耐药性。这种癫痫耐药性的产生可能涉及了多种机制和多种因素。目前对于药物难治性的机制，有 2 种假说越来越受到重视，一种为目标假说（target hypothesis）即认为药物作用靶点目标的改变，造成对 AEDS 的敏感性降低，可能是形成癫痫耐药的基础；另外一种为多药转运体假说（multidrug transporters），认为由于先天或者获得性的原因导致了多药转运体的过度表达，使 AEDs 通过血 - 脑屏障时被主动泵出增加，导致药物不能有效地到达靶点，局部 AEDs 达不到有效治疗浓度，从而导致癫痫的难治性。

一般来说，存在多种发作类型或复杂部分性发作的，比其他类型的发作预后相对要差。对治疗药物反应良好，尤其是对第一种 AED 即有效者，是预后良好的重要指征，早期就对 AED 反应不良者提示癫痫不容易控制，从病因学角度看，特发性癫痫预后良好，具有病因或潜在病因的症状性癫痫及隐源性癫痫的整体预后较差，出现难治性的比例明显增高。由于难治性癫痫可能造成患者智能及躯体损害，并带来一系列心理、社会问题，已成为癫痫治疗、预防和研究的重点。对于难治性癫痫应当早期识别，以便尽早采用更加积极的治疗措施，但需要认识到由于诊断错误、选药不当、用量不足、依从性差等因素造成的所谓"医源性难治性癫痫"。

5.**手术治疗** 患者经过长时间正规单药治疗，或先后用两种 AEDs 达到最大耐受剂量，以及经过一次正规的、联合治疗仍不见效，可考虑手术治疗。同前所述，20%～30% 的癫痫发作患者用各种 AEDs 治疗难以控制发作，如治疗 2 年以上、血药浓度在正常范围之内，每月仍有 4 次以上发作、出现对 AEDs 耐药者，考虑难治性癫痫。应当采用适当的手术治疗来减轻患者的发作，并有机会使患者获得发作的完全控制。

手术适应证：效果比较理想的多为部分性发作，主要是起源于一侧颞叶的难治性复杂部分性发作，如致病灶靠近大脑皮质、可为手术所及且切除后不会产生严重的神经功能缺陷者疗效好。目前认为，癫痫病灶的切除术必须有特定的条件，基本点为：①癫痫灶定位须明确；②切除病灶应相对局限；③术后无严重功能障碍的风险。癫痫手术治疗涉及多个环节，需要在术前结合神经电生理学、神经影像学、核医学、神经心理学等多重检测手段进行术前综合评估，对致痫源区进行综合定位，是癫痫外科治疗成功与否的关键。

常用的方法有：①前颞叶切除术和选择性杏仁核、海马切除术；②颞叶以外的脑皮质切除术；③癫痫病灶切除术；④大脑半球切除术；⑤胼胝体切开术；⑥多处软脑膜下横切术。除此以外，还有迷走神经刺激术、慢性小脑电刺激术、脑立体定向毁损术等，理论上对于各种难治性癫痫都有一定的疗效。

二、癫痫持续状态

（一）概念

癫痫持续状态（status epilepticus，SE）或称癫痫状态，传统定义认为癫痫持续状态指"癫痫连续发作之间意识尚未完全恢复又频繁再发，或癫痫发作持续 30 分钟以上未自行停止"。目前观点认为，如果患者出现全面强直阵挛性发作持续 5 分钟以上即有可能发生神经元损伤，对 GTCS 的患者若发作持续时间超过 5 分钟就该考虑癫痫持续状态的诊断，并须用 AEDs 紧急处理。癫痫持续状态是内科常见急症，若不及时治疗可因高热、循环衰竭、电解质紊乱或神经元兴奋毒性损伤导致永久性脑损害，致残率和死亡率均很高。任何类型的癫痫均可出现癫痫状态，其中全面强直 - 阵挛发作最常见，危害性也最大。

癫痫状态最常见的原因是不恰当地停用 AEDs 或因急性脑病、脑卒中、脑炎、外伤、肿瘤和药物中毒等引起，个别患者原因不明，不规范 AEDs 治疗、感染、精神因素、过度疲劳、孕产和饮酒等均可诱发。

（二）分类

新近研究证实：非癫痫持续状态的单个惊厥性抽搐的发作时间一般不会超过 2 分钟，因而以 30 分钟作为诊断时限并非很恰当，从临床实际出发，持续 10 分钟的行为和电抽搐活动是一个更符合实际的标准，而这也是要求开始静脉给药的时间点。可根据发作起始局限累及一侧大脑半球某个部分，或是双侧大脑半球同时受累进一步分为全面性发作持续状态（generalized status epilepticus）与部分性发作持续状态（partial status epilepticus）。

1. 全面性发作持续状态

（1）全面性强直 - 阵挛发作持续状态：是临床最常见、

最危险的癫痫状态，表现强直 - 阵挛发作反复发生，意识障碍伴高热、代谢性酸中毒、低血糖、休克、电解质紊乱（低血钾、低血钙）和肌红蛋白尿等，可发生脑、心、肝、肺等多脏器功能衰竭，自主神经和生命体征改变。

（2）强直性发作持续状态：多见于 Lennox-Gastaut 综合征患儿，表现不同程度意识障碍（昏迷较少），间有强直性发作或其他类型发作，如肌阵挛、不典型失神、失张力发作等，EEG 出现持续性较慢的棘 - 慢或尖 - 慢波放电。

（3）阵挛性发作持续状态：阵挛性发作持续状态时间较长时可出现意识模糊甚至昏迷。

（4）肌阵挛发作持续状态：特发性肌阵挛发作患者很少出现癫痫状态，严重器质性脑病晚期，如亚急性硬化性全脑炎、家族性进行性肌阵挛癫痫等较常见。特发性患者 EEG 显示和肌阵挛紧密联系的多棘波，预后较好；继发性的 EEG 通常显示非节律性反复的棘波，预后较差。

（5）失神发作持续状态：主要表现为意识水平降低，甚至只表现反应性下降、学习成绩下降；EEG 可见持续性棘 - 慢波放电，频率较慢，小于 3Hz，多由治疗不当或停药诱发。

2. 部分性发作持续状态

（1）单纯部分性发作持续状态：临床表现以反复的局部颜面或躯体持续抽搐为特征，或持续的躯体局部感觉异常为特点，发作时意识清楚，EEG 上有相应脑区局限性放电。病情演变取决于病变性质，部分隐源性患者治愈后可能不再发。某些非进行性器质性病变后期可伴有同侧肌阵挛。Rasmussen 综合征（部分性连续癫痫）早期出现肌阵挛及其他形式发作，伴进行性弥漫性神经系统损害表现。

（2）边缘叶性癫痫持续状态：常表现为意识障碍和精神症状，又称精神运动性癫痫状态，常见于颞叶癫痫，须注意与其他原因导致的精神异常鉴别。

（3）偏侧抽搐状态伴偏侧轻瘫：多发生于幼儿，表现为一侧抽搐，伴发作后一过性或永久性同侧肢体瘫痪。

另外，目前也倾向于可根据是否存在惊厥性发作将癫痫持续状态分为惊厥性持续状态（convulsive status epilepticus，CSE）与非惊厥性持续状态（non-convulsive status epilepticus，NCSE）。

（三）治疗

癫痫持续状态的治疗目的为：保持稳定的生命体征和进行心肺功能支持；终止呈持续状态的癫痫发作，减少癫痫发作对脑部神经元的损害；寻找并尽可能根除病因及诱因；处理并发症。

1. 一般措施

（1）对症处理：保持呼吸道通畅，吸氧，必要时做气管插管或切开，尽可能对患者进行心电、血压、呼吸、脑电的监测，定时进行血气分析、生化全项检查；查找诱发癫痫状态的原因并治疗，有牙关紧闭者应放置牙套。

（2）建立静脉通道：静脉注射生理盐水维持，值得注意的是葡萄糖溶液能使某些抗癫痫药沉淀，尤其是苯妥英钠。

（3）积极防治并发症：脑水肿可用 20% 甘露醇 125～250ml 快速静脉滴注；预防性应用抗生素，控制感染；高热可给予物理降温；纠正代谢紊乱如低血糖、低血钠、低血钙、高渗状态及肝性脑病等，纠正酸中毒，并给予营养支持治疗。

2. **药物选择**　理想的抗癫痫持续状态的药物应有以下特点：①能静脉给药；②可快速进入脑内，阻止癫痫发作；③无难以接受的不良反应，在脑内存在足够长的时间以防止再次发作。控制癫痫持续状态的药物都应静脉给药，难以静脉给药的患者如新生儿和儿童，可以直肠内给药。因此，药物的选择应基于特定的癫痫持续状态类型及它们的药代动力学特点和易使用性。

（1）地西泮治疗：首先用地西泮 10 ～ 20mg 静脉注射，每分钟不超过 2mg，如有效再将 60 ～ 100mg 地西泮溶于 5% 葡萄糖生理盐水中，于 12 小时内缓慢静脉滴注。儿童首次剂量为 0.25 ～ 0.5mg/kg，一般不超过 10mg。地西泮偶尔会抑制呼吸，需停止注射，必要时加用呼吸兴奋剂。

（2）地西泮加苯妥英钠：首先用地西泮 10 ～ 20mg 静脉注射取得疗效后，再用苯妥英钠 0.3 ～ 0.6g 加入生理盐水 500ml 中静脉滴注，速度不超过 50mg/min。用药中如出现血压降低或心律不齐时需减缓静滴速度或停药。

（3）苯妥英钠：部分患者也可单用苯妥英钠，剂量和方法同上。

（4）10% 水合氯醛：20 ～ 30ml 加等量植物油保留灌肠，每 8 ～ 12 小时 1 次，适合肝功能不全或不宜使用苯巴比妥类药物者。

（5）副醛：8 ～ 10ml（儿童 0.3ml/kg）植物油稀释后保留灌肠。可引起剧咳，有呼吸疾病者勿用。

经上述处理，发作控制后，可考虑使用苯巴比妥 0.1 ～ 0.2g 肌内注射，每日 2 次，巩固和维持疗效。同时鼻饲抗癫痫药，达稳态浓度后逐渐停用苯巴比妥。上述方法均无效者，需按难治性癫痫持续状态处理。发作停止后，还需积极寻找癫痫状态的原因予以处理。对同存的并发症也要给予相应的治疗。

3. 难治性癫痫持续状态　难治性癫痫持续状态是指持续的癫痫发作，对初期的一线药物地西泮、氯硝西泮、苯巴比妥、苯妥英钠等无效，连续发作 1 小时以上者。癫痫持续状态是急症，预后不仅与病因有关，还与成功治疗的时间有关。如发作超过 1 小时，体内环境的稳定性被破坏，将引发中枢神经系统许多不可逆损害，因而难治性癫痫状态治疗的首要任务就是要迅速终止发作，可选用下列药物：

（1）异戊巴比妥：是治疗难治性癫痫持续状态的标准疗法，几乎都有效。成人每次 0.25 ～ 0.5g，1 ～ 4 岁的儿童每次 0.1g，大于 4 岁的儿童每次 0.2g，用注射用水稀释后缓慢静注，每分钟不超过 100mg。低血压、呼吸抑制、复苏延迟是其主要的不良反应，因而在使用中往往需行气管插管，机械通气来保证生命体征的稳定。

（2）咪达唑仑：由于其起效快，1 ～ 5 分钟出现药理学效应，5 ～ 15 分钟出现抗癫痫作用，使用方便，对血压和呼吸的抑制作用比传统药物小。近年来，已广泛替代异戊巴比妥，有成为治疗难治性癫痫状态标准疗法的趋势，常用剂量为首剂脉注射 0.15 ～ 0.2mg/kg，然后按 0.06 ～ 0.6mg/（kg·h）静滴维持。新生儿可按 0.1 ～ 0.4mg/（kg·h）持续静脉滴注。

（3）丙泊酚：是一种非巴比妥类的短效静脉用麻醉剂，

能明显增强 GABA 能神经递质的释放，可在几秒钟内终止癫痫发作和脑电图上的痫性放电，平均起效时间 2.6 分钟，建议剂量 1～2mg/kg 静注，继之以 2～10mg/（kg·h）持续静滴维持。控制发作所需的血药浓度为 2.5μg/ml，突然停用可使发作加重，逐渐减量则不出现癫痫发作的反跳。丙泊酚可能的不良反应包括诱导癫痫发作，但并不常见，且在低于推荐剂量时出现，还可出现其他中枢神经系统的兴奋症状，如肌强直、角弓反张、舞蹈手足徐动症。儿童静注推荐剂量超过 24小时，可能出现横纹肌溶解、难治性低氧血症、酸中毒、心力衰竭等不良反应。

（4）利多卡因：对苯巴比妥治疗无效的新生儿癫痫状态有效，终止发作的首次负荷剂量为 1～3mg/kg，大多数患者发作停止后仍需静脉维持给药。虽在控制癫痫发作的范围内很少有毒副反应发生，但在应用利多卡因的过程中仍应注意其常见的不良反应，如烦躁、谵妄、精神异常、心律失常及过敏反应等。心脏传导阻滞及心动过缓者慎用。

（5）也可选用氯氨酮、硫喷妥钠等进行治疗。

第二节　中医学对本病认识及针药治疗

本病归属中医学中"痫病"范畴，是一种发作性神志异常的疾病。其特征为发作时神情恍惚，甚则仆倒，昏不知人，口吐涎沫，两目上视，四肢抽搐，或口中有猪羊般叫声，移时苏醒，醒如常人。多因先天禀赋受损，气血瘀滞，或惊恐劳伤过度，肝脾肾三脏功能失调，使痰壅风动，上扰清窍而致。

一、病因病机

本病在《黄帝内经》中称为"颠疾"。《素问·病能论》中说："人生而有病颠疾者，病名曰何？安所得之？……病名为胎病，此得之在母腹中，其母有所大惊，气上而不下，精气并居，故令子发为颠疾也。"这里强调发病原因是先天受损。元代《丹溪心法·痫》中说："痫证有五，马牛鸡猪羊。无非痰涎壅塞，迷闭孔窍。"明代《万病回春·癫狂》也认为："痫乃痰疾，病似马羊鸡犬猪，故有五痫应五脏，不必多配，大率主痰也。"古代有不少医家都认为痰迷心窍是其发病重要机理。清代李用粹则把痫病分为阳痫与阴痫，他在《证治汇补·胸膈门·痫病》中说："阳痫痰热客于心胃，闻惊而作，若痰热甚者，虽不闻惊，亦作也，宜用寒凉；阴痫亦本乎痰热，因用寒凉太过，损伤脾胃而变成阴，法当燥湿温补祛痰。"这里指出痰热是导致痫病主要原因。张璐在《张氏医通·痫》中说："痫证往往生于郁闷之人，多缘病后本虚，或复感六淫，气虚痰积之故。盖以肾水本虚不能制火，火气上乘，痰壅腑脏，经脉闭遏……"。他指出了痫病发病与情志有关，以肾虚为本，痰实为标。金代张从正则认为本病是肝经热盛所致，《儒门事亲·卷四》中说："大凡风痫病发，项强直视，不省人事，此乃肝经有热也。"

1. 病因

（1）七情失调：主要责之于惊恐。《素问·举痛论》云："恐则气下""惊则气乱"。由于突受大惊大恐，造成气机逆乱，进而损伤脏腑。肝肾受损，则易阴不敛阳而生热生风；脾胃受损，则易致精微不布，痰浊内聚，经久失调，一遇诱因，痰浊或随气逆，或随火炎，或随风动，蒙闭心神脑窍，形成痫病。小儿脏腑娇嫩，元气未充，神气怯弱，或素蕴风痰，更易因惊恐而发为本病。同时情志失调亦常为痫病发作的诱发因素之一。

（2）禀赋不足：此为先天致病因素，以儿童发病者为多见，多由母患此病，传之于子；或胎产之前，母受惊恐，导致气机逆乱，或精伤而肾亏，所谓"恐则精却"；或在胎产非正常分娩中，伤及胎气，禀赋受损，脏腑失调，痰浊阻滞，遇诱因则气机逆乱，风阳内动而成本病。

（3）脑部外伤：由于跌仆撞击，或出生时难产，均能导致颅脑受伤，外伤之后，气血瘀阻，脉络不和，痰浊瘀血内伏于脑，遇有诱因则气机逆乱，痰瘀蒙闭清窍发为本病。

（4）其他疾病之后：如温热病出现高热，熬津成痰，或邪热灼伤血脉，血脉瘀滞不畅，痰瘀内伏于脑；或中风之后痰瘀壅塞脑脉，遇有诱因则气机逆乱，痰瘀蒙闭清窍可发为本病。

总之，本病常由多种原因造成痰浊或瘀血内伏于脑窍，复因七情郁结、六淫之邪所干、饮食失调、劳作过度、生活起居失于调摄等诱发因素相激，遂致气机逆乱而触动积痰、瘀血，闭塞脑窍，壅塞经络，而发为本病。故本病常为发作性疾病。

2. 病机　常有七情郁结、六淫外侵、饮食劳倦等诱因而发。起病急骤为特点。临床上多有先兆症状，但亦可无先兆症状，可反复发作。痫病的病位在心（脑）、脾、肝、肾。虽病机不同，病位中心亦有不同，但大多均影响于心（脑）而发病。在初期虽可见到实证，但一般以虚实夹杂证为多见。发作期以邪实为主，间歇期以脏腑失调为主。总的发病趋势是由实转虚，虚实夹杂。初起肝风、痰浊、痰火、瘀血等实邪阻滞，继则伤及心、脾、肝、肾，致本虚标实，虚实夹杂，日久不愈，病机复杂，以成痫疾。

其病机转化取决于正气的盛衰及痰邪深浅。凡发病初期，多正盛邪实，日久损伤正气，痰浊、瘀血等邪实沉固，形成虚实夹杂。如肝风痰浊证，日久不愈，可致肝郁化火，痰郁化热而成肝火痰热证；亦可影响气血正常运行而致瘀血内阻等，此即实证之间可互相转化或兼夹。肝风痰浊日久亦可木旺克脾土，致脾虚水湿失运或致脾虚痰盛证；肝火痰热证日久不解，火热灼伤肝肾之阴，致肝肾阴虚证等，此即实证转虚证。脾虚痰盛证日久，气血生化乏源，则可致心血不足证；心血不足日久，精血同源，则伤及肝肾之阴精，而成肝肾阴虚证等，此即虚证之间亦可互相转化。凡脾、心、肝、肾功能失调，气血运行失畅，则可致痰浊、瘀血等邪实因素，此即因虚致实而成虚实夹杂证，使病机越发复杂，病情越发加重。

二、中医辨证论治

首先辨中心证候：卒然仆倒伴尖叫声，昏不知人，口吐涎沫，两目上视，肢体抽搐，移时苏醒并反复发作为本病的特征。其轻者发作次数少，瞬间即过，间歇期一如常人；重者发作次数多，持续时间长，间歇期常有精神不振、思维迟钝等。

其次辨病位：卒然昏仆倒地，四肢抽搐，牙关紧闭，或有尖叫声如猪羊，醒后如常人，病变部位在心与肝，以心为主；若四肢抽搐不止，眼睑上翻，两目上视，或一侧肢体抽搐，继则延及对侧，而意识尚清醒，平素或醒后有痰多、善欠伸症状，病变部位在心与肝，以肝为主；若口吐白沫或喉中痰鸣如拽锯，平素体胖，或醒后多痰，病位在心与脾，以脾为主；若突然神志不清，少顷即醒，醒后如常人，而无四肢抽搐，发作时可有两目直视，似痫似呆，频频翻眼，时时低头或有上肢瘛疭，或有口角抽搐，或见神志障碍突然发作，弃衣高歌，登高跳楼，醒后如常人，全然不知发作情况，或有无节律、不协调等怪异诸症，如吮吸、咀嚼、寻找、叫喊、奔跑、挣扎等，病变部位在心与脾，以心为主；若发作时小便失禁，平素或醒后有腰酸腰痛，背项疼痛，病位在心和肾，以肾为主。

再次辨病性：凡来势急骤，神昏卒倒，不省人事，口噤牙紧，颈项强直，四肢抽搐者，病性属风；凡发作时口吐涎沫，气粗痰鸣，发作后或有情志错乱、幻听、错觉，或有梦游者，病性属痰；凡发作时呆木无知，呼之不应，扎之不知痛，平素或发作后有神疲胸闷、纳呆，身重者，病性属湿；凡卒倒啼叫，面赤身热，口流血沫，平素或发作后有大便秘结，口臭苔黄者，病性属热；凡发作时面色潮红、紫红，继则青紫，口唇发绀，或有脑外伤、产伤等病史者，病性属瘀。凡病之初起多属实证，日久多虚实夹杂。凡发作时见面色潮红，手足温，舌红脉弦滑者，属阳痫。凡发作时见面色苍白，唇色青黯，手足清冷，舌淡苔白，脉沉迟或沉细者，属阴痫。

1. 肝风痰浊证

临床表现： 发则卒然昏仆，目睛上视，口吐白沫，手足抽搐，喉中痰鸣；也有仅为短暂精神恍惚而无抽搐者。发作前常有眩晕、胸闷等症。舌质淡红，苔白腻，脉弦滑。

治法： 涤痰息风，开窍定痫。

方药： 定痫丸加减。本方功善涤除顽痰以开窍，平息肝风以解痉。常药用：竹沥、石菖蒲、胆南星、半夏豁痰开窍，天麻、全蝎、僵蚕平肝息风镇痉，共奏涤痰息风开窍之功；再辅以琥珀、辰砂、茯神、远志镇心定神；炙甘草调和诸药。

胁胀嗳气者，加柴胡、枳壳、青皮、陈皮疏肝理气；眩晕、目斜风动者，加龙骨、牡蛎、磁石、珍珠母重镇息风。方中全蝎、僵蚕等虫类搜剔药可研粉吞服，但因其有一定的毒性，宜从小量开始，逐渐增量，切不可骤用重剂。

2. 肝火痰热证

临床表现： 卒然仆倒，不省人事，四肢强痉拘挛，口中叫吼，口吐白沫，烦躁不安，气高息粗，痰鸣辘辘，脉弦滑数，口臭。平素情绪急躁，心烦失眠，咯痰不爽，口苦而干，便秘便干，舌质红，苔黄腻。

治法： 清肝泻火，化痰开窍。

方药： 龙胆泻肝汤合涤痰汤加减。本方清热以泻火，化痰以开窍。常用药：龙胆草苦寒清泄肝胆实火；石菖蒲化痰开窍；栀子、黄芩助龙胆草清肝泻火之功；半夏、橘红、茯苓、胆南星助石菖蒲化浊涤痰之力；炙甘草调和诸药。

火盛伤津出现口干欲饮，舌红少苔者，宜加麦冬、南沙参养阴生津；便秘不通者，宜加生大黄通腑泄热。临床泻肝火尚常用丹皮、赤芍、柴胡、大黄等。

3. 瘀血内阻证

临床表现： 发则卒然昏仆，瘛疭抽搐，或仅有口角、眼角、肢体抽搐，颜面口唇青紫。平素多有头晕头痛，痛有定处。多继发于颅脑外伤、产伤、颅内感染性疾患后遗症等。舌质暗红或有瘀斑，苔薄白，脉涩。

治法： 活血化瘀，息风通络。

方药： 血府逐瘀汤加减。本方活血化瘀通络效强。常用药：当归、桃仁、红花活血祛瘀通络；川芎为血中之气药，助君药行气活血化瘀以通络；赤芍凉血活血以通络；生地清热凉血，配当归养血润燥，使瘀去而阴血不伤；牛膝祛瘀而通血脉，又能补肾生精；柴胡疏肝解郁，调畅气机；桔梗、枳壳一升一降，开胸行气，可使气机条达，气行则血行，取气为血帅之意；甘草调和药性。

夹痰者，加半夏、胆南星、竹茹；伴抽搐重者，加钩藤、地龙、全蝎；瘀血重者，可加水蛭、虻虫等虫类药。本证由外伤或久病所致，若遇劳累、情绪波动及气候变化等常易诱发。故患者应避免过度劳累及精神紧张等，遇气候突变宜在家静养。

4. 脾虚痰盛证

临床表现： 痫病发作日久，神疲乏力，食欲不佳，面色不华，大便溏薄或有恶心呕吐，舌质淡，苔薄腻，脉濡弱。

治法： 健脾和胃，化痰降逆。

方药：六君子汤加减。本方用药补益脾胃以运化水湿，辅以化痰降逆开窍。常用药：党参、白术健脾益气，治其本；茯苓、陈皮健脾理气化湿，调和脾胃，以运化水湿；半夏、竹茹和胃化痰降逆以开窍；炙甘草和中缓急，调和诸药。

痰浊盛而恶心呕吐痰涎者，可加胆南星、瓜蒌、菖蒲、旋覆花等加强化痰降逆之力；便溏者，加薏苡仁、炒扁豆、炮姜等健脾止泻。本证患者平时宜注意药物、饮食、劳逸等结合调治。

5. 心血不足证

临床表现：平素失眠多梦，心悸气短，头晕健忘，发时则突然从工作或睡眠状态中站起徘徊，或出走，舌质淡，苔薄白，脉细或细数。

治法：益气养血，宁心安神。

方药：酸枣仁汤加减。常用药：重用酸枣仁养肝益心，补血安神；川芎、当归、生地养血活血，补而不滞；知母清热滋阴除烦，且可制川芎之辛燥；党参益气生血；茯神、远志宁心安神；炙甘草调和诸药。

经常夜游者，加生龙骨、生牡蛎、生铁落镇心安神；头晕健忘较甚者，加胡桃仁、胡麻仁、制何首乌、紫河车补养精血。本证常由后天之本失于调养所致，故平时应重视健脾益气生血。

6. 肝肾阴虚证

临床表现：痫病频发，神思恍惚，头晕目眩，两目干涩，面色晦暗，耳轮焦枯不泽，健忘失眠，腰膝酸软，大便干燥，舌质红，脉细数。

治法：滋补肝肾，潜阳安神。

方药：左归丸加减。本方补肝肾、潜肝阳、安心神。常用药：熟地、山药、山萸肉、枸杞子补益肝肾，滋阴填精；龟甲胶、鹿角胶为血肉有情之品，龟甲胶补阴，鹿角胶养阳，两药协力峻补精血；菟丝子配鹿角胶温柔养阳，助阳生阴，体现了"阳中求阴"的理论法则；牛膝补益肝肾，强壮筋骨，活血祛瘀，引血下行，以潜亢阳，远志宁心安神；炙甘草调和诸药。

神思恍惚，持续时间长者，可选用生牡蛎、鳖甲滋阴潜阳，柏子仁、磁石、辰砂宁心安神，贝母、天竺黄、竹茹清热除痰。心中烦热者，可加焦山栀、莲子心清心除烦；大便干燥者，可加玄参、天花粉、火麻仁、郁李仁养阴润肠通便。本证患者常反复发作，久病伤肾，故须处处顾护肾脏精血，不可过分应用刚燥之品，并需因势利导，以柔克刚。若神疲面㿠，久而不复，为阴精气血俱虚，当大补精血，宜常服河车大造丸。

下面在介绍下临床本病治疗常用的验方：

（1）惊痫汤：丹参30g，赤芍12g，红花4.5g，夜交藤30g，酸枣仁15g，地龙9g，珍珠母30g，水煎服。治疗瘀血阻滞，心神不宁之惊痫。

（2）气痫汤：丹参30g，赤芍12g，红花4.5g，川楝子9g，青、陈皮各9g，白芷6g，合欢皮30g，水煎服。治疗气滞血瘀之痫病。

（3）风痫汤：丹参30g，赤芍12g，红花4.5g，葛根9g，薄荷3g，大青叶30g，地龙9g，珍珠母30g，水煎服。治疗肝阳化风，瘀血阻络之痫病。

（4）痰痫汤：丹参30g，川芎9g，红花4.5g，半夏9g，胆南星 6g，地龙 9g，僵蚕 9g，夜交藤 30g，珍珠母 30g，水煎服。治疗痰瘀交阻，肝风内动之痫病。

三、中医针灸治疗

近年来研究及临床疗效表明，针灸治疗癫痫能改善症状，减少发作次数。对于继发性癫痫需详细询问病史，专科检查，明确诊断，积极治疗原发病，脑电图为常规检查。

1. 基本治疗

（1）发作期

治则：醒脑开窍，熄风豁痰。以督脉及足厥阴、足阳明经穴为主。

主穴：水沟、百会、后溪、涌泉、合谷、太冲、丰隆。

操作：毫针泻法。水沟用雀啄手法，以患者神志复苏或有反应为度。

方义：水沟、百会为督脉穴，后溪通督脉，督脉入络脑，故针刺可醒脑开窍。涌泉为肾经井穴，可激发肾气，促进脑神的恢复。丰隆豁痰，合谷、太冲熄风止痉。

（2）间歇期

治则：化痰通络，熄风舒筋。以任脉、督脉、足阳明及足厥阴经穴为主。

主穴：鸠尾、筋缩、间使、阳陵泉、丰隆、太冲。

配穴：痰火扰神加曲池、神门、内庭；风痰闭阻加风池、中脘、合谷；心脾两虚加心俞、脾俞、足三里；肝肾阴虚加肝俞、肾俞、三阴交；瘀阻脑络加百会、膈俞、内关；夜发加照海；昼发者加申脉。

操作： 主穴用毫针泻法，鸠尾向巨阙斜刺 1 寸。配穴按虚补实泻法操作。

方义： 鸠尾为任脉络穴，任脉为阴脉之海，可调理阴阳，平抑风阳。筋缩为督脉穴，可疏调督脉、通脑络、舒经筋，筋会阳陵泉，二穴相配，重在舒调经筋而止痉。间使为心包经穴，可调心神、理气血，为治痫病验穴。太冲平熄肝风，丰隆化痰通络。

2. 其他治疗　穴位注射法：选间使、丰隆、太冲、鸠尾、大椎。用维生素 B_1 和维生素 B_{12} 注射液，每穴注射 $0.5 \sim 1ml$，每日 1 次。

第八章

脑　瘫

第一节　现代医学对本病的认识

一、概念

脑性瘫痪（cerebral palsy）是指婴儿出生前到出生后 1 个月内，由于各种原因导致的非进行性脑损害综合征，主要表现为先天性运动障碍及姿势异常，包括痉挛性双侧瘫、手足徐动等锥体系与锥体外系症状，可伴有不同程度的智力低下、语言障碍及癫痫发作等。本病发病率高，国际上脑性瘫痪的发病率为 1‰～ 5‰，我国脑性瘫痪的发病率为 1.8‰～ 4‰。

二、病因及发病机制

脑性瘫痪的病因复杂，包括遗传性和获得性。后者又分为出生前、围生期和出生后病因等，部分患儿找不到明确的病因。我国脑性瘫痪多发生于早产、低出生体重、产时缺氧窒息及产后黄疸的婴儿。

1. 出生前病因　包括胚胎期脑发育畸形，孕妇妊娠期间重症感染（特别是病毒感染）、严重营养缺乏、外伤、妊娠毒血症、糖尿病及放射线照射等，影响了胎儿脑发育导致永久性的脑损害。

2. 围生期病因　早产是脑性瘫痪的确定病因；分娩时间过长、脐带绕颈、胎盘早剥、前置胎盘致胎儿脑缺氧；产伤、急产、难产、出血性疾病所致的颅内出血；母子血型不合或其他原因引起的新生儿高胆红素血症所致的核黄疸等均可引起本病。

3. 出生后病因　包括中枢神经系统感染、中毒、头部外伤、严重窒息、心跳停止、持续惊厥、颅内出血及不明原因的急性脑病等。

4. 遗传性因素　一些脑瘫患儿可有家族性遗传病史。父母近亲结婚以及在家族中出现脑瘫／智力障碍或先天性畸形者，幼儿发生脑瘫的概率增高。

人体正常肌张力调节及姿势反射的维持有赖于皮质下行纤维抑制作用与周围Ⅰa类传入纤维易化作用的动态平衡。当脑发育异常使皮质下行纤维束受损时，下行抑制作用减弱，周围传入纤维的兴奋作用相对增强，导致痉挛性运动障碍和姿势异常。感知能力如视、听力受损加重，患儿的智力发育低下，基底核受损可导致手足徐动症，小脑损害可发生共济失调等。

三、病理

脑损害可广泛累及大脑及小脑，以弥漫性大脑皮质发育不良或萎缩性脑叶硬化较为常见，皮质和基底核有分散的大理石样瘢痕病灶；其次为局限性病变，包括局限性白质硬化和巨大脑穿通畸形。肉眼可见脑回变窄、脑沟增宽等；显微镜下可见皮质各层次的神经细胞退行性变、神经细胞减少、白质萎缩、胶质细胞增生等。

病理改变可分为两类：一是出血性损害，如室管膜下出血或脑室内出血，多见于妊娠不足 32 周的未成熟胎儿，可能因为此期脑血流量相对较大，血管发育不完善所致；二是缺血性损害，如脑白质软化、皮质萎缩或萎缩性脑叶硬化等，多见于缺氧窒息的婴儿。

四、分类

脑性瘫痪的病因、病理和临床表现复杂多变，分类方法也繁多。根据病因、病理可分为：

1. 早产儿基质（室管膜下）出血 [matrix（subependymal）hemorrhage in premature infants] 是大脑半球 Monro 孔水平尾状核附近部位出血，位于室管膜下细胞生发基质中，常累及双侧且不对称，常见于胎龄 20～35 周的低体重早产儿，生后数日迅速出现脑功能障碍，呼吸窘迫，伴发绀、吸吮不能，可见囟门膨出及血性脑脊液，常于数日内死亡。

2. 脑性痉挛性双侧瘫（Little 病） Little（1862 年）最早提出缺氧 - 缺血件脑病的概念，后称 Little 病。脑性瘫痪包括截瘫、双侧瘫、四肢瘫、偏瘫和假性延髓性麻痹等类型。其中双侧瘫是指下肢较重的四肢瘫。

3. 进展性运动异常 可以包括婴儿偏瘫、截瘫和四肢瘫，先天性和后天性锥体外系综合征，先天性共济失调，先天性弛缓性瘫痪，先天性延髓麻痹等类型。

按肌紧张、运动姿势异常症状可分为：痉挛型（最多见）、强直型、不随意运动型、共济失调型、肌张力低下型和混合型。

五、临床表现

病因繁多，临床表现各异。多数病例在出生数月后家人试图扶起时才发现异常。严重者出生后数日内即可出现吸吮困难、角弓反张、肌肉强直等症状。脑性瘫痪的主要临床表现是运动障碍，主要为锥体系损伤所致，可并发小脑、脑干以及脊髓等损伤。表现为不同程度的瘫痪、肌张力增高、腱反射亢进和病理征阳性等。患儿可伴有癫痫发作、视力障碍、听力障碍、行为异常及认知功能异常等。症状体征随年龄的增长可能会有所改善，是脑性瘫痪区别于其他遗传代谢疾病的临床特点。

1. 痉挛型　是脑瘫中最常见和最典型的类型，约占脑瘫患儿的 60%～70%，包括截瘫型、四肢瘫型、偏瘫型和双侧瘫型，为大脑皮质运动区和锥体束受损所致。主要表现为肢体的异常痉挛，下肢痉挛表现为剪刀步态，足内翻或外翻，膝关节、髋关节屈曲挛缩等；上肢可呈拇指内收、指关节屈曲、前臂旋前、肘屈曲等异常体位。严重者四肢强直，常伴有智能低下、情绪及语言障碍和癫痫等。牵张反射亢进是痉挛型的特点。临床检查可见锥体束征。

2. 强直型　四肢呈僵硬状态，牵张反射亢进突出，做被动运动时四肢屈伸均有抵抗，常伴有智能、情绪、语言等障碍以及斜视、流涎等。此型实际上是严重的痉挛型表现。

3. 不随意运动型　又称手足徐动症，约占脑性瘫痪的

20%。表现为难以用意志控制的四肢、躯干或颜面舞蹈样和徐动样的不随意运动，有时伴有言语障碍。见于新生儿窒息、核黄疸者，病变累及基底核、小脑齿状核等锥体外系。

4.共济失调型　约占脑性瘫痪的5%。以小脑功能障碍为主要特点，表现为眼球震颤、肌张力低下、肌肉收缩不协调、步态不稳等。走路时躯干不稳伴头部略有节律的运动。可伴先天性白内障、智能障碍及感觉异常等。

5.肌张力低下型　又称弛缓型。表现为躯干和四肢肌张力明显低下，关节活动幅度过大，运动障碍严重，不能竖颈和维持直立体位等，常伴有智力和语言障碍。

6.混合型　脑性瘫痪各型的典型症状混同存在称为混合型。

六、辅助检查

头颅MRI、CT检查可以了解脑瘫患儿颅内无结构异常。脑电图对确定患儿是否合并癫痫及合并癫痫的风险有意义；脑诱发电位可发现幼儿的视听功能异常。这些检查有助于明确病因，提供确诊依据，判断预后和指导治疗。

七、诊断及鉴别诊断

1.诊断　目前尚缺乏特异性的诊断指标，主要依靠临床症状和体征。我国小儿脑性瘫痪会议拟定的诊断标准是：婴儿期出现中枢性瘫痪；伴有智力低下、言语障碍、惊厥、行为异常、感知障碍及其他异常；除外进行性疾病所致的中枢性瘫痪及正常小儿一过性运动发育落后。

有以下情况应高度警惕脑性瘫痪发生的可能：早产儿、低出生体重儿、出生时及新生儿期严重缺氧、惊厥、颅内出血及核黄疸等；精神发育迟滞、情绪不稳、易惊恐等；运动发育迟缓，有肢体及躯干肌张力增高和痉挛的典型表现；锥体外系症状伴双侧耳聋及上视麻痹。

2.鉴别诊断　应注意与以下疾病鉴别：

（1）遗传性痉挛性截瘫：本病多有家族史，儿童期起病，缓慢进展，双下肢肌张力增高、腱反射亢进、病理征阳性、可有弓形足畸形，但无智能障碍。

（2）共济失调毛细血管扩张症：又称 Louis-Barr 综合征，常染色体隐性遗传，进行性病程，除共济失调、锥体外系症状外，还可有眼结膜毛细血管扩张，甲胎蛋白显著升高等特异性表现。

（3）小脑退行性病变：共济运动障碍的表现随年龄增长而加剧，可帮助鉴别。

（4）婴儿肌营养不良：可有进行性肌萎缩和肌无力。进行性肌萎缩伴舌体肥大、肝脾增大应考虑糖原贮积病。

八、治疗

尚无特别有效的疗法。可采取物理疗法、康复训练、药物治疗和手术治疗等降低痉挛肌肉的肌张力、改善运动功能。

1.物理疗法和康复训练

（1）一般治疗：加强护理，注意营养及卫生。根据患儿现有能力制定康复方案积极进行康复训练，达到最大限度的功能改善。言语障碍及智能不全者加强语言和文体音乐训练，以提高智能；运动障碍进行理疗、体疗、按摩，以改善患肢的运动功能。

（2）康复治疗：方法主要有下列 5 种：①家庭康复：包括正确的卧姿、抱姿、运动训练、头部稳定性、翻身、坐位、爬行、跪立、站立、行走、语言等训练。②特殊教育：在特殊学校、福利院、康复机构中，对不能适应正常学校教学环境的脑瘫儿童进行特殊的教育康复形式，将医疗、康复、教育、抚养等融于一体。③引导式教育：是一种集体的、游戏式的综合康复方法，患儿通过认识和感觉交流的方式，接受到日常生活中的各种刺激，逐渐形成功能性动作与运动。④感觉整合训练：是指人体器官各部分将感觉信息组合起来，经大脑的整合作用，对身体内外知觉做出反应。⑤音乐治疗：可以提高患儿的四肢协调能力、语言表达能力以及对学习的兴趣和积极性。

2. 药物治疗　疗效有限。主要是对症治疗，如癫痫发作者可根据不同类型给予相应恰当的抗癫痫药物；下肢痉挛影响活动者可试用苯海索、巴氯芬等肌肉松弛药物降低肌张力。肉毒素注射治疗痉挛性脑瘫，能很快缓解肌肉痉挛，降低肌张力。同时还可应用促进脑代谢的脑神经细胞营养药物，以利于患儿神经功能的恢复。

3. 手术治疗

（1）选择性脊神经后根切断术（selective posterior rhizotomy，SPR）：其治疗机制为选择性切断肌梭传入神经Ⅰa

纤维，阻断脊髓反射环路解除肌痉挛且不再复发，而肌张力的降低并不影响运动功能。手术最佳年龄为 2～6 岁，以痉挛性脑瘫、智力接近正常、肌张力在 3 级以上，并保持一定的肌力和运动功能者为宜。术后坚持康复训练是治疗成功的基本条件。

（2）蛛网膜下腔持续注入巴氯芬（continuous intrathecal baclofen infusion，CIBI）：用于治疗痉挛性脑瘫。其机制为巴氯芬与脊髓灰质细胞的 GABA-B 受体结合，阻止兴奋性神经递质的释放，从而减少运动神经释放兴奋性冲动，抑制脊髓反射，消除肌痉挛。对不宜或不接受SPR手术者可应用CIBI治疗。

（3）矫形外科手术：对于因关节囊挛缩而出现的不易改变的关节畸形及肢体痉挛，经长期运动能力改善不大者可行肌腱切开、移植或延长等矫形手术，以恢复肌力平衡、松解痉挛软组织和稳定关节。

九、预后

智力正常的患儿通常预后较好。癫痫频繁发作可致脑缺氧而使智力障碍加重，预后较差。

第二节　中医学对本病认识及针药治疗

在中医学中没有"脑瘫"病名记载，但有关于本病的记载。本病归属中医学中"痿证""五迟""五软"等范畴，《诸病源候论·四五岁不能语候》曰："由在胎之时，其为卒有惊怖，内动于儿脏。"认为妊娠期间母体的病变可以影响到胎儿的发育。《医林改错·论小儿半身不遂》曰："小儿自周岁至童年皆有。"又指出"突然患此症者少，多由伤寒、瘟疫、豆疹、吐泻等症"所引起，从而出现"手足痉挛，周身如泥塑，皆是气不达于四肢"。

一、病因病机

本病的发生主要与先天因素和后天因素有关。先天因素主要包括父母体质素虚或久病消耗，或药毒损害等均可致胎儿禀赋不足；或孕母受惊，致邪气乘心；或跌打损伤，致使胎损。后天因素主要包括婴幼儿饮食失宜，或疾病失治误治，或药毒损害等。后天禀赋于先天，先天依赖后天的滋养，先天不足则后天禀弱，后天不充，则先天枯涸，二者常常相互影响，导致本病的发生。

1. 肝肾两虚 先天因素可导致胎儿禀赋不足，肝肾两虚，精血不能荣注筋骨；或痰瘀等实邪阻滞脑络而发为本病。

2. 气血亏损 后天因素可损伤气血，筋骨失养；或脾胃虚弱，气血化生不足，致正气不足不能抗邪，为邪所害而发病。

3. 气滞血瘀 外伤、产伤均可导致气血失常，局部致气滞血瘀，清窍失于濡养而致本病发生。

二、中医辨证论治

本病辨证首先应辨先天、后天之病因，因先天因素致多属肝肾亏损，精血不足；因后天不足者，多为气血虚弱，脑失濡养。其次应辨虚实，尽管其病因有先天、后天之分，但其病机有虚、实之别，虽多属肾精不足、肝肾阴虚、脾气亏虚等虚证，但仍有少数瘀阻脑络、痰湿阻滞等实邪为患者。本病多为虚证，或虚实夹杂，有因先天禀赋不足而致肝肾亏虚者，有因后天失养，脾虚不能化生血者。临床因证论治，前者补肾养肝健脑、填精益髓，后者健脾益气、养血荣脑。对于少数瘀阻脑络、痰湿内蒙者分别活血化瘀、通窍醒脑和健脾化痰、息风醒脑。所以治疗本病的基本治则以扶正固本、增补脾肾为主。

1. 肾精不足证

临床表现：四肢瘫痪，瘦弱不用，发育迟缓，智力低下，反应迟钝，形体笨拙，囟门未闭，语音不清，抬头或坐立困难，舌淡，苔白，脉微细。

治法：填精益髓，补肾健脑。

方药：左归丸加减。本方补肝肾、益脑髓。常用药：熟地、山药、山萸肉、枸杞子补益肝肾，滋阴填精；龟甲胶、鹿角胶为血肉有情之品，龟甲胶补阴，鹿角胶养阳，两药协力峻补精血；菟丝子配鹿角胶温柔养阳，助阳生阴，体现了"阳中求阴"的理论法则；牛膝补益肝肾，强壮筋骨，活血祛瘀，引血下行；远志健脑安神；炙甘草调和诸药。

脑髓不足者加麦冬、冬虫夏草；若肾精不足累及肾阳者加仙茅、仙灵脾、巴戟天、肉苁蓉。

2. 肝肾阴虚证

临床表现：下肢瘫痪，颈项牵强，手足震颤，站立时足痉挛，步态不稳，眼面牵掣，语言不利，时有癫痫样发作，肌肉瘦削，盗汗，五心烦热，舌红少苔，脉细数。

治法：滋补肝肾，息风潜阳。

方药：大定风珠加减。本方补肝肾、潜亢阳。常用药：鸡子黄血肉有情之品，能上通心气，下达肾气，阿胶甘平滋润，入肝补血，入肾滋阴，二药合用，为滋阴息风药对；麦冬、生地、白芍滋阴增液，养血柔肝；生龟板、生鳖甲、生牡蛎益阴潜阳，平肝息风；麻子仁养阴，五味子酸收，与白芍配伍，酸甘化阴；甘草调和诸药。

抽搐者加羚羊角、全蝎、僵蚕；面红气粗加石决明、钩藤、白蒺藜、生龙骨等。

3. 脾气亏虚证

临床表现：精神倦怠，四肢瘫痪，少气懒言，唇软，咀嚼无力，或涎出不禁，舌常伸出，便溏，肌肉萎软，舌淡苔白，脉细弱。

治法：健脾益气，补中升阳。

方药：补中益气汤加减。本方使脾胃虚弱得补，气血生化之源得充。常用药：黄芪、人参大补元气，益气健脾，助气血生化之源；白术助君药加强益气健脾之功；当归养血和血，益气养血；陈皮理气和胃，调理脾胃气机，使脾胃升降之枢正常；升麻、柴胡升举脾气，以顺脾气主升之性，使气血得以输布筋脉五脏；甘草健脾和中，又调和药性。

食少腹胀者，加山楂、枳壳、砂仁、谷麦芽等理气消食；便溏者，加薏苡仁、山药、莲子肉健脾除湿；心悸者，加龙眼肉、远志；气短汗出重者，加重黄芪用量。

4. 气血亏虚证

临床表现：智力不全，神情呆钝，不哭不闹，语言发音迟缓，面色欠华，舌淡苔薄，脉细弱无力。

治法：益气养血，健脑养心。

方药：归脾汤加减。常用药：党参、白术、黄芪益气健脾益气；当归、熟地、龙眼肉、大枣补血生血，养心健脑；茯苓、炒扁豆补中健脾；远志、枣仁养血安神。

若中气不足，清阳不升，兼见气短乏力，纳少神疲，便溏下坠，脉象无力者，可合用补中益气汤；若自汗时出，易于感冒，当重用黄芪，加防风、浮小麦益气固表敛汗；若脾虚湿盛，腹泻或便溏，腹胀纳呆，舌淡舌胖，边有齿痕，可酌加薏苡仁、炒扁豆、泽泻等，当归宜炒用；若兼见形寒肢冷，腹中隐痛，脉沉者，可酌加桂枝、干姜以温中助阳；若血虚较甚，面色㿠白，唇舌色淡者，可加阿胶、紫河车粉（冲服）；兼见心悸征忡，少寐健忘者，可加柏子仁、合欢皮、夜交藤养心安神。

5. 阴津亏耗证

临床表现：四肢瘫痪，肌肉萎缩，口唇干裂，伴有低热，盗汗，舌质绛，苔光剥或如镜面，脉细数。

治法：益阴生津。

方药：增液汤加减。常用药：重用玄参滋阴润燥，壮水制火；生地甘苦而寒，清热养阴生津；麦冬甘寒，养阴生津。

阴虚风动者加白芍、炙甘草、生牡蛎、生鳖甲；津耗液脱者加生龙骨。

6. 瘀阻脑络证

临床表现：下肢瘫痪，智力减退，头发稀落，颜面头颅青筋暴露，四肢厥冷，舌质紫黯，脉细涩。

治法：活血化瘀，醒脑开窍。

方药：通窍活血汤加减。常用药：麝香通窍醒脑；川芎、赤芍、桃仁、红花活血化瘀；白芷、菖蒲、老葱通窍理气；当归养血活血。

若兼见神疲乏力，少气自汗等症，加入黄芪、党参益气行血；若兼畏寒肢冷，感寒加重，可加附子、桂枝温经活血；四肢痉挛加全蝎、地龙、乌梢蛇等。

7. 痰湿内蒙证

临床表现：四肢瘫痪，喉间痰鸣，时作癫痫或抽搐，伴有泛恶，纳呆，舌苔腻，脉滑。

治法：健脾化痰，息风醒脑。

方药：半夏白术天麻汤加减。常用药：半夏、陈皮健脾燥湿化痰；白术、薏苡仁、茯苓健脾化痰；天麻息风醒脑。

若眩晕较甚，呕吐频作，视物旋转，可酌加代赭石、竹茹、生姜、旋覆花以镇逆止呕；若脘闷纳呆，加砂仁、白蔻仁等芳香和胃；若兼见耳鸣重听，可酌加郁金、菖蒲、葱白以通阳开窍；若痰郁化火，头痛头胀，心烦口苦，渴不欲饮，舌红苔黄腻，脉弦滑者，宜用黄连温胆汤清化痰热。

三、中医针灸治疗

针灸治疗本病效果良好，尤其强调头针的应用，通过对皮层的刺激，促进脑神经功能的恢复。

1. 基本治疗

治则：健脾益肾，醒脑开窍。以督脉、足阳明及足少阴等经穴为主。

主穴：百会、四神聪、印堂、足三里、风池、太溪、悬钟。

配穴：肾精不足加肾俞；肝肾阴虚加肝俞、肾俞、三阴交；脾气亏虚加脾俞；气血亏虚加膈俞、膻中；阴津亏耗加脾俞、肾俞；瘀阻脑络加膈俞、内关；痰浊内蒙加丰隆；上肢不利加肩髃、曲池、合谷、手三里等；下肢不利加髀关、伏兔、风市、阳陵泉、丘墟、太冲等。

操作：毫针平补平泻

方义：百会、印堂通督脉，调脑神；风池通脑络，促进脑络气血运行；足三里健脾益气；太溪、悬钟益肾充髓；四神聪为健脑之效穴。配合体针应用效果佳。

2.其他治疗

（1）头穴丛刺法：选用于氏头针七区中的额区、顶区、顶前区，用毫针每区分别平刺入 4～5 根针，使针抵达帽状腱膜下。快速捻转，留针 4～6 小时，每 30 分钟间断行针一次。

（2）耳针：神门、脑干、皮质下、心、肝、肾、肾上腺、小肠等，耳穴贴服，左右耳交替。

第九章

不　寐

第一节　现代医学对本病的认识

一、概念

失眠症（insomnia）是以入睡和（或）睡眠维持困难所致的睡眠质量或数量达不到正常生理需求而影响白天社会功能的一种主观体验，是最常见的睡眠障碍性疾患。本病相当于现代医学失眠症。失眠症的患病率很高，欧美等国家患病率在 20%～30%，在中国香港进行的一项研究发现，失眠的发病率在 5.9% 左右。

二、睡眠生理

睡眠占人生 1/3 的时间，是维持机体健康必不可少的生理过程，只有在具有良好睡眠的基础上才能更好地保证生活质量、完成各种社会活动。引起睡眠障碍的原因很多，包括生现、心理、环境因素、精神疾病、躯体疾病以及在治疗疾病的过程中所用的药物等。

人类正常睡眠分两个时相，即快速眼动相（rapid eye

movement，REM）和非快速眼动相（non-rapid eye movement，NREM）。睡眠开始首先进入 NREM，经过一段时间后进入 REM，在整个睡眠周期中 NREM 和 REM 睡眠交替进行，一般每夜 4 ～ 6 个交替周期，其中 NREM 占 75% ～ 80%，REM 睡眠占 20% ～ 25%。根据睡眠深度和脑电图慢波程度，NREM 可分为 4 期，由浅入深依次为：1 期（入睡期）、2 期（浅睡期）、3 期（中度睡眠期）、4 期（深度睡眠期），也称为慢波睡眠。多导睡眠图（polysomnogram，PSG）是诊断睡眠障碍的较客观证据，主要记录以下指标：眼动电图（EOG）、脑电图（EEG）、肌电图（EMG）、心电图（ECG）、口鼻气流、胸腹运动、体位、氧饱和度等。EEG 可由不同频率的脑波组成：包括慢波（0 ～ 1Hz）、δ（1 ～ 4Hz）、θ（4 ～ 7Hz）、α（7 ～ 11Hz）、σ（11 ～ 14Hz）、β_1（14~20Hz），β_2（20 ～ 35Hz）及 γ（35 ～ 60Hz）。此外，纺锤波及 K- 复合波提示 2 期睡眠或慢波的开始。NREM 的特征是全身代谢减慢、对外界的反应减少，EEG 出现慢波、纺锤波及 K- 复合波，EMG 显示肌肉活动减少；REM 的特征是自主神经不稳定，肌张力进一步降低，各种感觉功能明显减退，EEG 表现与 NREM1 期相似、出现快节律波夹杂有锯状波和 θ 波，EOG 出现各方向的快速眼动，EMG 中肌肉活动减少或消失，此期易出现血流动力学异常。

　　控制睡眠的解剖结构有网状上行激活系统、中缝核、孤束核、蓝斑、丘脑网状核、下丘脑及额叶眶面皮质等。与睡眠有关的神经递质有乙酰胆碱、多巴胺、5- 羟色胺、肾上腺素、γ- 氨基丁酸等。各种原因造成这些解剖结构的破坏和递质传递功能障碍均能导致睡眠障碍。

三、诊断

目前国际上对失眠症诊断有三个标准，即美闻睡眠医学学会（AASM）制定的睡眠障碍国际分类（International Classification of Sleep Disorders，ICSD-2）、美国精神病学会（APA）制定的《精神障碍诊断和统计手册》第4版（Diagnosis and Statistical Manual，4th edition，DSM-Ⅳ）及世界卫生组织（WHO）制定的疾病的国际分类（International Classification of Diseases，10th edition，ICD-10）。根据国际标准，国内制定了中国精神障碍的分类诊断标准（Chinese Classification of Mental Disorders，3th edition，CCMD-3）。各个诊断标准不尽相同，但有以下共同点：

（1）患者主诉有失眠：包括入睡困难（卧床30分钟没有入睡）、易醒、频繁觉醒（每夜超过2次）、多梦、早醒或醒后再次入睡超过30分钟，总睡眠时间不足6小时。有上述情况1项以上，同时伴有多梦、醒后有头昏、乏力等不适症状。

（2）社会功能受损：白天有头昏、乏力、精力不足、疲劳、昏昏欲睡及注意力不集中等症状，严重者出观认知能力下降从而影响工作和学习。

（3）上述情况每周至少3次，持续至少1个月。

（4）排除各种神经、精神和躯体疾病导致的继发性失眠。

（5）PSG作为失眠的客观指标，睡眠潜伏期超过30分钟；实际睡眠时间每夜少于6小时；夜间觉醒时间超过30分钟。

根据失眠持续时间将失眠分为短暂性失眠（1周内）、急性失眠（1周至1个月）、亚急性失眠（1～6个月）和慢性失眠（持续6月以上）。一般短暂性失眠多由于各种原因引起，如短暂性精神因素、环境因素及时差等原因，这些原因的失眠症经过一段时间的调整可以完全恢复。长期失眠多由于心理因素、长期从事夜班、生活不规律及长期饮酒等因素导致。

四、治疗

失眠症的治疗包括非药物治疗和药物治疗。

1. 睡眠卫生教育和心理治疗　首先让患者了解一些睡眠卫生知识，消除失眠带来的恐惧，养成良好的睡眠习惯，合理安排睡眠时间，尽量不要饮酒，午后和晚间不要饮茶或含咖啡因的饮料。多做一些体育活动。对于比较严重的失眠患者可进行睡眠行为的控制：有睡意时方上床睡觉；不要在床上做与睡眠无关的事如看书、看电视等；白天尽量不要午睡；睡前2小时避免做剧烈的体育运动，如果上床后15～20分钟仍未入睡则起床到另外房间做一些其他事情，有睡意时再回；无论在夜间睡眠多久，早晨应定时起床等。此外睡前适当进食可以帮助入睡。其他还有一些物理疗法，如磁疗、超声波疗法、音乐疗法、推拿、按摩和针灸等疗法，近年来越来越受到重视。

2. 药物治疗　由于睡眠药物多数长期服用会有药物依赖及停药反弹，原则上使用最低有效剂量、间断给药（每周2～4次）、短期用药（常规用药不超过3～4周）、减药缓慢和逐渐停药（每天减掉原药的25%）。

治疗失眠症的药物包括第一代巴比妥类、第二代苯二氮䓬类及第三代非苯二氮䓬类。巴比妥类目前很少用于失眠症的治疗，仍有使用的是司可巴比妥。苯二氮䓬类药物是目前使用最广泛的催眠药，此类药物可缩短入睡时间、减少觉醒时间和次数、增加总睡眠时间，是安全性、耐受性较好的催眠药。缺点是比较容易形成药物依赖、停药反跳和记忆力下降等，但一般短期使用不会出现药物依赖。此类药根据半衰期长短分为3类：①短效类（半衰期＜6小时）：常用的有三唑仑、咪达唑仑、去羟西泮、溴替唑仑等，主要用于入睡困难和醒后难以入睡；②中效类（半衰期6～24小时）：常用的有替马西泮、劳拉西泮、艾司唑仑、阿普唑仑、氯氮平等，主要用于睡眠浅、易醒和晨起需要保持头脑清醒者；③长效类（半衰期24小时以上）：常用的有地西泮、氯硝西泮、硝基西泮、氟硝西泮、氟西泮等，主要用于早醒。长效类起效慢，有抑制呼吸和次日头昏、无力等不良反应。

新型非苯二氮䓬类催眠药包括佐匹克隆（zopiclone）、唑吡坦（zolpidem）和扎来普隆（zaleplon）等。这类药物具有起效快、半衰期短、次晨没有宿醉症状、药物依赖和停药反跳少等优点，是目前推荐为治疗失眠的一线药物。

其他药物如褪黑激素、抗焦虑药物、抗抑郁药物、中药等对失眠症也有一定的疗效，尤其是中药治疗失眠，已受到重视。

第二节　中医学对本病认识及针药治疗

不寐是指外邪扰动，或正虚失养，导致神不安舍，临床以经常性不能获得正常睡眠为特征的一种病证。不寐有关内容，首先记载于《黄帝内经》，称其为"不得卧""目不瞑"。《黄帝内经》认为，其主要病机是"阴虚"所致。《灵枢·大惑论》："卫气不得入于阴，常留于阳。留于阳则阳气满，阳气满则阳跷盛，不得入于阴则阴气虚，故目不瞑矣。"《灵枢·邪客》"阴虚故目不瞑。"同时《黄帝内经》认为胃气不和，气血衰少也可导致不寐。《素问·逆调论》记载有"胃不和则卧不安"，后世医家引申为脾胃不和，痰湿、食滞内扰，以致寐寝不安者均源于此。《灵枢·营卫生会》："老者之气血衰，……故昼不精，夜不瞑。"《黄帝内经》还认为肝热也可导致不寐。《素问·刺热》："肝热病者，小便先黄……手足躁，不得安卧。"

东汉张仲景又发展了《黄帝内经》有关不寐学说，其在《伤寒论》中论及有因太阳病汗下后致胃中干，而烦躁不得眠，有因汗吐下虚烦不得眠，有邪入少阴，热化伤阴所致的不寐。晋代巢元方在《诸病源候论·卷三·大病后不得眠候》中认为不寐除了营卫不和之外，还有脏腑机能失调，并把虚证失眠分为心热和胆冷。他说："大病之后，脏腑尚虚，营卫不和，故生于冷热。阴气虚，卫气则独行于阳，不入于阴，故不得眠。若心烦不得眠者，心热也。若但虚烦而不得眠者，胆冷也。"明代戴元礼《证治要诀·不寐》中认为："不寐有二种，有病后虚弱及年高阳衰不寐，有痰在胆经，神不归舍，亦令不寐。"许叔微认为肝有邪也可导致不寐，他在《普济本事方·卷一》中说："今肝有邪，魂不得归，是以卧则魂扬若离体也。"明代张景岳在《景岳全书·杂证漠·不寐》中对不寐病因病机进行了总结："不寐证，虽病不一，然惟知邪正二字则尽之矣。……其所以不安者，一由邪气之扰，一由营气之不足耳。有邪者多实证，无邪者多虚证，凡如伤寒伤风疟疾之不寐者，此皆外邪深入之扰也。如痰如火，如寒气水气，如饮食忿怒之不寐者，此皆内邪滞逆之扰也。舍此之外，则凡思虑劳倦惊恐忧疑，及别无所累，而常多不寐者，总属真阴精血不足，阴阳不交，而神有不安其室耳。"清代《冯氏锦囊·卷十二》亦提出"壮年人肾阴强盛，则睡沉熟而长，老年人阴气衰弱，则睡轻微易知"。说明不寐的病因与肾阴盛衰及阳虚有关，以上论点颇值得注意。

对于不寐的治疗，《黄帝内经》已提出阴虚不眠用"半夏汤"进行治疗，张仲景提出了用黄连阿胶汤治疗阴虚火旺的不寐，用酸枣仁汤治疗虚劳所致的"虚烦不得眠"。唐代孙思邈在《千金翼方·卷一》中提出了用丹砂、琥珀等重镇安神药和温胆汤治疗"大病后虚烦不眠"。《圣济总录》中提出了用附子、人参、黄芪治疗胆寒不寐。明代李中梓《医宗必读·不得卧》中认为："……不寐之故大约有五：一曰气虚，六君子汤加酸枣仁、黄芪；一曰阴虚，血少心烦，酸枣仁一两，生地黄五钱，米二合，煮粥食之；一曰痰滞，温胆汤加南星、酸枣仁、雄黄末；一曰水停，轻者六君子汤加菖蒲、远志、苍术，重者控涎丹；一曰胃不和，橘红、甘草、石斛、茯苓、半夏、神曲、山楂之类。"张景岳认为，劳倦伤脾，中气不足，清阳不升者，用补中益气汤；七情内伤，或惊恐伤肾胆者，用五福饮或七福饮。清代程钟龄在《医学心悟·不得卧》中认为，食积引起的不卧者宜用保和丸，惊恐而不安卧者宜用安神定志丸。张璐《张氏医通》中认为，对于水停心下不得眠者，用茯苓甘草汤；烦不得卧，诸药不效者，用栀子豉汤下朱砂安神丸。《杂病源流犀烛·不寐多寐》认为，对于真阴亏损，水亏火旺的失眠，用六味地黄丸加知柏，肝虚惊悸不寐者，宜四君子汤加白芍、枣仁。至此，失眠的辨证论治已比较丰富和完善。

一、病因病机

人的寤寐，由心神控制，而营卫阴阳的正常运行是保证心神调节寤寐的基础。《灵枢·营卫生会》云："阴阳相贯，如环无端……营卫之行不失其常，故昼精而夜瞑。"凡影响营卫气血阴阳的正常运行，使神不安舍，都会成为不寐的病因病机。

1.病因

（1）感受外邪：《灵枢·邪客》云："邪气之客人也，或令人目不瞑，不卧出。"外邪中以火热为直接原因较多，其他如阴寒、水湿、风寒等多是形成不寐的间接原因。

（2）情志失常：喜怒忧思悲恐惊等情志过极是不寐常见的直接病因，而思虑劳倦是长期不寐的重要原因。

（3）饮食不节：暴饮暴食是不寐的原发病因。《素问·逆调论》："阳明者胃脉也……胃不和则卧不安。"有些饮料如酒、咖啡、浓茶也是造成不寐的直接原因，长期嗜食肥甘厚味亦可成为不寐的间接原因。

（4）体虚不足：或因禀赋不足，心胆虚怯；或因年老体衰，阴阳亏虚。如明代《证治准绳·杂病·不得卧》云："年高人，阳衰不寐。"

（5）久病之人：不寐常继发于各种疾病过程中或疾病之

后。病久或因耗伤正气而致体虚不足，或因痰火内扰，致心神失舍而不寐。

2. 病机

（1）发病：凡因外感火热之邪，或饮浓茶，或大喜大悲大惊大恐等因素直接影响心神者，发病多较急；凡因体虚不足，或他病之后等以内伤为主者，发病一般较缓。

（2）病位：本病病位在心，总因心神失舍而成。但与肝（胆）、脾（胃）、肾有关。

（3）病性：总属营卫失和，阴阳不交，心神失守，虚多实少之证。因饮食、火热、痰饮所致者为实，但实中有虚；因气血阴阳亏虚，心神失养，或阴虚火扰所致者为虚，但时有虚中夹实。

（4）病势：本病为心不藏神，神不安其宅，其病势总是由外向内，由其他脏腑向心主发展。

（5）病机转化：本病的根本病机在于外邪侵袭、饮食不节、情志所伤、体虚劳倦等因素所致，造成脏腑功能失调，产生火（实火、虚火）、湿、痰等病邪及气、血、阴阳亏虚，互相联系，相互转化，最终形成邪气扰动心神，或心神失其濡养温煦，致使神不安宅而成为不寐。

二、中医辨证论治

本病的证候特征为经常不能获得正常睡眠，表现为睡眠时间的减少或睡眠质量不高，或不易入睡，或睡眠不实，睡后易醒，醒后不能再睡，或时寐时醒，甚至彻夜不寐。一般病程较短，舌苔腻，脉弦、滑、数者多以实为主；而病程较长，反复发作，舌苔较薄，脉细、沉、弱或数而无力者，多以虚为主。不寐病证有虚实之分及有邪无邪之别，治疗上总以祛邪扶正，补虚泻实，调其阴阳，以安心神为大法。虚者宜补其不足，益气养血，滋补肝肾；实者宜泻其有余，疏肝泻热，消导和中，清火化痰。实证日久，气血耗伤，亦可转为虚证。虚实夹杂者，应补泻兼顾为治。

1. 肝郁化火证

临床表现：心烦不寐，性情急躁易怒，不思饮食，口渴喜饮，目赤口苦，小便黄赤，大便秘结，舌红，苔黄，脉弦而数。

治法：疏肝泻火，安神养心。

方药：龙胆泻肝汤加减。本方清泻肝火，辅以安神。常用药：龙胆草能清肝胆实火而除湿热，以防肝旺克脾，脾虚而生湿热；黄芩、栀子助龙胆草清泻肝火；车前子、泽泻协助龙胆草利水渗湿，使湿热从小便而去，起清热除湿之效；木郁达之，火郁发之，气郁化火，故用柴胡达之发之；肝为藏血之脏，火郁须防损伤肝血，故生地、当归以顾护其阴血；肝火扰心，心神不安则以茯神、龙骨、牡蛎以镇心安神；诸药苦难下咽，寒凉害胃，故用甘草调和。

胸闷胁胀，善太息者，加郁金、香附之类以疏肝开郁；大便秘结，二三日不解者，加大黄、芒硝之类通便泻热；心烦甚者，加朱砂安神丸。肝郁较甚者可与柴胡疏肝散合用。

2. 痰热内扰证

临床表现：不寐心烦，多梦易醒，痰多胸闷，头重目眩，口苦恶食，嗳气吞酸，舌质偏红，舌苔黄腻，脉滑数。

治法：清化痰热，宁心安神。

方药：温胆汤加味。本方清热化痰，宁心安神。常用药：黄连、栀子清热降火；陈皮、半夏、茯苓、竹茹、枳壳理气燥湿化痰除烦，共奏清化痰热除烦之功为主药；辅以琥珀粉宁心安神，丹参养心安神，远志祛痰宁心安神；神曲消食和中，大枣和胃养心，甘草调和诸药。

心悸惊惕不安者，加入珍珠母、朱砂之类；痰热较甚者，加黄芩、瓜蒌、胆南星、贝母；若痰热重而大便不通者，加大黄或与礞石滚痰丸并用；若食积重者，加鸡内金、焦山楂等。本证痰热内扰，应以清热化痰为主，一般不选用五味子、酸枣仁、夜交藤之类养心安神药物，因这类药具有酸收敛邪之功，不利于化痰清热。

3. 胃气不和证

临床表现：睡卧不安，胃脘不适，纳呆嗳气，腹胀肠鸣，大便不爽或便秘，苔黄腻，脉沉滑。

治法：消食导滞，和胃安神。

方药：保和丸合越鞠丸加减。本方消食和胃安神。常用药：山楂消肉食油腻，神曲消酒食陈腐，莱菔子消谷面之积，共奏消食导滞之功；半夏、陈皮、苍术理气和胃化痰，除湿消痞；香附疏肝理气，调和肝胃；连翘、栀子清热解郁除烦以安神；茯神木、远志、合欢花化痰宁心以安神；炙甘草亦能和中，且调和诸药。

食滞较甚者，加焦麦芽、焦谷芽；脘腹胀满者，选加厚朴、枳壳、槟榔；腹胀便秘者，可与调胃承气汤合用，亦可用枳实导滞丸。

如积滞已消而胃气未和，仍不能入睡者，用半夏秫米汤以和胃气。本证为食滞痰浊壅塞，治疗重点在消食导滞以决渎壅塞，调和阴阳，故应慎食肥甘厚味以免助邪。因暴饮暴食所致者，应节制饮食，其对治疗尤为重要。

4. 心脾两虚证

临床表现：不易入睡，或多梦易醒，醒后难以入睡，心悸健忘，头晕目眩，肢倦神疲，饮食无味，食少腹胀或便溏，面色少华，舌淡苔白，脉细弱。

治法：补益心脾，养血安神。

方药：归脾汤加减。本方益气健脾，补益气血生化之源。常用药：党参、白术、黄芪益气健脾益气，补益后天之本；当归益气生血；龙眼肉、酸枣仁、茯神、远志养血安神；炙甘草既能和中，又能调和诸药。

心悸，倦怠，脉沉细无力，气虚甚者，应重用参、芪；纳呆，便溏，苔厚腻，脾虚有湿者，重用白术加苍术、茯苓燥湿健脾；心悸，头昏，面色少华，此为心血不足，重用黄芪、当归，加阿胶以补血养心。若气血亏虚较甚者，可与八珍汤、人参养营汤等合用。脾虚健运能力差，运用补益药时不要碍脾，应在处方中佐以少量醒脾运脾药，如归脾汤原方中的木香之类。煎煮方药时宜文火久煎。

5. 心肾不交证

临床表现：心烦不寐，入睡困难，睡梦纷纭，心悸不安，头晕耳鸣，腰膝酸软，潮热盗汗，五心烦热，口舌生疮，或梦遗滑精，月经不调，舌红少苔，脉细数。

治法：滋阴清热，交通心肾。

方药：天王补心丹合黄连阿胶汤加减。本方滋阴清热，壮水制火，交通心肾，协调阴阳。常用药：生地黄滋阴壮水以制火，黄连清心泻火，防心火亢盛而不下交于肾，二药使心肾交通；玄参、麦冬、阿胶、白芍、天冬滋阴养血，壮水制火；丹参、当归补血活血，使诸药补而不滞；茯神木、五味子、远志、柏子仁、酸枣仁养心以安神。

心火甚者，加连翘、竹叶；便秘口干阴伤较甚者，加知母、何首乌、夜交藤；心烦不寐、彻夜不眠者，加朱砂、磁石、龙骨、牡蛎重镇安神。本病重者水亏火炽，心肾不交，应合交泰丸滋阴清热为重点，佐以养心安神，其引火归元的肉桂用量宜轻，一般 3～6g，且该用上肉桂，可以为末冲服。用重镇之朱砂安神，只可暂用，不宜久服。本类方药宜文火久煎。

6. 心胆气虚证

临床表现：虚烦不眠，胆怯易惊，惕惕然不可终日，心悸善太息，或面色不华，胸胁不适，呕恶，舌淡胖，脉细弱。

治法：益气镇惊，安神定志。

方药：安神定志丸加减。本方益气镇定安神。常用药：人参、茯苓益心胆之气，使心胆气旺，神有所养，魂有所依，共为主药；再辅以茯神木、远志、石菖蒲、酸枣仁、五味子养心安神；生龙齿、生牡蛎镇惊以定志。

心肝血虚，惊悸汗出者，重用人参，加白芍、当归；胸闷善太息，纳呆腹胀，加柴胡、陈皮、吴茱萸、山药、白术。本证为心胆气虚，益气常须健脾，故非气阴两虚者，滋阴之药应慎用，以免腻脾。

下面介绍一下本病临床验方：

百丹安神汤：笔者通过多年临床经验总结认为，不寐病因虽多，证型亦杂，但均以心神不安为共同病机，治疗当以养心安神为主。自拟百丹安神汤（重用百合、丹参）治疗失眠临床疗效佳。百合50g，丹参30g，炒枣仁30g，琥珀粉3g等，脾虚者加茯苓、白术；阴虚者加生地、阿胶；心肾不交加黄连、肉桂；肝郁者加柴胡、甘松；痰热者加半夏、天竺黄；瘀血者加赤芍、鸡血藤。

三、中医针灸治疗

针灸治疗不寐效果良好，尤其是在下午或晚上针灸治疗，效果更好。由其他疾病引起不寐者，应同时治疗其原发病。

1. 基本治疗

治则：调理跷脉，安神利眠。以相应八脉交会穴、手少阴经及督脉穴为主。

主穴：印堂、四神聪、安眠、神门、照海、申脉。

配穴：肝火扰心加行间、侠溪；痰热内扰加丰隆、内庭；心脾两虚加心俞、脾俞；心肾不交加心俞、肾俞；心胆气虚加心俞、胆俞；脾胃不和加公孙、足三里。

操作：神门、印堂、四神聪，用平补平泻法；对于较重的不寐患者，四神聪可留针过夜；照海用补法，申脉用泻法。配穴按虚补实泻法操作。

方义：心藏神，神门为心经原穴；脑为元神之府，印堂可调理脑神，两穴相配可安神利眠。四神聪、安眠穴镇静安神。照海、中脉为八脉交会穴，分别与阴跷脉、阳跷脉相通，阴、阳跷脉主睡眠，若阳跷脉功能亢盛则失眠，故补阴泻阳使阴、阳跷脉功能协调，不眠自愈。

2. 其他治疗

（1）耳针法：选皮质下、心、肾、肝、神门、垂前、耳背心。毫针刺，或掀针埋藏，或王不留行籽贴压。

（2）皮肤针法：自项至腰部督脉和足太阳经背部第1侧线，用梅花针自上而下叩刺，叩至皮肤潮红为度，每日1次。

（3）电针法：选四神聪、太阳，接通电针仪，用较低频率，每次刺激30分钟。

（4）拔罐法：自项至腰部足太阳经背部侧线，用火罐自上而下行走罐，以背部潮红为度。

第十章

嗜 睡

第一节　现代医学对本病的认识

本病临床常见于发作性睡病。

一、概念

发作性睡病（narcolepsy）是一种原因不明的慢性睡眠障碍，临床上以不可控制的病理性睡眠、猝倒发作、睡眠瘫痪和睡眠幻觉四大主征为特点。发病率各国报道不一，欧美为 0.2‰～1‰，日本为 1‰～5‰，以色列仅为 0.002‰，我国目前没有该病的流行病学资料。

二、病因

目前仍不清楚，但有遗传易感倾向，少数报道有逐代传递倾向。患者的一级亲属中患病危险是正常人的 10～40 倍。易感基因位于 6 号染色体上的人白细胞抗原（HLA）等位基因 DQA1*0102、DQB1*0602、DRB1*1501。DRB1*1501 与某些自身免疫疾病有关，也有人认为发作性睡病是一种自身免疫性疾病，但这一观点有待于进一步证实。

此外，情绪、压力、疲劳、过饱等也是发作性睡病的诱发因素。

三、发病机制

发作性睡病的病理生理学基础是 REM 睡眠异常，即在觉醒时插入了 REM 睡眠。研究表明，脑干的某些区域与 REM 睡眠的调节有关，蓝斑的去甲肾上腺素能神经元和中缝背核的 5- 羟色胺能神经元在 REM 睡眠和 NREM 睡眠转换中起重要作用，分别被称为 REM"开"和"关"神经元。发作性睡病与"开"和"关"神经元之间的功能失衡有关。此外"REM- 开"神经元不仅对 REM 睡眠有启动作用，而且有侧支投射经延髓到脊髓来抑制运动神经元，造成肌肉瘫痪，形成猝倒发作。其他一些活性物质也参与了 REM 的调节，特别是多巴胺能神经元能促使觉醒。

近年来，食欲素（orexin）与发作性睡病的关系令人瞩目，食欲素是下丘脑的食欲素能神经元分泌的一种神经肽。脑脊液中食欲素水平降低可能是发作性睡病的一项敏感及特异的指标。

四、临床表现

临床以病理性睡眠、猝倒发作、睡眠瘫痪、睡眠幻觉及自动行为为主要表现。通常于 10 ～ 30 岁起病，很少在 5 岁以前和 50 岁以后发病，男、女发病率差别不大。

1. 病理性睡眠　也称为白天过度嗜睡症（excessive daytime sleepiness），是发作性睡病的主要症状，表现为白天突然发生不可克制的睡眠发作，可以发生在静息时，也可以在一些运动中，如上课、驾车、乘坐汽车、看电视等情况下发生，甚至在吃饭、走路、洗澡时都可能发生。睡眠持续时间从几分钟到数小时不等。与正常人疲劳时的睡眠不同，它不能被充分的睡眠所完全缓解。随着时间的推移或年龄的增长，症状可以减轻但不会消失。患者可以出现反应能力下降、记忆力减退，严重时可以出现失眠、易醒、烦躁、焦虑及抑郁等症状。

2. 猝倒发作　是本病的特征性症状，具有诊断价值。出现于病理性睡眠之后的数月到数年，表现为在觉醒时突然躯体随意肌失去张力而摔倒，持续几秒钟，偶可达几分钟，无意识丧失，这与癫痫的失神发作不同。大笑是最常见的诱因，生气、愤怒、恐惧及体育活动也可诱发。

3. 睡眠瘫痪　发生于刚刚入睡或刚觉醒时数秒钟到数分钟内，表现为肢体不能活动，不能言语，发作时意识清楚，患者常有濒死感，这种发作可以被轻微刺激所终止。

4. 睡眠幻觉　此症不常见。出现于睡眠到觉醒之间的转换过程中，也可发生于睡眠开始时。幻觉内容包括视、听/触觉的成分，常常有类似于梦境般的稀奇古怪的内容。此外，36%～63%的发作性睡病患者可产生自动行为，即患者在看似清醒的状态下出现漫无目的的单调、重复的动作，需与癫痫复杂部分性发作和失神发作相鉴别。其他症状可有睡眠时不自主肢体运动、夜间睡眠不安、记忆力下降等。有些患者伴有肥胖，需与青少年嗜睡贪食症（Kleine-Levin综合征）鉴别。

五、诊断

目前发作性睡病的诊断标准为：①嗜睡或突然感觉肌无力。②白天频繁小睡或突然进入睡眠的症状持续至少 3 个月。③猝倒发作。④相关症状还包括睡眠瘫痪、睡眠幻觉、自动行为、夜间频频繁觉醒。⑤ PSG 证实下述一项以上：睡眠潜伏期 < 10 分钟；REM 睡眠潜伏期 < 20 分钟；多次小睡潜伏期实验（MSLT）平均潜伏期 < 5 分钟；出现两次或两次以上睡眠始发的 REM 睡眠。⑥ HLA 检测证实 DQB1*0602 或 DR2 阳性。⑦临床症状不能用躯体和精神方面疾病解释。⑧可以伴有其他睡眠障碍，如周期性肢体运动障碍或中枢性或外周性睡眠呼吸暂停，但不足以引起以上症状的主要原因。

上述 8 项中如符合第②和第③两项，或符合①、④、⑤和⑦项，均可诊断。

六、鉴别诊断

诊断发作性睡病时需与下列疾病相鉴别：

1. 特发性睡眠过多症　常缺乏与快速眼动睡眠相关的表现，如发作性猝倒、睡眠瘫痪、入睡前幻觉等，无发作性睡病的多次小睡潜伏期试验表现。

2. Kleine-Levin 综合征　为一种原因不明的青少年嗜睡贪食症。周期性发作性睡眠过多，睡眠时间过长，可持续数天到数周，常有醒后兴奋、躁动、冲动等精神症状；伴善饥多食。每年发作可达 3 ～ 4 次，起病多在 10 ～ 20 岁，男性较多，成年后可自愈。

3. 复杂部分性癫痫发作　由于 50% 左右的发作性睡病患者可出现自动行为和遗忘，容易被误诊为癫痫。癫痫没有不可控制的睡眠和猝倒发作，多导睡眠图有利于鉴别。

4. 其他　还需要与低血糖反应性发作性睡病、低血钙性发作性睡病、脑干肿瘤所致的发作性睡病鉴别。

七、治疗

发作性睡病患者首先需保持生活规律、养成良好的睡眠习惯、控制体重、避免情绪波动、白天有意安排小憩以减轻症状。其次应尽量避免较有危险的体育活动，如登山、游泳、驾车及操作机械等。同时还要对患者进行心理卫生教育，特别是青少年患者，容易造成较大的心理压力，故应加强对本病的知识普及。

药物治疗包括传统的中枢兴奋剂和新型中枢兴奋剂。

传统的中枢兴奋剂有苯丙胺（amphetamine，安非他明）、哌甲酯（methylphenidate，利他林）、马吲哚（mazindol）和匹莫林（pemoline）等。这类药物能促进突触前单胺类递质的释放和抑制再摄取，也能增强食欲素的兴奋作用。但这类药物不良反应较大，特别是长期使用容易产生药物耐受和成瘾，使用时应予以注意。

目前比较推崇的是新型中枢兴奋剂——莫达非尼（modafinil）。该药主要是通过激活下丘脑觉醒中枢，兴奋下丘脑食欲素能神经元等一系列过程达到催醒作用。既能使患者白天摆脱睡意的纠缠，又不会出现异常兴奋等不良反应。常规剂量为每 200 ～ 400mg，服药后 2 ～ 3 小时血药浓度达到高峰，半衰期 10 ～ 12 小时。但该药对猝倒发作疗效不肯定。对猝倒发作疗效较好的是三环类抗抑郁药，如丙米嗪及普罗替林，但这类药物不良反应较多。近来许多学者采用新型抗抑郁药——选择性 5- 羟色胺再摄取抑制剂（SSRI）和（或）肾上腺素再摄取抑制剂（SNRI）治疗猝倒症，不良反应小，但疗效较三环类抗抑郁药差。

其他药物还有左旋多巴及单胺氧化酶抑制剂司来吉兰（selegiline），对提高觉醒度也有一定的疗效。

八、预后

本病多数是持续终生，一部分患者也可随年龄增长逐渐有所减轻。

第二节　中医学对本病认识及针药治疗

嗜睡是指不分昼夜，时时欲睡，呼之可醒，醒后复睡的病证，亦称"多寐""多卧""嗜眠""多眠"等。

一、病因病机

《灵枢·口问》明确叙述了睡眠的基本生理，说："阳气尽，阴气盛，则目瞑。"而对多寐的病机，《灵枢·大惑论》曰：

"人之多卧者，何气使然？岐伯曰：此人肠胃大而皮肤湿，而分肉不解焉。……肠胃大，则卫气行留久；皮肤湿，分肉不解，则行迟。留于阴也久，其气不清，则欲瞑，故多卧矣。"明确指出阳气受阻，久留于阴。这是造成多寐的主要病机。汉·张仲景《伤寒论·辨少阴病脉证并治》亦说："少阴之为病，脉微细，但欲寐也。"意指阳虚阴盛也是多寐的主要病机。李东垣在《脾胃论·卷上》中指出："脾胃之虚，怠惰嗜卧。"《丹溪心法·中湿》指出："脾胃受湿，沉困无力，怠惰好卧。"指出脾胃亏虚和脾胃受湿均可导致多寐。

本病的病位在心、脾，与肾关系密切，多属本虚标实。本虚主要为心、脾、肾阳气虚弱，心窍失荣；标实则为湿邪、痰浊、瘀血等阻滞脉络，蒙塞心窍。

总之，多寐的病机关键是湿、浊、痰、瘀困滞阳气，心阳不振，或阳虚气弱，心神失荣。病变过程中各种病理机制相互影响，如脾气虚弱，运化失司，水津停聚而成痰浊，痰浊、瘀血内阻。又可进一步耗伤气血，损伤阳气，以致心阳不足，脾气虚弱，虚实夹杂。

二、中医辨证论治

1. 湿盛困脾证

临床表现：头蒙如裹，昏昏嗜睡，肢体沉重，偶伴浮肿，胸脘痞满，纳少，泛恶，舌苔腻，脉濡。

治法：燥湿健脾，醒神开窍。

方药：平胃散加减。本方能燥湿健脾，开窍醒神。常用药：苍术燥湿健脾；藿香芳香化浊；橘皮理气和中；厚朴、生姜宽中理脾祛湿；菖蒲醒脾化湿，提神开窍。

2. 瘀血阻滞证

临床表现：神倦嗜睡，头痛头晕，病程较久，或有外伤史，脉涩，舌质紫黯或有瘀斑。

治法：活血通络。

方药：通窍活血汤加减。本方通窍活血之功强。常用药：川芎、赤芍、桃仁、红花活血化瘀，通窍止痛；麝香用其气，通窍力强；白芷、菖蒲、老葱通窍理气，温经止痛；当归养血活血；红枣顾护正气。

若兼见神疲乏力，少气自汗等症，加入黄芪、党参益气行血；若兼畏寒肢冷，感寒加重，可加附子、桂枝温经活血。

3. 脾气虚弱证

临床表现：嗜睡多卧，倦怠乏力，饭后尤甚，伴纳少便溏，面色萎黄，苔薄白，脉虚弱。

治法：健脾益气，醒神开窍。

方药：香砂六君子汤加减。本方益气醒神。常用药：党参、茯苓、白术、甘草健脾益气；半夏、陈皮化痰和中；木香、砂仁理气醒脾；连翘、栀子清热解郁除烦以安神；远志、合欢花宁心醒神；炙甘草亦能和中，且调和诸药。

食滞较甚者，加焦麦芽、焦谷芽；脘腹胀满者，选加厚朴、枳壳、槟榔；腹胀便秘者，可与调胃承气汤合用，亦可用枳实导滞丸。

4. 阳气虚衰证

临床表现：心神昏浊，倦怠嗜卧，精神疲乏懒言，畏寒肢冷，面色㿠白，健忘，脉沉细无力，舌淡苔薄。

治法：益气温阳。

方药：附子理中丸合人参益气汤加减。本方益气温通阳气。常用药：附子、干姜温补脾肾之阳；炙黄芪、人参、白术、炙甘草大补元气；熟地黄、五味子、川芎滋补阴液，阴中求阳；升麻升阳，以助清气上升。

惊悸汗出者，重用人参，加白芍、当归；胸闷善太息，纳呆腹胀，加柴胡、陈皮、吴茱萸、山药、白术。心悸，倦怠，脉沉细无力，气虚甚者，应重用参、芪；纳呆，便溏，苔厚腻，脾虚有湿者，重用白术加苍术、茯苓燥湿健脾。

三、中医针灸治疗

针灸治疗本病效果良好，但在治疗前应时应明确诊断，排除抑郁症等有类似表现的其他病症。

1.基本治疗

治则：健脾化湿，醒脑调神。以督脉穴为主。

主穴：百会、印堂、四神聪、足三里、丰隆。

配穴：湿盛困脾加脾俞、三阴交；瘀血阻滞加膈俞、膻中；脾气虚弱加心俞、脾俞；阳气虚衰加关元、肾俞。

操作：毫针常规针刺，可加灸法。

方义：百会、印堂属督脉，督脉入络脑，二穴与四神聪相配，可醒脑调神；足三里为胃的下合穴，与痰湿之要穴丰隆合用，可调理脾胃，化湿醒神。

2. 其他治疗

（1）耳针法：选取缘中、枕、内分泌、脾、肾、神门。每次选用 3～5 穴，毫针刺法或压籽法。

（2）穴位注射：取百会、风池、足三里、丰隆。每次选用 2～3 穴，用丹参注射液、参附注射液或生脉注射液、维生素 B_1 或维生素 B_{12} 注射液等，每穴注射药物 1～2ml。

第十一章

痿 病

第一节 现代医学对本病的认识

痿病是指肢体由于各种原因，出现以痿软无力，不能随意运动为特征的一种难治病症。临床可见于多种疾病，本节仅选取临床脑病暨神经系统常见疾病，从现代医学角度进行论述。

一、重症肌无力

（一）概念

重症肌无力（myasthenia gravis，MG）是一种神经-肌肉接头传递功能障碍的获得性自身免疫性疾病。主要由于神经-肌肉接头突触后膜上 AChR 受损引起。临床主要表现为部分或全身骨骼肌无力和极易疲劳，活动后症状加重，经休息和胆碱酯酶抑制剂（cholinesterase inhibitors，ChEI）治疗后症状减轻。发病率为（8～20）/10 万，患病率为 50/10 万，我国南方发病率较高。

（二）病因及发病机制

重症肌无力的发病机制与自身抗体介导的突触后膜 AChR 损害有关。主要依据有：①动物实验发现，将电鳗鱼放电器官提纯的 AChR 注入家兔，可制成重症肌无力的实验性自身免疫动物模型，其血清中可检测到 AChR 抗体，可与突触后膜的 AChR 结合。免疫荧光发现实验动物突触后膜上的 AChR 的数目大量减少。②将重症肌无力患者的血清输入小鼠可产生类重症肌无力的症状和电生理改变。③ 80%～90% 的重症肌无力患者血清中可以检测到 AChR 抗体，并且 10%～20% 的重症肌无力患者血清中可以检测到抗骨骼肌抗体，其肌无力症状可以经血浆交换治疗得到暂时改善。④重症肌无力患者胸腺有与其他自身免疫病相似的改变，80% 患者有胸腺肥大，淋巴滤泡增生，10%～20% 的患者有胸腺瘤。胸腺切除后 70% 患者的临床症状可得到改善或痊愈。⑤重症肌无力患者常合并甲状腺功能亢进、甲状腺炎、系统性红斑狼疮、类风湿关节炎和天疱疮等其他自身免疫性疾病。

研究表明，重症肌无力是一种主要累及神经 - 肌肉接头突触后膜 AChR 自身免疫性疾病，主要由 AChR 抗体介导，在细胞免疫和补体参与下突触后膜的 AChR 被大量破坏，不能产生足够的终板电位，导致突触后膜传递功能障碍而发生肌无力。骨骼肌烟碱型 AChR 分子量为 250kD，由 α、β、γ、δ 四种同源亚单位构成五聚体（α_2、β、γ、δ）跨膜糖蛋白，α 亚单位上有一个与 AChR 结合的特异结合部位，也是 AChR 抗体的结合位点。AchR 抗体是一种多克隆抗体，主要成分为

IgG，10% 为 IgM。直接封闭抗体可以直接竞争性抑制 ACh 与
AChR 的结合，间接封闭抗体可以干扰 ACh 与 AChR 结合。细
胞免疫在 MG 的发病中也发挥一定的作用，患者周围血中辅助
性 T 细胞增多，抑制性 T 细胞减少，造成 B 细胞活性增强而
产生过量抗体，AChR 抗体与 AChR 的结合还可以通过激活补
体而使 AChR 降解和结构改变，导致突触后膜上的 AChR 数量
减少。最终神经 - 肌肉接头的传递功能发生障碍，使连续的神
经冲动到来时不能产生引起肌纤维收缩的动作电位，从而在临
床上表现为易疲劳的肌无力。

　　引起重症肌无力免疫应答的始动环节仍不清楚。一种可能
是神经 - 肌肉接头处 AChR 的免疫原性改变。另一种可能是"分
子模拟"发病机制。由于几乎所有的重症肌无力患者都有胸
腺异常，并且增生的胸腺中的 B 细胞可产生 AChR 抗体，T 细
胞可与 AChR 反应，故推断胸腺可能是诱发免疫反应的起始部
位。正常时，胸腺是使 T 细胞成熟的免疫器官，T 细胞可以介
导免疫耐受以免发生自身免疫反应。胸腺中存在肌样细胞，
具有横纹，并与肌细胞存在共同抗原 AChR。推测在一些特定
的遗传素质个体中，由于病毒或其他非特异性因子感染后，
导致"肌样细胞"的 AChR 构型发生某些变化，成为新的抗原
并刺激免疫系统产生 AChR 抗体，它既可与"肌样细胞"上的
AChR 相作用，又可与骨骼肌突触后膜上的 AChR（交叉反应）
相作用。增生的胸腺的 B 细胞还可产生 AChR 抗体并随淋巴
系统循环流出胸腺，通过体循环到达神经 - 肌肉接头与突触后
膜的 AChR 发生抗原抗体反应。AChR 抗体的 IgG 也可由周围
淋巴器官和骨髓产生。另外，家族性重症肌无力的发现以及其

与人类白细胞抗原（human leukocyte antigen，HLA）的密切关系提示重症肌无力的发病与遗传因素有关。

（三）病理

1. 胸腺　80% 的重症肌无力患者胸腺重量增加，淋巴滤泡增生，生发中心增多；10% ～ 20% 合并胸腺瘤。

2. 神经 - 肌肉接头　突触间隙加宽，突触后膜皱褶变浅并且数量减少，免疫电镜可见突触后膜崩解，其上 ACHR 明显减少并且可见 IgG-C$_3$-AChR 结合的免疫复合物沉积等。

3. 肌纤维　肌纤维本身变化不明显，有时可见肌纤维凝固、坏死、肿胀。少数患者肌纤维和小血管周围可见淋巴细胞浸润，称为"淋巴溢"。慢性病变可见肌萎缩。

（四）临床表现

本病可见于任何年龄，小至数月，大至 70 ～ 80 岁。发病年龄有两个高峰：20 ～ 40 岁发病者女性多于男性，约为 3∶2；40 ～ 60 岁发病者以男性多见，多合并胸腺瘤。少数患者有家族史。常见诱因有感染、手术、精神创伤、全身性疾病、过度疲劳、妊娠、分娩等，有时甚至可以诱发重症肌无力危象。

1. 临床特征

（1）受累骨骼肌病态疲劳：肌肉连续收缩后出现严重无力甚至瘫痪，休息后症状减轻。肌无力于下午或傍晚因劳累后加重，晨起或休息后减轻，此种波动现象称之为"晨轻暮重"。

（2）受累肌的分布和表现：全身骨骼肌均可受累，多以脑神经支配的肌肉最先受累，肌无力常从一组肌群开始，范围逐步扩大。首发症状常为一侧或双侧眼外肌麻痹，如眼睑下垂、斜视和复视，重者眼球运动明显受限，甚至眼球固定，但瞳孔括约肌不受累。面部肌肉和口咽肌受累时出现表情淡漠、苦笑面容；连续咀嚼无力、饮水呛咳、吞咽困难；说话带鼻音、发音障碍。累及胸锁乳突肌和斜方肌时则表现为颈软、抬头困难，转颈耸肩无力。四肢肌肉受累以近端无力为重，表现为抬臂、梳头、上楼梯困难，腱反射通常不受影响，感觉正常。

（3）重症肌无力危象：指呼吸肌受累时出现咳嗽无力甚至呼吸困难，需用呼吸机辅助通气，是致死的主要原因，口咽肌无力和呼吸肌乏力者易发生危象，诱发因素包括呼吸道感染、手术（包括胸腺切除术）、精神紧张、全身疾病等。心肌偶可受累，可引起突然死亡。大约10%的重症肌无力出现危象。

（4）胆碱酯酶抑制剂治疗有效：这是重症肌无力一个重要的临床特征。

（5）病程特点：起病隐匿，整个病程有波动，缓解与复发交替。晚期患者休息后不能完全恢复。多数病例迁延数年至数十年，靠药物维持。少数病例可自然缓解。

2.临床分型

（1）成年型（Osserman分型）：①Ⅰ：眼肌型（15%～20%）：病变仅限于眼外肌，出现上睑下垂和复视。②ⅡA：轻度全身型（30%）：可累及眼、面、四肢肌肉，生活多可自理，无明显咽喉肌受累。③ⅡB：中度全身型（25%）：四肢肌群受累明显，除伴有眼外肌麻痹外，还有较明显的咽喉肌无力症状，如说话含糊不清、吞咽困难、饮水呛咳、咀嚼无力，但呼吸肌受累不明显。④Ⅲ：急性重症型（15%）：急性起病，常在数周内累及延髓肌、肢带肌、躯干肌和呼吸肌，肌无力严重有重症肌无力危象，需做气管切开，死亡率较高。⑤Ⅳ：迟发重症型（15%）：病程达2年以上，常由Ⅰ、ⅡA、ⅡB型发展而来，症状同Ⅲ型，常合并胸腺瘤，预后较差。⑥Ⅴ：肌萎缩型：少数患者肌无力伴肌萎缩。

（2）儿童型：约占我国重症肌无力患者的10%，大多数病例仅限于眼外肌麻痹，双眼睑下垂可交替出现呈拉锯状。约1/4病例可自然缓解，仅少数病例累及全身骨骼肌。①新生儿型：约有10%的MG孕妇可将AChR抗体IgG经胎盘传给胎儿，患儿出生后即哭声低、吸吮无力、肌张力低、动作减少。经治疗多在1周至3个月缓解。②先天性肌无力综合征：出生后短期内出现持续的眼外肌麻痹，常有阳性家族史，但其母亲未患MG。

（3）少年型：多在10岁后发病，多为单纯眼外肌麻痹，部分伴吞咽困难及四肢无力。

（五）辅助检查

1. 血、尿、脑脊液检查　正常。常规肌电图检查基本正常。神经传导速度正常。

2. 重复神经电刺激（repeating nerve electric stimulation, RNES）　为常用的具有确诊价值的检查方法。应在停用新斯的明17小时后进行，否则可出现假阴性。方法为以低频（3～5Hz）和高频（10Hz以上）重复刺激尺神经、正中神经和副神经等运动神经。MG 典型改变为动作电位波幅第 5 波在第 1 波在低频刺激时递减 10% 以上或高频刺激时递减 30% 以上。90% 的重症肌无力患者低频刺激时为阳性，且与病情轻重相关。

3. 单纤维肌电图（single fibre electromyographiy，SFEMG） 通过特殊的单纤维针电极测量，并判断同一运动单位内的肌纤维产生动作电位的时间是否延长来反映神经 - 肌肉接头处的功能，此病表现为间隔时间延长。

4. AChR 抗体滴度的检测 对重症肌无力的诊断具有特征性意义。85% 以上全身型重症肌无力患者的血清中 AChR 抗体浓度明显升高，但眼肌型患者的 AChR 抗体升高可不明显，且抗体滴度的高低与临床症状的严重程度并不完全一致。

5. 胸腺 CT、MRI 检查 可发现胸腺增生和肥大。

6. 其他检查 5% 重症肌无力患者有甲状腺功能亢进，表现为 T_3、T_4 升高。部分患者抗核抗体和甲状腺抗体阳性。

（六）诊断

MG 患者受累肌肉的分布与某一运动神经受损后出现肌无力不相符合，临床特点为受累肌肉在活动后出现疲劳无力，经休息或胆碱酯酶抑制剂治疗可以缓解，肌无力表现为"晨轻暮重"的波动现象。结合药物试验、肌电图以及免疫学等检查的典型表现可以做出诊断。另外，还应该行胸腺 CT、MRI 检查确定有无胸腺增生或胸腺瘤，并根据病史、症状、体征和其他免疫学检查 明确是否合并其他自身免疫疾病。下述试验有助于 MG 的诊断：

1. 疲劳试验（Jolly 试验）　嘱患者持续上视出现上睑下垂或两臂持续平举后出现上臂下垂，休息后恢复则为阳性。

2. 抗胆碱酯酶药物试验

（1）新斯的明（neostigmine）试验：新斯的明 0.5～1.0mg 肌内注射，20 分钟后肌无力症状明显减轻者为阳性。可同时注射阿托品 0.5mg 以对抗新斯的明的毒蕈碱样反应（瞳孔缩小、心动过缓、流涎、多汗、腹痛、腹泻和呕吐等）。

（2）依酚氯铵（tensilon）试验：依酚氯铵 10mg 用注射用水稀释至 1ml，静脉注射 2mg，观察 20 秒，如无出汗、唾液增多等不良反应，再给予 8mg，1 分钟内症状好转为阳性，持续 10 分钟后又恢复原状。

（七）鉴别诊断

1. Lambert-Eaton 肌无力综合征　为一组自身免疫性疾病，其自身抗体的靶器官为周围神经末梢突触前膜的钙离子通道和 Ach 囊泡释放区。多见于男性，约 2/3 患者伴发癌肿，尤其是燕麦细胞型支气管肺癌，也可伴发其他自身免疫性疾病。临床表现为四肢近端肌无力，需与重症肌无力鉴别。此病患者虽然活动后即感疲劳，但短暂用力收缩后肌力反而增强，而持续收缩后又呈疲劳状态，脑神经支配的肌肉很少受累。另外约半数患者伴有自主神经症状，出现口干、少汗、便秘、阳痿。新斯的明试验可阳性，但不如重症肌尤力敏感；神经低频重复刺激时波幅变化不大，但高频重复刺激波幅增高可达 200% 以上；血清 AChR 抗体阴性；用盐酸胍治疗可使 ACh 释放增加而使症状改善。这些特征可与重症肌无力鉴别。

2. 肉毒杆菌中毒　肉毒杆菌作用在突触前膜阻碍了神经-肌肉接头的传递功能，临床表现为对称性脑神经损害和骨骼肌瘫痪。但患者多有肉毒杆菌中毒史，新斯的明试验或依酚氯铵试验阴性。

3. 肌营养不良症　多隐匿起病，症状无波动，病情逐渐加重，肌萎缩明显，血肌酶明显升高，新斯的明试验阴性，抗胆碱酯酶药治疗无效。

4. 延髓麻痹　因延髓发出的后组脑神经受损出现咽喉肌无力表现，多有其他神经定位体征，病情进行性加重无波动，疲劳试验和新斯的明试验阴性，抗胆碱酯酶药治疗无效。

5. 多发性肌炎　表现为四肢近端肌无力，多伴有肌肉压痛，无晨轻暮重的波动现象，病情逐渐进展，血清肌酶明显增高。新斯的明试验阴性，抗胆碱酯酶药治疗无效。

（八）治疗

1. 胸腺治疗

（1）胸腺切除：可去除患者身免疫反应的始动抗原，减少参与自体免疫反应的 T 细胞、B 细胞和细胞因子。适用于伴有胸腺肥大和高 AChR 抗体效价者；伴胸腺瘤的各型重症肌无力患者；年轻女性全身型患者；对抗胆碱酯酶药治疗反应不满意者。约 70% 的患者术后症状缓解或治愈。

（2）胸腺放射治疗：对不适于做胸腺切除者可行胸腺深部放射治疗。

2. 药物治疗

（1）胆碱酯酶抑制剂：通过抑制胆碱酯酶，减少 ACh 的水解，改善神经 - 肌肉接头间的传递，增加肌力。应从小剂量开始，逐步加量，以能维持日常起居为宜。

1）溴吡斯的明（pyridostigmine bromide）：成人每次口服60～120mg，3～4次/日。应在饭前30～40分钟服用，口服2小时达高峰，作用时间为6～8小时，作用温和、平稳，不良反应小。

2）溴新斯的明（neostigmine bromide）：成人每次口服15～30mg，3～4次/日，可在餐前15～30分钟服用，释放快，30～60分钟达高峰，作用时间为3～4小时，不良反应为毒蕈碱样反应，可用阿托品对抗。辅助药如氯化钾、麻黄碱可加强胆碱酯酶抑制剂的作用。

（2）肾上腺皮质激素：可抑制自身免疫反应，减少AChR抗体的生成及促使运动终板再生和修复，改善神经 - 肌肉接头的传递功能，适用于各种类型的MG。

1）冲击疗法：适用于住院危重病例、已用气管插管或呼吸机者。甲泼尼龙（methyl prednisolone，MPL）1000mg 静脉滴注，1次/日，连用3～5日，随后地塞米松10～20mg静脉滴注，1次/日，连用7～10日。临床症状稳定改善后，停用地塞米松，改为泼尼松60～100mg，隔日顿服。当症状基本消失后，逐渐减量至5～15mg长期维持，至少1年以上。若病情波动，则需随时调整剂量。也可一开始就口服泼尼松每天60～80mg，两周后症状逐渐缓解，常于数月后疗效达高峰，然后逐渐减量。大剂量类固醇激素治疗初期可使病情加重，甚至出现危象，应予注意。

2）小剂量递增法：从小剂量开始，隔日每晨顿服泼尼松

20mg，每周递增 10mg，直至隔日每晨顿服 60 ～ 80mg，待症状稳定改善 4 ～ 5 日后，逐渐减量至隔日 5 ～ 15mg 维持数年。此法可避免用药初期病情加重。

长期应用激素者应注意激素的不良反应如：胃溃疡出血、血糖升高、库欣综合征、股骨头坏死、骨质疏松等。

（3）免疫抑制剂：适用于对肾上腺糖皮质激素疗效不佳或不能耐受，或因有高血压、糖尿病、溃疡病而不能用肾上腺糖皮质激素者。应注意药物不良反应如：周围血白细胞、血小板减少，脱发，胃肠道反应，出血性膀胱炎，肝、肾功能受损等。

1）环磷酰胺：成人口服每次 50mg，2 ～ 3 次 / 日，或 200mg，每周 2 ～ 3 次静脉注射。儿童口服 3 ～ 5mg/（kg·d）。

2）硫唑嘌呤：口服每次 25 ～ 100mg，2 次 / 日，用于类固醇激素治疗不佳者。

3）环孢素 A（cyclosporine A）：对细胞免疫和体液免疫均有抑制作用，减少 AChR 抗体生成。口服 6mg/（kg·d），疗程 12 个月。不良反应有肾小球局部缺血坏死、恶心、心悸等。

4）禁用和慎用药物：氨基糖苷类抗生素、新霉素、多黏菌素、巴龙霉素等可加重神经 - 肌肉接头传递障碍；奎宁、奎尼丁等药物可以降低肌膜兴奋性；另外吗啡、安定、苯巴比妥、苯妥英钠、普萘洛尔等药物也应禁用或慎用。

3. 血浆置换　通过正常人血浆或血浆代用品置换患者血浆，能清除 MG 患者血浆中 AChR 抗体、补体及免疫复合物。每次交换量为 2000ml 左右，每周 1 ～ 3 次，连用 3 ～ 8 次。起效快，但疗效持续时间短，仅维持 1 周至 2 个月，随抗体水平增高而症状复发且不良反应大，仅适用于危象和难治性重症肌无力。

4. 大剂量静脉注射免疫球蛋白　外源性 IgG 可以干扰 AChR 抗体与 AChR 的结合从而保护 AChR 不被抗体阻断。IgG 0.4g/（kg·d）静脉滴注 5 日为一疗程，作为辅助治疗缓解病情。

5. 危象的处理　危象指 MG 患者在某种因素作用下突然发生严重呼吸困难，甚至危及生命，须紧急抢救，危象分三种类型：

（1）肌无力危象（myasthenic crisis）：为最常见的危象，疾病本身发展所致，多由于抗胆碱酯酶药量不足。如注射依酚氯铵或新斯的明后症状减轻则可诊断。

（2）胆碱能危象（cholinergic crisis）：非常少见，由于抗胆碱酯酶药物过量引起，患者肌无力加重，并且出现明显胆碱酯酶抑制剂的不良反应如肌束颤动及毒蕈碱样反应。可静脉注射依酚氯铵 2mg，如症状加重则应立即停用抗胆碱酯酶药物，待药物排除后可重新调整剂量。

（3）反拗危象（brittle crisis）：由于对抗胆碱酯酶药物不敏感而出现严重的呼吸困难，依酚氯铵试验无反应，此时应停止抗胆碱酯酶药，对气管插管或切开的患者可采用大剂量类固醇激素治疗，待运动终板功能恢复后再重新调整抗胆碱酯酶药物剂量。

危象是重症肌无力患者最危急的状态，病死率曾为 15.4%～50%，随治疗进展病死率已明显下降。不论何种危象，均应注意确保呼吸道通畅，当经早期处理病情无好转时，应立即进行气管插管或气管切开，应用人工呼吸器辅助呼吸；停用抗胆碱酯酶药物以减少气管内的分泌物；选用有效、足量和对神经-肌肉接头无阻滞作用的抗生素积极控制肺部感染；给予静脉药物治疗如皮质类固醇激素或大剂量丙种球蛋白；必要时采用血浆置换。

（九）预后

重症肌无力患者一般预后良好，但危象的死亡率较高。

二、吉兰-巴雷综合征

（一）概念

吉兰-巴雷综合征（GBS）是一种自身免疫介导的周围神经病，主要损害多数脊神经根和周围神经，也常累及脑神经。临床特点为急性起病，症状多在2周左右达到高峰，表现为多发神经根及周围神经损害，常有脑脊液蛋白-细胞分离现象，多呈单时相自限性病程。静脉注射免疫球蛋白（intravenous immunoglobulin，IVIG）和血浆交换（plasma exchange，PE）治疗有效。该病包括急性炎性脱髓鞘性多发神经根神经病（acute inflammatory demyelinating polyneuropathies，AIDP）、急性运动轴索性神经病（acute motor axonal neuropathy，AMAN）、急性运动感觉轴索性神经病（acute motor-sensory axonal neuropathy，AMSAN）、Miller Fisher 综合征（Miller Fisher syndrome，MFS）、急性泛自主神经病（acute panautonomic neuropathy，APN）和急性感觉神经病（acute sensory neuropathy，ASN）等亚型。

（二）病因

本病确切病因未明。临床及流行病学资料显示发病可能与空肠弯曲菌（campylobacter jejuni，CJ）感染有关。以腹泻为前驱症状的 GBS 患者 CJ 感染率高达 85%，常引起急性运动轴索性神经病。CJ 是革兰阴性微需氧弯曲菌，有多种血清型，患者常在腹泻停止后发病。此外，GBS 还可能与巨细胞病毒、EB 病毒、水痘 - 带状疱疹病毒、肺炎支原体、乙型肝炎病部、HIV 感染相关。较多报告指出，白血病、淋巴瘤、器官移植后使用免疫抑制剂或患者有系统性红斑狼疮、桥本甲状腺炎等自身免疫病常合并 GBS。

（三）发病机制

分子模拟（molecular mimicry）是目前认为可能导致 GBS 发病的最主要的机制之一。此学说认为病原体某些组分与周围神经某些成分的结构相同，机体免疫系统发生识别错误，自身免疫性细胞和自身抗体对正常的周围神经组分进行免疫攻击，致周围神经脱髓鞘。不同类型 GBS 可识别不同部位的神经组织靶位，临床表现也不尽相同。

（四）病理

主要病理改变为周围神经组织小血管周围淋巴细胞、巨噬细胞浸润，神经纤维脱髓鞘，严重病例可继发轴突变性。

（五）分型和诊断

1. AIDP　是 GBS 中最常见的类型，也称经典型 GBS，主要病变为多发神经根和周围神经节段性脱髓鞘。

（1）临床表现

1）任何年龄、任何季节均可发病。

2）病前 1～3 周常有呼吸道或胃肠道感染症状或疫苗接种史。

3）急性起病，病情多在 2 周左右达到高峰。

4）首发症状多为肢体对称性迟缓性肌无力，自远端渐向近端发展或自近端向远端加重，常由双下肢开始逐渐累及躯干肌、脑神经；多于数日至 2 周达高峰。严重病例可累及肋间肌和膈肌致呼吸麻痹。四肢腱反射常减弱，10% 的患者表现为腱反射正常或活跃。

5）发病时患者多有肢体感觉异常如烧灼感、麻木、刺痛和不适感等，可先于或与运动症状同时出现。感觉缺失相对轻，呈手 - 袜套样分布。少数患者肌肉可有压痛，尤其以腓肠肌压痛较常见，偶出现 Kernig 征和 Lasegue 征等神经根刺激症状。

6）脑神经受累以双侧面神经麻痹最常见，其次为舌咽、迷走神经，动眼、展、舌下、三叉神经瘫痪较少见，部分患者以脑神经损害为首发症状就诊。

7）部分患者有自主神经功能障碍，表现为皮肤潮红、出汗增多、心动过速、心律失常、体位低血压、手足肿胀及营养障碍、尿便障碍等。

8）多为单相病程，病程中可有短暂波动。

（2）辅助检查

1）脑脊液检查：脑脊液蛋白-细胞分离是GBS的特征之一，多数患者在发病数天内蛋白含量正常，2～4周内蛋白不同程度升高，但较少超过1.0g/L；糖和氯化物正常；白细胞计数一般小于10×10^6/L。部分患者脑脊液出现寡克隆区带（oligoclonal bands，OB），但并非特征性改变。部分患者脑脊液抗神经节苷脂抗体阳性。

2）血清学检查：少数患者出现肌酸激酶（CK）轻度升高，肝功能轻度异常。部分患者血抗神经节苷脂抗体阳性。部分患者血清可检测到抗空肠弯曲菌抗体、抗巨细胞病毒抗体等。

3）部分患者粪便中可分离和培养出空肠弯曲菌。

4）神经电生理：主要根据运动神经传导测定，提示周围神经存在脱髓鞘性病变，在非嵌压部位出现传导阻滞或异常波形离散对诊断脱髓鞘病变更有价值。

5）腓肠神经活检：可作为GBS辅助诊断方法，但不作为必需的检查。活检可见有髓纤维脱髓鞘，部分出现吞噬细胞浸润，小血管周围可有炎症细胞浸润。

（3）诊断标准

1）常有前驱感染史，呈急性起病，进行性加重，多在2周左右达高峰。

2）对称性肢体和脑神经支配肌肉无力，重症者可有呼吸肌无力，四肢腱反射减弱或消失。

3）可伴轻度感觉异常和自主神经功能障碍。

4）脑脊液出现蛋白-细胞分离现象。

5）电生理检查提示远端运动神经传导潜伏期延长、传导速度减慢、F 波异常、传导阻滞、异常波形离散等。

6）病程有自限性。

（4）鉴别诊断：如果出现以下表现则一般不支持 GBS 的诊断：显著、持久的不对称性肢体无力；以膀胱或直肠功能障碍为首发症状或持久的膀胱和直肠功能障碍；脑脊液单核细胞数超过 $50 \times 10^6/L$；脑脊液出现分叶核白细胞；存在明确的感觉平面。

1）脊髓灰质炎：起病时多有发热，肢体瘫痪常局限于一侧下肢，无感觉障碍。

2）急性横贯性脊髓炎：发病前 1～2 周有发热病史，起病急，1～2 日出现截瘫，受损平面以下运动障碍伴传导束性感觉障碍，早期出现尿便障碍，脑神经不受累。

3）低钾性周期性瘫痪：迅速出现的四肢弛缓性瘫痪，无感觉障碍，呼吸肌、脑神经一般不受累，脑脊液检查正常，血清钾离子低，可有反复发作史，补钾治疗有效。

4）重症肌无力：受累骨骼肌病态疲劳、症状波动、晨轻暮重，新斯的明试验可协助鉴别。

2. AMAN　以广泛的运动脑神经纤维和脊神经前根及运动纤维轴索病变为主。

（1）临床表现

1）可发生于任何年龄，儿童更常见，男女患病率相似，国内患者在夏秋发病较多。

2）前驱症状：多有腹泻和上呼吸道感染等，以空肠弯曲菌感染多见。

3）急性起病，平均在 6 ～ 12 天达到高峰，少数患者在 24 ～ 48 小时内即可达到高峰。

4）对称性肢体无力，部分患者有脑神经运动功能受损，重症者可出现呼吸肌无力，反射减弱或消失与肌力减退程度较一致。无明显感觉异常，无或仅有轻微自主神经功能障碍。

（2）辅助检查：①脑脊液检查：同 AIDP。②血清免疫学检查：部分患者血清中可检测到抗神经节苷脂 GM1，GD Ⅰ a 抗体，部分患者血清空肠弯曲菌抗体阳性。③电生理检查：运动神经受累为主，并以运动神经轴索损害明显。

（3）诊断标准：参考 AIDP 诊断标准，突出特点是神经电生理检查提示近乎纯运动神经受累，并以运动神经轴索损害明显。

3. AMSAN　以广泛神经根和周围神经的运动与感觉纤维的轴索变性为主。

（1）临床表现

1）急性起病，平均 6 ～ 12 天达到高峰，少数患者在 24 ～ 48 小时内达到高峰。

2）对称性肢体无力，多有脑神经运动功能受累，重症者可有呼吸肌无力，呼吸衰竭。患者同时有感觉障碍，甚至部分出现感觉性共济失调，常有自主神经功能障碍。

（2）辅助检查：①脑脊液检查：同 AIDP。②血清免疫学检查：部分患者血清中可检测到抗神经节苷脂抗体。③电生理检查：除感觉神经传导测定可见感觉神经动作电位波幅下降或无法引出波形外，其他同 AMAN。④腓肠神经活检：可见轴索变性和神经纤维丢失，但不作为确诊的必要条件。

（3）诊断标准：参照 AIDP 诊断标准，突出特点是神经电生理检查提示感觉和运动神经轴索损害明显。

4. MFS　与经典 GBS 不同，以眼肌麻痹、共济失调和腱反射消失为主要临床特点。

（1）临床表现：①任何年龄和季节均可发病。②前驱症状：有腹泻和呼吸道感染等，以空肠弯曲菌感染常见。③急性起病，病情在数天至数周内达到高峰。④多以复视起病，也可以肌痛、四肢麻木、眩晕和共济失调起病。相继出现对称或不对称性眼外肌麻痹，部分患者有眼睑下垂，少数出现瞳孔散大，但瞳孔对光反射多正常。可有躯干或肢体共济失调，腱反射减弱或消失，肌力正常或轻度减退，部分有延髓部肌肉和面部肌肉无力，四肢远端和面部麻木和感觉减退，膀胱功能障碍。

（2）辅助检查：①脑脊液检查：同 AIDP。②血清免疫学检查：部分患者血清中可检测到空肠弯曲菌抗体。③神经电生理检查：感觉神经传导测定可见动作电位波幅下降，传导速度减慢；脑神经受累者可出现面神经 CMAP 波幅下降；瞬目反射可见 R_1、R_2 潜伏期延长或波形消失。运动神经传导和肌电图一般无异常。电生理检查非诊断 MFS 的必需条件。

（3）诊断标准：①急性起病，病情在数天内或数周内达到高峰。②临床上以眼外肌麻痹、共济失调和腱反射消失为主要症状，肢体肌力正常或轻度减退。③脑脊液出现蛋白 - 细胞分离。④病程呈自限性。

（4）鉴别诊断：需要鉴别的疾病包括 Bickerstaff 脑干脑炎、急性眼外肌麻痹、脑干梗死、脑干出血、视神经脊髓炎、多发性硬化、重症肌无力等。

（六）治疗

1. 一般治疗

（1）抗感染：考虑有胃肠道 CJ 感染者，可用大环内酯类抗生素治疗。

（2）呼吸道管理：重症患者可累及呼吸肌致呼吸衰竭，应置于监护室，密切观察呼吸情况，定时行血气分析。当肺活量下降至正常的 25%～30%，血氧饱和度、血氧分压明显降低时，应尽早行气管插管或气管切开，机械辅助通气。加强气道护理，定时翻身、拍背，及时抽吸呼吸道分泌物，保持呼吸道通畅，预防感染。

（3）营养支持：延髓支配肌肉麻痹者有吞咽困难和饮水呛咳，需给予鼻饲营养，以保证每日足够热量、维生素，防止电解质紊乱。合并有消化道出血或胃肠麻痹者，则给予静脉营养支持。

（4）对症治疗及并发症的防治：重症患者连续心电监护，窦性心动过速常见，无需治疗。严重心脏阻滞及窦性停搏少见，发生时可立即植入临时性心内起搏器。高血压用小剂量的 β 受体阻断剂治疗，低血压可补充胶体液或调整患者体位；尿潴留可加压按摩下腹部，无效时导尿，便秘可给予缓泻剂和润肠剂。抗生素预防和控制坠积性肺炎、尿路感染。阿片类药物、卡马西平和加巴喷丁可用于神经痛的治疗。

2. 免疫治疗

（1）血浆交换（PE）：直接去除血浆中致病因子如抗体，推荐有条件者尽早应用。每次交换量为 30～50ml/kg，在 1～2

周内进行 3 ～ 5 次。禁忌证包括严重感染、心律失常、心功能不全和凝血功能障碍等。

（2）免疫球蛋白静脉代谢（IVIG）：推荐有条件者尽早应用。临床表明治疗 AIDP 有效。成人剂量 0.4g/（kg·d），连用 5 天。免疫球蛋白过敏或先天性 IgA 缺乏患者禁用。发热面红为常见的不良反应，减慢输液速度可减轻。偶有无菌性脑膜炎、肾衰、脑梗死报道，可能与血液黏度增高有关。PE 和 IVIG 为 AIDP 的一线治疗方法，但联合治疗并不增加疗效，故推荐单一使用。

（3）糖皮质激素：目前国内外对糖皮质激素治疗 GBS 仍有争议。对于无条件行 IVIG 和 PE 治疗的患者可试用甲泼尼龙 500mg/d，静脉滴注，连用 5 日后逐渐减量，或地塞米松 10mg/d，静脉滴注，7 ～ 10 天为一个疗程。

3. 神经营养　应用 B 族维生素治疗，包括维生素 B_1、维生素 B_2、维生素 B_6 等。

4. 康复治疗　病情稳定后，早期进行正规的神经功能康复锻炼，包括被动或主动运动、理疗、针灸及按摩等，以预防失用性肌萎缩和关节挛缩。

（七）预后

本病具有自限性，预后较好。瘫痪多在 3 周后开始恢复，多数患者 2 个月至 1 年内恢复正常，约 10% 患者遗留较严重后遗症。GBS 病死率约 5%，主要死于呼吸衰竭、感染、低血压、严重心律失常等并发症。6 岁以上、病情进展迅速、要辅助呼吸以及运动神经波幅降低是预后不良的危险因素。

三、运动神经元病

（一）概念

运动神经元病（motor neuron disease，MND）是一系列以上、下运动神经元改变为突出表现的慢性进行性神经系统变性疾病。临床表现为上、下运动神经元损害的不同组合，特征表现为肌无力和萎缩、延髓麻痹及锥体束征。通常感觉系统和括约肌功能不受累。多中年发病，病程为 2～6 年，亦有少数病程较长者。男性多于女性，患病比例为 1.2～2.5：1。年发病率为（1.5～2.7）/10 万，患病率约为（2.7～7.4）/10 万。

（二）病因与发病机制

关于 MND 的病因和发病机制，目前有多种假说：遗传机制、氧化应激、兴奋性毒性、神经营养因子障碍、自身免疫机制、病毒感染及环境因素等。虽然确切致病机制迄今未明，但目前较为集中的认识是，在遗传背景的基础上的氧化损害和兴奋性毒性作用共同损害了运动神经元，主要影响了线粒体和细胞骨架的结构和功能。有资料显示，老年男性、外伤史、过度体力劳动（如矿工、重体力劳动者等）都可能是发病的危险因素。此外，可能有关联的因素还有：

1. 病毒因素 感染和免疫有学者认为肌萎缩侧索硬化（amyotrophic lateral sclerosis，ALS）发病与朊病毒、人类免疫缺陷病毒（human immunodeficiency virus，HIV）有关。免疫功能测定有发现 ALS 患者 CSF 免疫球蛋白升高，血中 T 细胞数目和功能异常，免疫复合物形成，抗神经节苷脂抗体阳性，甚至测到乙酰胆碱受体的抗体，推测 ALS 的血清可能对前角细胞等神经组织存在毒性作用。

2. 金属元素　有学者认为 ALS 发病与某些金属中毒或某些元素缺乏有关。有不少人注意到 MND 的患者有铝接触史，并发现患者血浆和 CSF 中铝含量增高。Canaradi 认为，铝的逆行性轴索流动可引起前角细胞中毒导致 ALS。环境中金属元素含量的差异可能某些地区 ALS 地理性高发病率的原因。

3. 遗传因素　本病大多为散发，5%～10% 的患者有家族史，遗传方式主要为常染色体显性遗传。最常见的致病基因是铜（锌）超氧化物歧化酶（superoxide dismutase 1，SOD-1）基因，约 20% 的家族性 ALS 和 2% 的散发性 ALS 与此基因突变有关。近年来研究者又发现 1 号染色体上 TAR DNA 结合蛋白（TAR DNA binding protein，TDP-43）基因突变与家族性和散发性 ALS 均相关；9 号染色体上的 C90RF72 基因非编码区 GGGGCC 六核苷酸重复序列与 25% 左右的家族性 ALS 有关。这些研究为揭示 ALS 的发病机制带来了新的希望。

4. 营养障碍　Poloni 等发现 ALS 患者血浆中维生素 B_1 及单磷酸维生素 B_1 均减少，Ask-Upmak 报道 5 例患者胃切除后发生 ALS，提示营养障碍可能与 ALS 发病有关。

5. 神经递质　ALS 患者 CSF 中抑制性神经递质 GABA 水平较对照组明显降低，而去甲肾上腺素较对照组为高，病情越严重，这种变化越明显。近年来的研究认为，兴奋性氨基酸（主要是谷氨酸和天门冬氨酸）的神经细胞毒性作用在 ALS 发病中起着重要作用。

总之，目前对本病的病因及发病机制仍不明确，可能为各种原因引起神经系统有毒物质堆积，特别是自由基和兴奋性氨基酸的增加，损伤神经细胞而致病。

（三）病理

肉眼可见脊髓萎缩变细。光镜下脊髓前角细胞变性脱失，以颈髓明显，胸腰髓次之，大脑皮质运动区的锥体细胞也发生变性、脱失。ALS 患者的神经元细胞胞质内有一种泛素化包涵体，研究发现其主要成分为 TDP-43，是 ALS 的特征性病理改变。脑干运动神经核中以舌下神经核变性最为突出，疑核、三叉神经运动核、迷走神经背核和面神经核也有变性改变，动眼神经核则很少被累及。病变部位可见不同程度的胶质增生，吞噬活动不明显。脊神经前根变细，轴索断裂，髓鞘脱失，纤维减少。锥体束的变性自远端向近端发展，出现脱髓鞘和轴突变性。有时还可见到其他传导束的变化，如皮质的联系纤维、后纵束、红核脊髓束以及脑干和脊髓内多种其他传导束。肌肉呈现失神经支配性萎缩。在亚急性与慢性病例中可见肌肉内有神经纤维的萌芽，可能为神经再生的证据，晚期体内其他组织如心肌、胃肠道平滑肌亦可出现变性改变。

（四）临床表现

通常起病隐匿，缓慢进展，偶见亚急性进展者。由于损害部位的不同，临床表现为肌无力、肌萎缩和锥体束征的不同组合。损害仅限于脊髓前角细胞，表现为无力和肌萎缩而无锥体束征者，为进行性肌萎缩（progressive muscular atrophy,

PMA）。单独损害延髓运动神经核而表现为咽喉肌和舌肌无力、萎缩者，为进行性延髓麻痹（progressive bulbar palsy，PBP）。仅累及锥体束而表现为无力和锥体束征者为原发性侧索硬化（primary lateral sclerosis，PLS）。如上、下运动神经元均有损害，表现为肌无力、肌萎缩和锥体束征者，则为 ALS。但不少病例先出现一种类型的表现，随后又出现另一类型的表现，最后演变成 ALS。因此，在疾病早期有时较难确定属哪一类型。

1. 肌萎缩侧索硬化 为最多见的类型，也称为经典型，其他类型称为变异型。大多数为获得性，少数为家族性，发病年龄多在30～60岁之间，多数45岁以上发病。男性多于女性。呈典型的上、下运动神经元同时损害的临床特征。常见首发症状为一侧或双侧手指活动笨拙、无力，随后出现手部小肌肉萎缩，以大小鱼际肌、骨间肌、蚓状肌为明显，双手可呈鹰爪形，逐渐延及前臂、上臂和肩胛带肌群。随着病程的延长，肌无力和肌萎缩扩展至躯干和颈部，最后累及面肌和咽喉肌。少数病例肌萎缩和无力从下肢或躯干肌开始。受累部位常有明显肌束颤动。双上肢肌萎缩，肌张力不高，但腱反射亢进，Hoffmann 征阳性；双下肢痉挛性瘫痪，肌萎缩和肌束颤动较轻，肌张力高，腱反射亢进，Babinski 征阳性。患者一般无客观的感觉障碍，但常有主观的感觉症状，如麻木等。括约肌功能常保持良好，患者意识始终保持清醒，延髓麻痹一般发生在本病的晚期，在少数病例可为首发症状。舌肌常先受累，表现为舌肌萎缩、束颤和伸舌无力。随后出现腭、咽、喉、咀嚼肌萎缩无力，以致患者构音不清，吞咽困难，咀嚼无力。由于同时有双侧皮质延髓束受损，故可有假性延髓性麻痹，面肌中口轮匝肌受累最明显，眼外肌一般不受影。预后不良，多在3～5年内死于呼吸肌麻痹或肺部感染。

2. 进行性肌萎缩　发病年龄在20～50岁，多在30岁左右，略早于ALS，男性较多。运动神经元变性仅限于脊髓前角细胞和脑干运动神经核，表现为下运动神经元损害的症状和体征。首发症状常为单手或双手小肌肉萎缩无力，逐渐累及前臂、上臂及肩胛带肌群。少数病例肌萎缩可从下肢开始。受累肌肉萎缩明显，肌张力降低，可见肌束颤动，腱反射减弱，病理反射阴性。一般无感觉和括约肌功能障碍。本型进展较慢，病程可达10年以上或更长，晚期发展至全身肌肉萎缩、无力，生活不能自理，最后常因肺部感染而死亡。

3. 进行性延髓麻痹　少见，发病年龄较晚，多在40～50岁以后起病。主要表现为进行性发音不清、声音嘶哑、吞咽困难、饮水呛咳、咀嚼无力。舌肌明显萎缩，并有肌束颤动，唇肌、咽喉肌萎缩，咽反射消失。有时同时损害双侧皮质脑干束，出现强哭强笑、下颌反射亢进，从而真性和假性延髓麻痹共存。病情进展较快，多在1～2年内因呼吸肌麻痹或肺部感染而死亡。

4. 原发性侧索硬化　临床上罕见，多在中年以后发病，起病隐袭。常见首发症状为双下肢对称性僵硬、乏力，行走呈剪刀步态。缓慢进展，逐渐累及双上肢。四肢肌张力呈痉挛性增高，腱反射亢进，病理反射阳性。一般无肌萎缩和肌束颤动，感觉无障碍，括约肌功能不受累。如双侧皮质脑干束受损，可出现假性延髓麻痹表现。进展慢，可存活较长时间。

既往认为 MND 足一种纯运动系统的疾病，没有智能、感觉系统、锥体外系及自主神经系统损害的临床表现。但是临床观察确实发现了一小部分 MND 患者出现了运动系统以外的表现，如痴呆、锥体外系症状、感觉异常和膀胱直肠功能障碍等，少部分患者中还可出现眼外肌运动障碍。习惯上将伴有这些少见表现的 MND 称为不典型 MND，其确切发病机制仍不清楚，可能 MND 患者伴有其他疾病，或者 MND 疾病累及其他系统。

（五）辅助检查

1.肌电图　有很高的诊断价值，呈典型的神经源性损害。ALS 患者往往在延髓、颈、胸与腰骶不同神经节段所支配的肌肉出现进行性失神经支配和慢性神经再生支配现象。主要表现为静息状态下可见纤颤电位、正锐波，小力收缩时运动单位时限增宽、波幅增大、多相波增加，大力收缩时募集相减少，呈单纯相；运动神经传导检查可能出现复合肌肉动作电位（compound muscle action potential，CMAP）波幅减低，较少出现运动神经传导速度异常，感觉神经传导检查多无异常。

2.脑脊液检查　腰穿压力正常或偏低，脑脊液检查正常或蛋白有轻度增高，免疫球蛋白可能增高。

3.血液检查　血常规检查正常。血清肌酸磷酸激酶活性正常或者轻度增高而其同工酶不高。免疫功能检查，包括细胞免疫和体液免疫均可能出现异常。

4. CT 和 MRI 检查　脊髓变细（腰膨大和颈膨大处较明显），余无特殊发现。

5. 肌肉活检　可见神经源性肌萎缩的病理改变。

（六）诊断

根据中年以后隐袭起病，慢性进行性加重的病程，临床主要表现为上、下运动神经元损害所致肌无力、肌萎缩、延髓麻痹及锥体束征的不同组合，无感觉障碍，肌电图呈神经源性损害，脑脊液正常，影像学无异常，一般不难做出临床诊断。

世界神经病学联盟于1994年在西班牙首次提出该病的 EI Escorial 诊断标准，2000年又发表此标准的修订版，具体如下：

1. 诊断 ALS 必须符合以下3点　①临床、电生理或病理检查显示下运动神经元病变的证据。②临床检查显示上运动神经元病变的证据。③病史或检查显示上述症状或体征在一个部位内扩展或者从一个部位扩展到其他部位。

2. 同时必须排除以下2点　①电生理或病理检查提示患者有可能存在导致上下神经元病变的其他疾病。②神经影像学提示，患者有可能存在导致上述临床或电生理变化的其他疾病。

3. 进一步诊断　根据临床证据的充足程度，对 ALS 进行分级诊断（将 ALS 神经元变性的部位分为4个：延髓、颈髓、胸髓、腰骶髓）：

确诊 ALS：至少有3个部位的上、下运动神经元病变的体征。

很可能 ALS：至少有2个部位的上、下运动神经元病变的体征，而且某些上运动神经元体征必须位于下运动神经元体征近端／之上。

实验室支持很可能 ALS：只有1个部位的上、下运动神经元病变的体征，或一个部位的上运动神经元体征，加肌电图显示的至少两个肢体的下运动神经元损害证据。

可能 ALS：只有 1 个部位的上、下运动神经元病变的体征，或有 2 处或以上的上运动神经元体征，或者下运动神经元体征位于上运动神经元体征近端 / 之上。

（七）鉴别诊断

MND 需要与其他以上运动神经元和（或）下运动神经元病变为主要症状的疾病鉴别。

1. 颈椎病或腰椎病　颈椎病可有手部肌肉萎缩，压迫脊髓时还可致下肢腱反射亢进、双侧病理反射阳性等上、下运动神经元病变的症状和体征。亦可呈慢性进行性病程，两者鉴别有时较困难。但颈椎病的肌萎缩常局限于上肢，多见手肌萎缩，不像 ALS 那样广泛，常伴上肢或肩部疼痛，客观检查常有感觉障碍，可有括约肌障碍、无延髓麻痹的表现；腰椎病也常局限于单下肢，伴有腰或腿部疼痛。胸锁乳突肌及胸椎椎旁肌针极肌电图检查无异常。颈椎 X 线片、CT 或 MRI 显示颈椎骨质增生、椎间孔变窄、椎间盘变性或脱出，甚至脊膜囊受压，有助于鉴别。对于颈椎病同时合并腰椎病时，临床与肌电图更易与 ALS 混淆，此时后者胸椎椎旁肌针极肌电图异常自发电位有助于鉴别。

2. 延髓和脊髓空洞症　临床上也常有双手小肌肉萎缩，肌束颤动，可进展为真性延髓性麻痹，也可出现锥休束征。但临床进展缓慢，常合并其他畸形，且有节段性分离性感觉障碍，MRI 可显示延髓或脊髓空洞，有助于鉴别。

3. 多灶性运动神经病（multifocal motor neuropathy, MMN） 呈慢性进展的局灶性下运动神经元损害，推测是与抗神经节苷脂 GM1 抗体相关的自身免疫性疾病。MMN 临床表现多为非对称性肢体无力、萎缩、肌束颤动，而感觉受累很轻。腱反射可以保留。节段性运动神经传导测定可显示有多灶性运动传导阻滞，血清抗 GM1 抗体滴度升高，静脉注射免疫球蛋白有效，可与之鉴别。

4. 颈段脊髓肿瘤 可有上肢肌萎缩和四肢腱反射亢进，双侧病理反射阳性。但一般无肌束颤动，常有神经根痛和传导束性感觉障碍。腰穿可发现椎管阻塞，脑脊液蛋白含量增高。椎管造影、CT 或 MRI 显示椎管内占位病变有助于确诊。

5. 上肢周围神经损伤 可有上肢的肌无力和肌萎缩，但多累及一侧，且有感觉障碍，可与之鉴别。

6. 良性肌束颤动 正常人有时可出现粗大的肌束颤动，但无肌无力和肌萎缩，肌电图检查正常。

7. 脊肌萎缩症（spinal muscle atrophy, SMA） 是一组遗传性疾病，大部分为隐性遗传，与 5 号染色体上的运动神经元存活基因相关。临床上以进行性对称性近端肌无力萎缩为主要表现，选择性累及下运动神经元，没有上运动神经元受累。其中最严重的 SMA 发病在婴儿期（Werdnig-Hoffmann 病），多数 2 岁内死亡。起病于儿童、青少年或成人的 SMA（Kugelberg-Welander 病）则预后良好。

（八）治疗

MND 的治疗包括病因治疗、对症治疗和各种非药物治疗。必须指出的是，MND 是一组异质性疾病，致病因素多样且相互影响，故其治疗必须是多种方法的联合应用。期望用单个药物或单种治疗完全阻断疾病的进展是不现实的。

当前病因治疗的发展方向包括抗兴奋性氨基酸毒性、神经营养因子、抗氧化和自由基清除、新型钙通道阻滞剂、抗细胞凋亡、基因治疗及神经干细胞移植。利鲁唑（riluzole）具有抑制谷氨酸释放的作用，每次 50mg，每天 2 次，服用 18 个月，能延缓病程、延长延髓麻痹患者的生存期。也有试用泼尼松、环磷酰胺等治疗本病，但必须定期复查血象和肝功能，用药后延髓麻痹症状在部分病例中可改善，但对四肢无力、肌萎缩的患者帮助不大。

对症治疗包括针对吞咽、呼吸、构音、痉挛、疼痛、营养障碍等并发症和伴随症状的治疗。吞咽困难者应鼻饲饮食，有呼吸衰竭者可行气管切开并机械通气。在对症治疗的同时，要充分注意药物可能发生的不良反应。临床应用时需仔细权衡利弊、针对患者的情况个体化用药。

（九）预后

运动神经元病的预后因不同的疾病类型和发病年龄而不同。原发性侧索硬化进展缓慢、预后良好；部分进行性肌萎缩患者的病情可以维持较长时间稳定，但不会改善；肌萎缩侧索硬化、进行性延髓麻痹以及部分进行性肌萎缩患者的预后差，病情持续性进展，多于 5 年内死于呼吸肌麻痹或肺部感染。

第二节　中医学对本病认识及针药治疗

瘘之名称，首见于《黄帝内经》。瘘证是指肢体的皮、肉、筋、骨、脉受到外邪浸淫，或因五脏内伤而失养引起的，以筋脉弛缓，软弱无力、不能随意运动为特征的一种难治病。本病可突然发病，也可缓慢形成。轻者肢软无力，重者四肢瘫痪不用。

《黄帝内经》认为，情志内伤，外感湿邪，劳倦色欲，都能损伤精气，导致筋脉失养，产生瘘病。如《素问·生气通天论》："因于湿，首如裹，湿热不攘，大筋软短，小筋弛长，软短为拘，弛长为瘘。"《素问·瘘论》还指出了瘘病的病机是"肺热叶焦"，肺燥不能输精于五脏，因而五体失养，发为瘘病。汉代张仲景则认为，伤寒误治，如吐下后又发汗，阴阳气血俱虚，不能濡养筋脉而致瘘。隋代巢元方认为其病因是外受风邪，内由脾胃亏虚而致，他在《诸病源候论·风病诸候》"风身体手足不遂候"中说："手足不随者，由体虚腠理开，风气伤于脾胃之经络也。足太阴为脾之经，脾与胃合；足阳明为胃之经，胃为水谷之海也。脾主一身之肌肉，为胃消行水谷之气，以养身体四肢。脾气弱，即肌肉虚，受风邪所侵，故不能为胃通行水谷之气，致四肢肌肉无所禀受。而风邪在经络，搏于阳经，气行则迟，关机缓纵，故令身体手足不能随也。"宋代陈言则认为脏气不足是发病的关键。金代张从正则强调火热在发病中的重要性。在《儒门事亲·指风痹瘘厥近世差玄说》中他说："瘘之为状，两足瘘弱不能行用。由肾水不能胜心火，心火上则烁肺金，肺金受火制，六叶皆焦……大抵痿之为病，皆因客热而成。"李东垣则认为疾病是"湿热乘肝也"。明代张景岳在《景岳全书·杂证漠·痿证》中强调痿病"非风为火证""元气伤败，则精虚不能灌溉，血虚不能营养者，亦不少矣。若概以火论，则恐真阳亏败"。清代叶天士指出本病为"肝肾脾胃四经之病"，指出四脏精气血精津不足是致痿的直接因素。

《黄帝内经》中指出"治痿独取阳明"的原则，因为"阳明者，五脏六腑之海，主润宗筋，宗筋主束骨而利机关也"。元代朱丹溪在《丹溪心法·痿》中指出痿病有湿热、痰湿、气虚、血虚、瘀血5种证候，并指出湿热证用东垣健步丸加苍术、黄柏等，气虚证用四君子汤加苍术、黄柏等，血虚证用四物汤加苍术、黄柏等，对于肝肾阴虚所导致的痿病创制了虎潜丸。张景岳则认为，凡湿热致痿者宜用二妙散；阴虚兼热者，宜《医学正传》加味四物汤、虎胫骨丸、滋阴八味丸；肝肾亏损而无火证者，宜鹿角胶丸；对于阴虚无湿，或多汗者，不宜轻用苍术。李挺《医学入门·痿》认为："泻南则肺金清而东方不旺脾不伤而宗筋润矣，补北则心火降而西方不虚肺不焦而荣卫通矣。清燥汤、虎潜丸、肾气丸，调利金水二脏，治痿之大经也。"秦景明《症因脉治·痿症论》则论述了肝热和肾热所致痿软的证治，他说："肝热痿软之治，两胁刺痛，清肝顺气饮；筋膜干结，补阴丸；筋急挛蜷，舒筋活络丹；肝肾水虚火旺，家秘肝肾丸。""肾热痿软之治，尺脉大而虚，人参固本丸；尺脉搏而急，知柏天地煎；尺脉细而疾，坎离既济丸主之。"《杂病源流犀烛·诸痿源流》则补充了有关痿病的证治："有属食积者，宜木香槟榔丸。有属死血者，宜归梢汤。有属脾气太过者，必四肢不举，宜大承气汤下之。有属土气不及者，宜四君子汤加当归。有痿发于夏者……宜清暑益气汤。"

一、病因病机

1. 病因

（1）感受外邪：感受温热毒邪，高热不退，或病后余热蟠灼，伤津耗气，皆令"肺热叶焦"，不能输布津液以润泽五脏，遂致四肢筋脉失养，痿弱不用。久处湿地，感冒雨露，湿淫经脉，营卫运行受阻，郁遏生热，湿热阻滞，久则气血运行不利，筋脉肌肉失却濡养而弛纵不收，成为痿病。即《素问·痿论》"有渐于湿，以水为事，若有所留，居处相湿，肌肉濡渍，痹而不仁，发为肉痿"之谓也。

（2）脏腑内伤：饮食不节，过食肥甘，嗜酒成癖，多食辛辣，贪杯饮冷，损伤脾胃，内生湿热，阻碍运化，导致脾运不输，筋脉肌肉失养，发生痿病。或脾胃素虚或久病致虚，中气不足，则受纳、运化功能失常，气血津液生化之源不足，无以濡养筋脉，而产生肢体痿弱不用。七情内伤，或劳役太过，或房事过度，或久病耗损，或先天禀赋不足，致肝肾精血虚耗，导致筋脉失养，亦可发为痿病。

（3）跌仆损伤：跌仆损伤，瘀血内阻，络脉不通，筋脉失养，发为痿病。

2. 病机

（1）发病：外感温热邪气，肺热津伤及跌仆损伤，瘀阻脉络之痿，发病多急骤；湿热浸淫，脾胃虚弱，肝肾亏虚之痿，起病多缓慢。

（2）病位：痿病病位在筋脉、肌肉，与肺、脾（胃）、肝、肾关系密切。

（3）病性：有虚、实和虚实夹杂之证。但总以脏气虚损为主，也有温热、湿热、痰瘀等实邪为患者。

（4）病势：本病因外感温热邪气，湿热浸淫者，病情发展多由筋脉、肌肉及脏腑；因脏腑内伤，气血津液不足，肢体失养者，病热多由脏腑及筋脉、肌肉。

（5）病机转化：早期以温热、湿热、瘀血实邪为主的多属实证。久则热盛伤津，或瘀血内阻，新血不生，终致阴血耗伤，脾胃虚弱或肝肾不足，从而病性由实转虚，出现虚证。正气虚弱，又易感受外邪，或脾胃虚弱，运化失司，痰湿内生，郁而化热，或阴虚无以制阳，虚热内生，或久病入络，络脉瘀阻，或实邪日久伤正，致正虚邪恋，均可形成虚实夹杂之证。病凡由实转虚，由脾（胃）肺及肝肾，为病情逐渐加重。若五脏俱损，出现胸闷气短，发音嘶哑，呼吸及吞咽困难，为脾肺之气将绝之候，病情危重，预后不佳。

二、中医辨证论治

首先应辨虚实：凡起病急，发展快，病程短，起于热病、外伤、久卧湿地、感冒雨露之后，病多属实；凡起病缓，发展较慢，病史较长，或因七情内伤，或劳役太过，或房事过度，或久病耗损者，病多属虚，或虚实夹杂。凡症见发热、咳嗽、咽痛，肢体肿胀、麻木、疼痛，舌红或黯，有瘀斑、瘀点，苔黄或白腻，脉滑、数、涩而不畅，多属实；凡症见面色不华，疲乏无力，腰膝酸软，筋脉弛纵不收，脉虚无力多属虚。临证亦有虚实夹杂，虚中夹实，实中夹虚，需仔细分辨。

其次辨病位：起病时见发热，咳嗽，咽痛，在热病中或热病后出现肢体软弱不用者，病位多在肺；凡见四肢痿软，食少便溏，面浮，下肢微肿，纳呆腹胀，病位多在脾胃；凡以下肢痿软无力较重，甚不能站立，腰脊酸软，头晕耳鸣，遗精阳痿，月经不调，咽干目眩，病位多在肝肾。

《素问·痿论》有"治痿者独取阳明"之说。所谓独取阳明，系指一般采用补益后天为治疗原则。迄今在临床治疗时，不论选方用药，针灸取穴，一般都重视调理脾胃这一治疗原则。但不能拘泥于此，临床仍须辨证论治。实邪突出者，宜清热、化湿、祛瘀等法以祛邪实；正虚突出者，宜健脾益气、滋补肝肾等法，以恢复正气；若虚实夹杂，当扶正与祛邪兼顾。一般在邪实祛除之后，当以补虚养脏，调和气血，濡养筋脉为治。

1. 肺热伤津证

临床表现： 病起发热，或热后突然出现肢体软弱无力，皮肤枯燥，心烦口渴，咳呛少痰，咽干不利，小便黄少，大便干燥，舌质红，苔黄，脉细数。

治法： 清热润燥，养肺生津。

方药：清燥救肺汤加减。本方能清犯肺之温热邪毒，燥热伤津。常用方：方中石膏甘寒，清肺金燥热，桑叶清宣肺热，二药清热宣肺救金为主药；辅以麦冬、阿胶、火麻仁润肺养阴，以防燥热耗津伤阴，杏仁、枇杷叶宣肺利气以布津液于周身，共为辅药；炙甘草调和药性。诸药使肺热得清，肺燥得润，则可截断病情发展，使病向愈。

高热口渴，汗多者，可加重石膏用量，并加金银花、连翘清热祛邪；咳呛少痰者酌加瓜蒌、桑白皮、川贝母等清肺化痰；咽干口渴重者，加天花粉、玉竹、沙参、百合、芦根等养阴生津。若身热退净，食欲减退，口燥咽干较甚者，证属肺胃阴伤，宜用益胃汤加薏苡仁、山药、谷芽之类益胃生津。本证切勿乱用苦寒燥湿辛温之品重亡津液。肺热伤津，不免灼耗胃液，务须结合养胃清火，胃火清则肺金肃，这也是"治痿独取阳明"的临床体现。

2. 湿热浸淫证

临床表现：肢体逐渐出现痿软无力，以下肢常见，或兼见微肿、手足麻木、扪之微热、喜凉恶热，或有身重面黄、胸痞脘闷、小便短赤涩痛，舌红苔黄腻，脉滑数。

治法：清利湿热，通利筋脉。

方药：加味二妙散加减。本方对湿热浸渍肌肤，浸淫经脉，致气血阻滞，筋脉不利，肢体痿软可清热利湿治其本。常用药：黄柏苦寒，清热燥湿；苍术、薏苡仁燥湿健脾，辅助黄柏清热除湿，使湿热得除；萆薢、汉防己、木通导湿热从小便而去，给邪以出路，晚蚕砂、牛膝、木瓜清热除湿，通利筋脉，以行气血；甘草缓和药性。诸药可使湿热得除，筋脉气血流畅，则可截断病情发展，病可向愈。

胸脘痞闷，肢重且肿者，加厚朴、茯苓、泽泻理气化湿；足胫发热，心烦，舌红或舌苔剥脱者，加生地黄、麦冬、沙参、砂仁养阴清热而不碍胃助湿；肢体麻木，舌质紫黯者，加赤芍、红花、桃仁等活血通络。

本型因湿热浸淫所致，故不可急于填补，以免助湿。湿热易伤肺肾金水之源，故除湿之外，兼施清养；湿热不去，下流入肾，肾被热灼而阴亏，可成为虚实夹杂证，所以去湿务要慎用辛温苦燥之品。

3. 脾胃虚弱证

临床表现：初起四肢无力，活动后加重，逐渐痿软不用，食少便溏，气短乏力，神疲懒言，面色不华，舌淡，苔薄白，脉细。

治法：健脾益气，补中升阳。

方药：补中益气汤加减。本方针对脾胃虚弱，气血生化之源不足，健脾益气治其本。常用药：方中黄芪、人参大补元气，益气健脾，助气血生化之源；白术助君药加强益气健脾之功；当归养血和血，益气养血；陈皮理气和胃，调理脾胃气机，使脾胃升降之枢正常；升麻、柴胡升举脾气，以顺脾气主升之性，使气血得以输布筋脉五脏；甘草健脾和中，又调和药性。本方使脾胃虚弱得补，气血生化之源得充，则日久筋脉得荣，五脏得濡，病可向愈。

食少腹胀者，加山楂、枳壳、砂仁、谷麦芽等理气消食；便溏者，加薏苡仁、山药、莲子肉健脾除湿；心悸者，加龙眼肉、远志；气短汗出重者，加重黄芪用量。

本证虽痿在四末，病实发于中焦。脾胃虚者，最易兼夹食积不运，当导其食滞，酌佐谷麦芽、山楂、神曲；脾虚每兼夹湿热不化，补脾益气之时，当结合渗湿清热；脾主运化，脾虚则五脏失濡，脾为后天之本，他脏之伤，久亦损脾，本证每与其他各证掺见，治法总宜扶脾益胃以振奋后天之源，这也是"治痿独取阳明"的体现。

4. 肝肾亏损证

临床表现：起病缓慢，下肢痿软无力，腰脊酸软，不能久立，或伴目眩发落，咽干耳鸣，遗精或遗尿，或妇女月经不调，甚至步履全废，腿胫大肉渐脱，舌红少苔，脉细数。

治法：补益肝肾，强壮筋骨。

方药：壮骨丸加减。本方补肝肾、强筋骨。常用药：熟地入肝肾，滋阴养血，填补精血，配以龟甲滋阴养血、补益肝肾；豹骨或狗骨、怀牛膝强筋健骨，助君药补益肝肾，强壮筋骨；芍药、当归补血养血以柔筋，黄柏配知母清肝肾之虚热而坚阴；锁阳温肾益精，启动肾中之一点真阳，有阳中求阴之意；陈皮配干姜理气温中健脾，使滋补之品补而不腻；干姜并制黄柏苦寒以防败胃，亦有重视后天之本之意；炙甘草调和诸药。

热甚者，去锁阳；面色不华，心悸气短者，加黄芪、党参；腰脊酸软者，加狗脊、川续断、补骨脂；眩晕者，加枸杞子、菊花；遗尿者，加桑螵蛸、覆盆子；阳虚畏寒，脉沉者，右归丸加减治之。临床上本证比较常见，各种痿病无论肺热津伤，湿热下注，脾虚不运，久均伤及肾元，水愈亏则火愈炽，而伤阴愈甚，故补肾清热为主要治疗手段。本证痿病须分清有热无热，虚火当滋肾，无火专填精，阳虚要温煦，但总地说来，仍以阴虚夹热者为多。临床中还应考虑阳中求阴，启动一点真阳，以获良效。

5. 瘀阻络脉证

临床表现：外伤之后突然下肢痿软或四肢痿软，肌肤麻木，伤处疼痛，舌质黯，脉细涩。

治法：活血化瘀，行气养营。

方药：圣愈汤加减。本方活血化瘀养营力强。常用药：当归、川芎养血活血，行气通络；熟地、白芍滋阴填精生血，使血充脉畅；桃仁、红花、川牛膝活血化瘀通络；再佐以黄芪、党参益气养血，使气旺血畅，瘀去新生，筋脉得养，痿弱渐愈；甘草调和诸药。

三、中医针灸治疗

针灸治疗木病有较好的疗效，卧床患者应保持四肢功能体位，以免造成足下垂或内翻，必要时可用护理架及夹板托扶，另外注意预防压疮。在治疗期间。应加强主动及被动的肢体功能锻炼，以助及早康复。

1. 基本治疗

治则：祛邪通络，濡养筋脉。以手足阳明经穴和夹脊穴为主。

主穴：上肢：肩髃、曲池、合谷、颈胸段夹脊穴。

下肢：髀关、伏兔、阳陵泉、足三里、三阴交、腰部夹脊穴。

配穴：肺热伤津加尺泽、肺俞、二间；湿热袭络加阴陵泉、大椎、内庭；脾胃虚弱加脾俞、胃俞、关元；肝肾亏损加太溪、肾俞、肝俞。上肢肌肉萎缩加手阳明经排刺；下肢肌肉萎缩加足阳明经排刺。

操作：主穴中足三里、三阴交用补法，余穴用泻法或平补平泻法，夹脊穴用平补平泻法。配穴按虚补实泻法操作。

方义：阳明经多血多气，选上、下肢阳明经穴位，可疏通经络，调理气血。夹脊穴为督脉之旁络，又与膀胱经第1侧线的脏腑背俞相通，可调脏腑阴阳，行气血。三阴交健脾益肾，濡养筋脉。筋会阳陵泉，可疏调经筋。

2. *其他治疗*

（1）*皮肤针法：*用皮肤针反复叩刺背部肺俞、脾俞、胃俞、膈俞和手足阳明经线。隔日1次。

（2）*电针法：*在瘫痪肌肉处选取穴位，针刺后加脉冲电刺激。以患者能耐受为度，每次20分钟。

第十二章

郁　证

第一节　现代医学对本病的认识

本病近年来越来越多见，多为脑病伴发的精神障碍。脑病伴发的精神障碍广义上包括脑器质性精神障碍，即由于脑病引起的精神障碍以及疾病过程中出现的各种反应性情感、情绪障碍，如焦虑、抑郁及疲劳倦怠等反应。本章主要针对临床常见的抑郁、焦虑进行探讨。

一、抑郁

（一）概述

目前神经系统疾病的抑郁表现引起了全世界愈来愈多的关注和重视，它泛指患者在各种神经系统疾病中或疾病后所表现出来的情绪低落、兴趣丧失等情感（心境）障碍（affective disorders or mood disorders），如卒中后抑郁、癫痫后抑郁、帕金森病后抑郁等。由于这类患者原发病的表现较为突出，往往掩盖了抑郁的情绪或症状，导致患者和家属忽略了抑郁的存在；另外即便是患者被发现有情绪的改变，也易被误认为是原发病所致而未能及时就医。因此，加强对这类疾病的认识，提高识别率和检出率，并给予恰当的治疗，将会明显改善原发疾病的转归和预后。

（二）病因和发病机制

抑郁可继发于以下神经系统疾病：①神经系统变性疾病：阿尔茨海默病、Huntington 舞蹈症、帕金森病；②中枢神经局灶性疾病：脑卒中、脑肿瘤和损伤、多发性硬化。另外一些治疗神经系统疾病常用的药物如皮质类固醇、左旋多巴、5-羟色胺拮抗剂、非甾体抗炎药也有可能引起抑郁症状。

神经系统疾病伴发抑郁的发病机制较复杂，目前仍在研究探讨中。抑郁症状与原发疾病的关系有两方面的解释，一是疾病本身症状，有解剖学和生物学损害的基础，是内源性抑郁；二是反应性症状，是个体对疾病打击的精神应激反应，属外源性抑郁。

例如，脑卒中后抑郁（PSD）研究发现脑损伤的部位与抑郁症状密切相关，大脑优势半球额叶皮质和基底节区损伤的患者较其他部位损伤的患者在数周内更易出现抑郁症状而且更严重。左侧额叶损伤伴运动性失语的患者常表现为沮丧、易怒，因无法表达需要而易产生过激行为。右侧半球病变更多表现出淡漠、无欲、精神运动性迟滞等。但脑卒中后抑郁症状与脑卒中病变部位的相关性仍然有争议。在卒中后抑郁发病的生化机制上，目前国内外研究认为与所谓内源性抑郁的机制相似，即脑内单胺类神经递质的代谢紊乱所致。当前的研究多集中在 5-羟色胺能神经传递通路的改变上，动物模型中发现脑内去甲肾上腺素和5-羟色胺减少，可能是PSD发病的病理生理基础。近年来国外的研究发现，PSD的患病率与脑卒中的严重程度和功能缺陷的严重程度成正相关。由此推断多种环境因素及认知、躯体的功能障碍等生物因素协同作用促使了该病的发生。

其他神经系统疾病如帕金森病有近1/4的病例合并抑郁反应，有时还可发生自杀倾向、偏执观念或精神病发作。左旋多巴本身有诱发抑郁的可能，在左旋多巴治疗的患者中应禁用单胺氧化酶抑制剂治疗抑郁症状。Huntington舞蹈症也可发生抑郁症状，甚至在出现运动障碍和痴呆症状之前就可存在。阿尔茨海默病也常伴发抑郁症状。

（三）临床表现

神经系统并发抑郁的临床表现与内源性抑郁或抑郁发作（depressive episode）的临床表现基本相同，其区别在于神经系统并发的抑郁有神经系统疾病的发病史和临床表现，如不同程度的意识障碍、认知障碍、肢体运动障碍、感觉障碍、言语障碍等。可在患者患病后的数天、数周或数月内出现。抑郁发作的临床表现包括三部分，即核心症状、心理症状和躯体症状。

1. *核心症状*　主要包括情绪低落、兴趣缺乏及乐趣丧失。

（1）情绪低落：患者常常表现为心情不好，高兴不起来；感到自己无用（worthlessness）、无助（helplessness）或绝望（hopelessness），认为生活毫无价值；或是感到自己的疾病无法好转，对治疗和康复失去信心；对前途感到绝望，认为自己给别人带来的只有麻烦，连累了家人，甚至厌世、不愿活下去，产生自杀观念。

（2）兴趣缺乏：患者对以前的各种业余爱好和文体活动如下棋、打牌、读书、看电视、听音乐等均缺乏兴趣，或表现为不愿见人，不愿讲话，对任何事物不论好坏都缺乏兴趣。

（3）乐趣丧失：或称快感缺失（anhedonia），是指患者无法从家庭、工作或生活中体验到乐趣。

上述三个核心症状是相互联系、互为因果的，可以在一个患者身上同时出现，也可以只表现其中的一种或两种症状。有些患者虽然可以单独参加一些活动，或在家人、朋友的劝说下勉强参加一些活动，但却无法从中获得任何乐趣，从事这些活动的主要目的是为了消磨时间。亦有些患者不承认自己情绪不好，但对周围的事物不感兴趣或丧失乐趣。

2. 心理症状　主要包括焦虑、自罪自责、妄想或幻觉、认知症状、自杀观念或行为、自知力和精神运动性迟滞或激越。

（1）焦虑：焦虑往往与抑郁同时存在，有时常成为抑郁的主要表现之一。患者在焦虑时常可伴发躯体症状，如心悸、胸闷、汗多、尿频等，甚至这些躯体症状可成为患者的主诉，临床医生应注意鉴别。

（2）自罪自责：患者常无端内疚，认为自己的疾病给家人带来了负担，对不起父母、子女或亲朋，甚至对过去的一些错误或过失痛悔不已，妄加责备，有些患者严重时会达到妄想的程度。

（3）妄想或幻觉：又可分为两种，一种是所谓与心境相和谐（mood-congruent）的妄想，即其妄想的内容与抑郁状态相称，如脑血管病无法恢复妄想、罪恶妄想、灾难妄想、无价值妄想或常听到一些谴责自己、嘲弄自己的听幻觉等。另一种称为与心境不和谐（mood-incongruent）的妄想，即妄想的内容与抑郁状态不相称，如被害妄想、被折磨妄想、没有任何情感成分的幻听等。但所有这类妄想均不具备精神分裂症妄想的特征，如荒谬性、怪诞性、原发性等。

（4）认知症状：抑郁所伴发的认知症状往往是可逆性的，如记忆力的下降、注意力的分散等，这些症状常随着治疗的好转而缓解。有些患者可出现认知扭曲如把周围的一切都看成是灰色的，对任何事物都做出悲观失望的解释等。

（5）自杀观念和行为：患者常常会出现自杀观念，轻者觉得活着没意思，经常想到与死有关的事情；重者会主动寻找自杀的方法并付诸实施，甚至有患者在杀死数人后再自杀，从而酿成极为严重的后果。因此对这类患者要高度警惕，积极给予干预治疗，同时应请精神科专业医生会诊，必要时要到精神病院住院治疗。

（6）自知力：抑郁患者的自知力受其意识障碍的程度影响很大，意识障碍严重的患者其自知力亦完全丧失；相当部分意识完全清楚的患者自知力完整，会主动求医并配合治疗。

（7）精神运动性迟滞或激越：精神运动性迟滞（psychomotor retardation）思维缓慢、大脑反应迟钝、记忆力和注意力下降；行动迟缓，做事慢慢腾腾的患者常表现为，重者可达到木僵的程度。精神运动性激越（psychomotor agitation）的患者则表现为思维跳跃混乱，大脑处于紧张状态，但其思维毫无条理、毫无目的；行动上也表现为紧张不安，烦

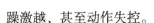

躁激越，甚至动作失控。

3.躯体症状 主要包括睡眠紊乱、精力丧失、食欲紊乱、晨重夜轻、性功能减退及非特异性躯体症状。

（1）睡眠紊乱：患者常诉说入睡困难，夜间多梦或早醒，而且醒后无法再入睡，睡眠感丧失等，这是卒中后抑郁患者较常见的症状，尤以早醒最具特征性。但也有部分患者恰恰相反，表现为睡眠增多。

（2）精力丧失：患者表现为懒惰、疲乏、整日打不起精神，不愿讲话、不愿见人，常与精神运动性迟滞相伴随。

（3）食欲紊乱：患者常表现为食量减少，没有食欲，长久则出现体重减轻，甚至营养不良。部分患者可表现为食欲亢进和体重增加。

（4）晨重夜轻：患者表现为在清晨醒后即开始为这一天担忧，不知该怎样度过，从而忧心忡忡，心情郁闷，至午后或傍晚才有所减轻，但也有少数患者的表现与之相反。

（5）性功能减退：患者可以从性欲减退到完全丧失，或勉强有性行为而无法从中体验到乐趣。

（6）非特异性躯体症状：患者可主诉各种症状，如头痛头昏、肢体疼痛、周身不适、心慌气短、恶心嗳气、尿频多汗等，常被诊为各种自主神经功能紊乱等，临床医生应注意鉴别。

（四）辅助检查

神经系统的影像学检查，如颅脑 CT、MRI 可以提供神经系统疾病的病变证据。近年来功能影像学检查被用于抑郁症的筛查诊断，如 SPECT、PET 等。研究发现抑郁症患者脑前额叶靠背侧皮质位的代谢或脑血流异常、额叶近眶部皮质、下丘脑、小脑及尾状核、海马、杏仁体等边缘系统部位的代谢或脑血流异常。但神经系统疾病本身也可引起脑功能影像检查的异常，因此这些检查结果的诊断意义不大。而抑郁本身的实验室检查如脑内 5- 羟色胺、去甲肾上腺素水平的检测目前在临床上还无法常规进行等。血液学检查也可能存在异常，如血糖、血脂、胆固醇、血小板的异常等。

（五）诊断

神经系统疾病伴发抑郁的典型病例诊断并不困难，患者有原发病的患病史，在患病后数天、数周或数月后出现情绪低落、兴趣缺乏或乐趣丧失等症状，再加之一些心理症状或躯体症状即可做出诊断。但值得提出的是，相当多的患者不表现出明显的悲伤绝望的情绪，而主诉为多种躯体症状，如易疲劳感、焦虑、紧张性头痛、食欲丧失、睡眠障碍等。在病程中如果这些症状变得越来越明显，就应怀疑有抑郁反应的可能。

目前尚无统一的特异性的诊断标准，国内外学者均采用抑郁发作的各种诊断标准、量表和参数。同时由于神经系统疾病患者的痴呆、失语等原因，无法准确描述自己的各种情绪改变，以至于临床医生不能获得完整准确的信息而做出正确判断，所以诊断较困难，存在较高的漏诊率和误诊率。

目前国外常用的抑郁发作的诊断标准有《国际精神疾病分类》（第 10 版）（ICD-10）和《美国精神疾病诊断和治疗手册》（第 4 版）（DSM-4）。我国最新的《中国精神疾病分类方案与诊断标准》（第 3 版）（CCMD-3）也已于 2001 年 4 月正式出版使用。

抑郁发作（depressive episode）以心境低落为主，与其处境不相称，可以从闷闷不乐到悲痛欲绝，甚至发生木僵。严重者可出现幻觉、妄想等精神病性症状。某些病例的焦虑与运动性激越很显著。

1. 症状标准　以心境低落为主，并至少有下列 4 项：

（1）兴趣丧失、无愉快感；

（2）精力减退或疲乏感；

（3）精神运动性迟滞或激越；

（4）自我评价过低、自责，或有内疚感；

（5）联想困难或自觉思考能力下降；

（6）反复出现想死的念头或有自杀、自伤行为；

（7）睡眠障碍，如失眠、早醒，或睡眠过多；

（8）食欲降低或体重明显减轻；

（9）性欲减退。

2. 严重标准　社会功能受损，给本人造成痛苦或不良后果。

3. 病程标准

（1）符合症状标准和严重标准至少已持续 2 周。

（2）可存在某些分裂性症状，但不符合分裂症的诊断。若同时符合分裂症的症状标准，在分裂症状缓解后，满足抑郁发作标准至少 2 周。

4. 排除标准　排除器质性精神障碍，或精神活性物质和非成瘾物质所致抑郁。

5. 诊断标准

（1）目前发作符合某一型抑郁标准，并在间隔至少 2 个月前，有过另一次符合某一型抑郁标准的发作；

（2）以前从未有符合任何一型躁狂、双相情感障碍或环性情感障碍标准；

（3）排除器质性精神障碍，或精神活性物质和非成瘾物质所致的抑郁发作。

（六）鉴别诊断

与内源性抑郁相鉴别，内源性抑郁没有神经系统疾病病史，因此不难鉴别。另外，抑郁症可以表现为慢性疲劳状态或其他内科疾病的假象，这些情况称为隐匿性抑郁或抑郁等位症。早期痴呆可能表现为抑郁，反过来讲，隐匿性抑郁常引起思维和记忆困难，称为假性痴呆，注意要与阿尔茨海默病等以痴呆为主要表现的疾病鉴别。

（七）治疗

治疗应包括心理治疗和药物治疗两方面，这需要心理医生与临床医生相互配合。心理治疗主要是通过解释、鼓励、支持安慰、提高认知功能等方法，涉及内容包括认知行为、人际关系、精神分析和婚姻家庭等方面，这些需要患者家属亲友共同配合来进行。药物治疗又包括两部分，首先应该是对原发病如脑血管病、帕金森病、阿尔茨海默病或高血压、糖尿病的治疗，同时应针对其抑郁症状进行治疗。

传统的抗抑郁药有单胺氧化酶抑制剂（MAOIs）和三环类抗抑郁药（TCAs），前者包括苯乙肼、异卡波肼等；后者包括阿米替林（amitriptyline）、去甲丙咪嗪（desipramine）、去甲替林（destriptyline）等。但这类药物由于其毒不良反应大，不良反应多，患者常无法耐受，加之其治疗剂量与中毒剂量相近，目前已经较少使用。

新型抗抑郁药物有选择性去甲肾上腺素再摄取抑制剂（NARIs）如米胺色林（mianserin）、麦普替林（maprotiline），属四环类抗抑郁药。选择性 5-羟色胺再摄取抑制剂（SSRIs）如：氟西汀（fluoxetine）、帕罗西汀（paroxetine）、舍曲林（sertraline）、西酞普兰（citalopram），氟伏沙明（fluvoxamine）。5-羟色胺、去甲肾上腺素再摄取抑制剂（SNRIs）如：文拉法辛（ven-lafaxine）、奈法唑酮（nefazodone）。去甲肾上腺素及特异性 5-羟色胺能抗抑郁药（NSSA）如：米氮平。另外还有选择性 5-羟色胺再摄取增强剂（SSRAs）如：噻奈普汀等。

由于神经系统疾病患者尚有原发病如脑卒中、癫病等疾病存在，往往同时需要服用治疗脑卒中、高血压、动脉硬化、癫痫等疾病的药物，所以在应用抗抑郁药物治疗时，应选择药物之间相互作用小，对细胞色素 P-450 酶影响小的药物，在此方面，新型抗抑郁药物较具优势，更适合于神经系统疾病后继发性抑郁的治疗。

二、焦虑

（一）概述

焦虑通常指一种情绪反应，是人们面对环境中一些即将来临、可能发生的灾祸或重大生活事件时，机体适应环境变化而产生的一种复合情绪反应。焦虑症状可以是某些躯体疾病的主要临床表现，在所有进行精神治疗的患者中，5% ～ 42% 患者的焦虑症状由躯体疾病所致，引起焦虑的躯体疾病中 25% 是继发于神经系统疾病，25% 是内分泌原因，12% 是循环系统疾病、慢性感染等，14% 是其他科疾病的误诊。

（二）病因和发表机制

焦虑的病因尚不清楚，已认识到该病的发生与社会心理因素、遗传因素、发育因素、人格因素、个体神经因素、生化因素、内分泌因素、药物因素有密切关系。焦虑是心因性疾病，存在着心身两方面的病理过程，是生物、心理、社会因素综合作用的结果。临床上焦虑症状的医学原因涉及人体多系统、多器官、多病种。许多躯体疾病可以表现有焦虑症状，甚至是首发症状或主要症状。大部分躯体疾病虑与躯体性疾病、精神疾病均可引起焦虑，而焦虑也可躯体化。焦虑与躯体性疾病、精神疾病间存在着相互作用、相互影响的复杂关系。

在生理生化方面，已经观察到愤怒可以诱发和增加去甲肾上腺素分泌，而恐惧时伴随出现肾上腺素增多。目前研究的焦点集中于蓝斑和脑干上部的核团，考虑其可能为焦虑发病的解剖学部位，另一些研究则集中在 5- 羟色胺能中枢。焦虑患者自主神经系统的反应性持续增高，许多刺激如疼痛、寒冷、肌肉运动等可以产生脉搏、呼吸、氧消耗等方面异常反应。但这些生化紊乱并不一定是造成本病的原因。近期有些研究提出二氧化碳、γ- 氨基丁酸和异丙基肾上腺素可以诱发惊恐发作。

有关脑功能和脑血流的研究表明，在通过静脉注射乳酸盐诱发恐慌发作时，双侧颞叶皮质血流一过性增加，恐惧发生时颞极和杏仁核血流增加，恐慌发作间期，右侧边缘系统和海马回活动异常。

（三）临床表现

焦虑作为一种复杂的心理过程，包含心理、行为（运动）、生理三个方面的反应：

1. 心理症状　主要是心理上的体验和感受。觉得自己无能力面对威胁，感到危险马上发生，内心处于警觉状态，或怀疑自己应对行为的有效性。患者表述的症状通常是与处境不相符合的痛苦情绪体验，如担忧、紧张、着急、烦躁、害怕、不安、恐惧、不祥预感等情绪反应。心理方面的焦虑症状又称精神性焦虑。

2. 躯体症状　多系交感神经兴奋的反应性症状，严重反应则称之为躯体性焦虑。其症状表现多种多样，缺少阳性体征，以呼吸系统、心血管系统、神经系统、泌尿生殖系统以及皮肤血管反应性症状较常见，如自述胸闷、气短、气促、憋气、窒息感、过度换气；心前区不适、胸痛、局部压痛感、心慌、心悸、血压轻微升高；头昏、头晕、耳鸣、视力模糊、记忆障碍、入睡困难、似睡非睡、多梦、梦境有威胁性或有灾难性主题、时睡时醒、失眠、全身肌肉紧张、肌肉僵硬、全身或局部疼痛、抽搐；尿频、尿急、排尿困难、阳痿、早泄、性冷淡、月经紊乱；食欲减退、腹泻、瞳孔扩大、面红、皮肤出汗、寒颤、手足发冷或出汗等。

3. 行为表现　是心理痛苦、生理反应的外在表现。焦虑反应表现在行为方面，主要是外显情绪和躯体运动症状为主的表现。如表情紧张、双眉紧锁、睑面痉挛、笨手笨脚、姿势僵硬、坐立不安、来回走动、小动作多（抓耳挠腮、搓手、弹指、踢腿）、不自主震颤或发抖、奔跑呼叫、哭泣等；说话唐突、语无伦次、言语结巴；注意力不集中、思绪不清，或警觉性增高，情绪易激动等，极度焦虑患者还可出现回避行为。

（四）辅助检查

焦虑情绪反应一般都伴有生理、运动指标的改变，因此生理指标可间接反映焦虑的水平。通常使用的指标包括：皮肤电反应（GSR）、皮肤导电性（SC）、皮肤温度（ST）、皮肤血流容积（BVP）、肌电图（EMG）、脑电图（EEG）、心率（HR）、血压（BP）、呼吸频率（RR）和掌心出汗（PS）等。以生理指标测量焦虑的优点是具有一定的准确性，但因缺少常模数据或解释困难，应用还有局限性，多用于研究领域，临床应用较少。

通过对焦虑的心理感受的表述和外观行为变化的观察，评定焦虑水平的方法称量表评定法。量表评定已有较长的历史，积累了较多经验，产生了较多成熟的评定量表。如国内常用的评定量表 - 焦虑自评量表（SAS），主要用于评定焦虑患者的主观感受，现被广泛应用。汉密尔顿焦虑量表（HAMA），为经典的焦虑评定量表，量表分出躯体性、精神性两项因子分，可进一步了解患者的焦虑特点，主要用于评定神经症和其他患者的焦虑程度。焦虑状态 - 特质问卷（STAI），前20项评定状态焦虑，后20项评定特质焦虑，具有广泛的适应性。贝克焦虑量表（BAI），适合具有焦虑症状的成年人，主要用于测量受测者主观感受到的焦虑程度。综合性医院焦虑抑郁量表（HAD），主要应用于综合医院患者中焦虑和抑郁情绪的筛查。

（五）诊断

神经系统疾病伴发的焦虑多属于焦虑综合征。焦虑综合征是介于焦虑症状与焦虑障碍之间的一组症状，包括情绪体验、自主神经系统及运动行为特征的表现。焦虑症状是任何一个人在社会生活中都会表现出来的对现实不适的反应，如紧张、担心、恐惧反应，一般称焦虑症状；焦虑障碍是症状严重达到变异水平的焦虑，是一种变态情绪，应按照精神性疾病的（焦虑障碍）分类、诊断标准进行诊断、处理。综合医院以躯体疾病引发的焦虑较常见，一般较轻，焦虑症状出现的同时，多伴有生理症状（躯体性焦虑），有人称为"器质性焦虑综合征"，其诊断必须排除原发性焦虑症，符合焦虑症的症状标准。

正确的诊断基于对病史、症状、体征的全面掌握，采集焦虑的临床资料，应注意：①详细了解患者的主观感受：焦虑和担心的症状是否与坐立不安、容易疲劳、难以集中注意力、易激惹、肌肉紧张、睡眠问题合并存在；②详细观察了解患者的外表、行为、语言、思维内容、智力功能、对疾病的认识、判断力、社会适应功能情况；③伴发神经系统疾病的情况：收集区分躯体疾病焦虑、精神疾病焦虑、原发性焦虑症的资料；④选择合适的量表评定焦虑状况，根据评定结果，参考常模值、焦虑水平的界值，了解患者焦虑的程度或做出辅助性诊断。

（六）鉴别诊断

焦虑发作常出现一些自主神经症状，易被误诊为心肌缺血，可行心脏功能检查鉴别。如患者表现为头晕、步态不稳、意识丧失等，易被误诊为神经系统疾病。复杂部分性癫痫、低血糖可以有一些焦虑状态的表现，但一般不是持续性，应严格按照这些疾病的诊断标准进行诊断，与急性焦虑鉴别开来。

（七）治疗

1. 药物治疗　神经系统疾病伴发焦虑在治疗原发疾病的前提下，对症状较严重者，要考虑使用药物治疗。药物可以有效地抑制焦虑性躯体反应，从而改善患者躯体状况。传统的苯二氮䓬类、三环类药物应用广泛、有效，但有很多不良反应。三环类药物对负性情绪和认知症状有效，对躯体症状效果不佳。轻症病例可以间断的应用苯二氮䓬类药物，但对恐慌发作无效。SSRI 类药物（如帕罗西汀、舍曲林、氟西汀、西酞普兰等）安全有效，已成为间歇发作性焦虑的首选药物；而且治疗恐慌发作也有效。广泛性焦虑患者较多应用苯二氮䓬类药物，近年帕罗西汀、丙米嗪也广泛应用；丁螺环酮作为一种选择性 5- 羟色胺激动剂，对广泛性焦虑障碍及其他焦虑性障碍有效，且没有明显的镇静、嗜睡及体重增加的不良反应，尤其适用于门诊治疗，逐渐成为苯二氮䓬类的替代品。普奈洛尔可以有效地控制许多自主神经症状，但对于焦虑的其他症状疗效不肯定。一般来说对于迁延性、程度较轻的焦虑患者可以不给予药物治疗。

2. 心理干预治疗 干预的中心问题是增强支持因素，减少不利因素，处理焦虑反应引起的各种心身反应问题，协助处理来自医疗、家庭、社会各方面的影响因素等。向患者讲解焦虑有关的知识及相关躯体疾病的知识，帮助患者明确病因、诱因，确定影响因素，学习控制焦虑症状的简便方法等，既有直接治疗作用，又能帮助患者建立治疗信心。其他有效的心理学治疗手段有认知治疗、行为治疗、认知行为疗法等。

第二节　中医学对本病认识及针药治疗

郁病是以性情抑郁，多愁善虑，易怒欲哭，心疑恐惧及失眠，胸胁胀闷或痛，咽中如有异物梗塞等表现为特征的一类疾病。由于七情所伤，或素体虚弱致肝失疏泄，脾失运化，心失所养，五脏气机失和，渐致脏腑气血阴阳失调而形成的。

《素问·六元正纪大论》中以"五郁"立论，是在论述运气变化的规律，而且提出了"木郁达之，火郁发之，土郁夺之，金郁泄之，水郁折之"的治疗法则，这对后世医家多有启迪。其中尤以"木郁达之""火郁发之"之旨，为后世治郁学术思想开创先河。另在《素问·至真要大论》中有"诸气膹郁，皆属于肺"，此处"膹郁"是以症状言，当责之于肺的气机壅塞。另在《素问·举痛论》曰："思则心有所存，神有所归，正气留而不行，故气结矣。"《灵枢·本神》说："愁忧者，气闭塞而不行。"这些论述为后世情志致郁学说奠定了理论基础。

汉代医圣张仲景未直言郁病，但在其治疗痞证所用的辛开苦降之法；四逆散证与小柴胡汤证等和解疏利之法；半夏厚朴汤证和甘麦大枣汤证所主的情志异常变化，都为后世医家论郁解郁产生了深远的影响。金元医家朱丹溪首创六郁说，即气、湿、热、痰、血、食之六郁病证。在《丹溪心法·六郁》中他说："郁者，结聚而不得发越也。当升者不得升，当降者不得降，当变化者，不得变化也。此为传化失常，六郁之病见矣。"王履在《医经溯洄集·五郁论》指出："凡病之起也多由乎郁，郁者滞而不通之义，或因所乘而为郁，或不因所乘而本气自郁，皆郁也。"朱震亨和王履两家扩充了《黄帝内经》因运气胜复而致郁的范围，对郁从内生、本气自郁的情况进行了阐发。明确提出了气血失和、气机不畅、升降失权是导致郁病的关键。

明代张介宾在《景岳全书·杂证谟·郁证》分析郁病的病因时说："郁病大率有六……或七情之邪，或寒热之交侵，或九气之怫郁，或两湿之侵凌，或酒浆之积聚，故为酒饮湿郁之疾。"医家王纶在《明医杂著·医论》认为："盖气血痰三病，多有兼郁者，或郁久而生病，或病久而生郁，或误药杂乱而成郁。"清代陆平一概括说："夫郁者，闭结、凝滞、瘀蓄、抑遏之总名也。"因此，现代中医学家任应秋总结郁病病因认为："无论内伤外感，均可致郁。如寒邪之郁于营卫，疫邪之郁于募原，外感之郁也。思伤脾，怒伤肝之类，内伤之郁也。"

此外还应特别提到的是情志致郁的学说。其虽导源于《黄帝内经》，但明确提出者首推宋代陈言。他在《三因极一病证方论·三因论》中说："七情人之常性，动之则先自脏腑郁发，外形于肢体，为内所因。"所以陈氏论内因悉归七情，认为情志致病，多为郁极而发。张介宾辨情志之郁有三证："盖一曰怒郁；二曰思郁；三曰忧郁。"同时张氏还总结认为："情志之郁，则总由乎心。"这是因为心主藏神，为君主之官，而情志的变化往往根源于心。清代李用粹在描述情志致郁的临床表现时说："七情不快，郁久成病，或为虚怯，或为噎隔，或为痞满，或为腹胀，或为胁痛……"，把情志变化引起的气机失调和脏腑病症结合起来。

在探讨郁病的病机病位方面，历代医家在学术上主要有两种不同的见解。一种是主张郁病以"木郁"为根本，病位在肝胆。这种观点是以明代医家赵献可为代表的。赵氏《医贯·血证论》联系脏腑阐发《黄帝内经》五郁之旨，并结合临床多种病症，提出："凡郁皆肝病也。"他认为木郁是导致诸郁的关键，只要肝胆之气舒展畅达，诸郁也会因之而愈。因此对于郁证的治疗提倡"一法代五法"。赵氏的学术思想对后世影响甚深，而且流传很广，直至当今。当代名医赵金铎《医话医论荟要》亦说："以一方（逍遥散）治木郁，而诸郁皆解。"另一种观点则认为郁病出于中焦。朱丹溪《丹溪心法·六郁》创论六郁时就曾指出："凡郁皆在中焦。"此亦得力于李东垣"脾胃为气机升降之枢"之论。戴思恭《推求师意·郁》认为："郁病多在中焦，六郁例药，诚得其要。……其中气则常先四脏，一有不平，则中气不得其和而先郁，更因饮食失节、停积痰饮、寒湿不通，而脾胃自受也，所以中焦致郁多也。"戴氏深得震亨六郁之旨，认为中焦气机升降受阻是造成无形之气和有形之质郁滞不行的根本原因，又有医家王肯堂、冯兆张、李用粹等皆宗此说。

纵观郁病病机病位与各家不同观点，总以舒达气机为解郁之要务。笔者也认为"相火致郁"的观点可以涵括诸家关于郁病病机的学说。朱丹溪援宋儒理学于医道，又集金元各家之长，以相火立论，其所谓相火之常，为人身动气，通行三焦，主持诸气，司权气化；而相火之妄，是多由于气化不利而导致气机升降开合失调，造成三焦壅塞，即"上焦不纳，中焦不化，下焦不渗"。同时，相火之妄还缘于五志化火，情志不遂，从而引起心君不宁，气机逆滞，相火随起。因此丹溪派医家，如王履、戴思恭、王纶等不仅在郁病认识方面各有发挥，而且临证擅能解郁治痰，并善治因郁火或因痰火伤阴而致的虚郁之证。究其病机，多是由于三焦不利，气机壅遏，生郁生痰，绵延日久，郁火伤津；或由于七情内伤，五志煽动相火，君相之火失调而致郁。所谓郁久生病，病久成郁皆在其中。这些见解与朱丹溪的相火学说与君相关系的理论相关甚密。现代名医蒲辅周亦有论云："盖气本形，忧有气滞，聚则似有形或实无形，气机阻滞，则三焦不利，故咽阻、胸闷、脘胀、大便失调，久则必化热，热郁则耗津伤液……七情内伤之病，说理劝导，使其思想开朗，心情舒畅，杜绝致病诱因，再以药石调理，可达事半功倍之效。"

对于郁病的治疗，历代医家各有专长，临床经验累积甚丰。朱丹溪以苍术、川芎开提气机，总解诸郁，随证加减，并据此创制了越鞠丸和六郁汤等名方。戴思恭承丹溪之学，推求药性，独有阐发。他说："今药兼升降而用者，苍术，阳明药也，气味雄壮辛烈，强胃健脾，开发水谷气，其功最大；香附子，阴血中快气药也，下气最速，一升一降，以散其郁。"张介宾治郁善用木香，他认为："气滞非木香不行，滞深道远，非精锐之向导不能达。"孙一奎承《黄帝内经》"火郁发之"之旨，《医旨绪余·论五郁》用火郁汤和东垣之升阳散火汤治疗五心烦热、肌肤大热，过食生冷的病人，辨其证为"抑遏阳气于脾土之中"。赵献可以《太平惠民和剂局方》中之逍遥散疏调木郁，并常合左金丸与六味地黄丸同用。他在《医贯·郁病论》认为逍遥散："方中唯柴胡、薄荷二味最妙，……唯得温风一吹，郁气即畅达。"

叶天士提出了郁病治疗大法与治疗宜忌，特别对不注重辨证而妄攻呆补的不良倾向进行了批判。他在《临证指南医案·郁》说："郁则气滞，其滞或在形躯，或在脏腑，必有不舒之现症。盖气本无形，郁则气聚，聚则似有形而实无质，如胸膈似阻，心下虚痞，胁胀背胀，脘闷不食，气瘕攻冲，筋脉不舒。医家不察，误认有形之滞，放胆用破气攻削，适至愈治愈剧，转方又属呆补，此不死于病，而死于药矣。"情志之郁多系于心，除药石之外，叶天士提出"移情易性"之法，"宜以识遣识，以理遣情，此即心病还将心药医之谓也"。中医药学在身心医学方面尤其强调"形神合一"的整体医学模式，注重有形之体和无形之气的对立统一和聚散转化，即情志变化引起气机变化，因而导致有形之滞及带来相关的生理与病机变化。中草药复方的应用在治疗精神心理疾患方面累积了丰富的临床经验，这一领域的深入研究和国际合作大有潜力。

一、病因病机

1. 病因

（1）情志失调：七情过极，刺激过于持久，超过机体的调节能力，导致情志失调，若恼怒伤肝，肝失条达，气失疏泄，而致肝气郁结。气郁日久化火，则为火郁；气滞血瘀则为血郁；谋虑不遂或忧思过度，久郁伤脾，脾失健运，食滞不消而蕴湿、生痰、化热等，则又可成为食郁、湿郁、痰郁、热郁。尤以悲忧恼怒最易致病。

（2）体质因素：原本肝旺，或体质素弱，复加情志刺激，肝郁抑脾，饮食渐减，生化乏源，日久必气血不足，心脾失养，或郁火暗耗营血，阴虚火旺，心病及肾，而致心肾阴虚。如《杂病源流犀烛·诸郁》所说："诸郁，脏气病也，其源本于思虑过深，更兼脏气弱，故六郁之病生焉。"

2. 病机

（1）发病：郁病起病可急可缓。情志刺激突然而强烈，至肝气骤结，则起病较急；情志所伤相对和缓，如忧愁思虑日久致郁，则起病较缓。

（2）病位：以肝、心、脾为主。

（3）病性：初病多实，渐至虚实夹杂，久则以虚为主，虚中夹实。

（4）病势：始病以气机郁结为主；进一步可兼见血瘀、痰阻、湿郁、食滞、火郁等；终可伤及脏腑，致气血阴阳虚弱，以肝心脾虚为常见。

（5）病机转化：郁病初起常是以七情所伤致肝失条达，

疏泄失司，气郁气滞为主要病机。肝体阴用阳，内寄相火，气郁日久化热化火可致肝经气机郁滞，火热内郁或郁火上逆，燔灼三焦，火热伤阴耗血可致阴血亏虚或阴虚火旺之候；郁火迫逆，血络受损，还可致热迫血行诸症；肝藏血，主疏泄，肝郁气滞，血行不畅可致血瘀证；女子以肝为先天，肝郁气滞血瘀，水津运行不畅，可兼见月经不调、不孕，经前、经期水肿等症；肝气郁滞，横逆克犯脾胃，或致脾胃升降失常，运化失司之木旺克土证；肝郁化火，上逆犯肺，致肺失肃降，木火刑金之木反侮金证；思虑劳倦伤脾，肝郁伤及脾胃，气机升降失常，受纳消磨水谷乏力，食滞不化可致食郁；水湿津液失于运化敷布则成湿郁；湿聚为痰，又致痰郁。痰、湿、食困脾，重伤脾气，气虚不运，中焦气机失和失畅，脾气不升，胃气不降又可致肝失疏泄条达，出现所谓土壅木郁，土虚木郁，木不疏土之证。脾胃运化失司，气血生化乏源，日久可致心脾两虚之证。肝郁日久化火伤阴耗血，脾生化气血功能失健，阴血亏损可致营血不足，心神失养之郁证；阴血虚少，肝体失柔可致肝阴亏虚，肝阳偏亢之证。

二、中医辨证论治

首先辨病位：郁病见精神抑郁，胸胁不舒，喜叹息者，病位主要在肝；若兼愁思忧虑，不思饮食，神疲乏力，则病位在脾；若症见心悸胆怯，坐立不安，食少甘味，烦闷难眠，则病位在肝与心，以心为主。

其次辨病性：若症见胁痛胸闷善叹息，甚则嗳气，腹胀气攻者，病变以气滞为主；面色黧黑阴郁，胁部刺痛且固定不移，舌紫黯或有瘀斑者，属血瘀内阻；若症见烦躁易怒，口干苦，或目赤者，病性属火；若症见头昏沉思睡，胸闷痞塞，身重懒言者，病性属痰湿。上述诸证均属实证。而筋惕肉瞤、头晕目干、神疲健忘、神形恍惚诸症，病性属阴血虚；若症见忧思多虑，气短懒言，食欲不振，少寐健忘，或心悸胆怯等，则病性属气虚、血虚。

郁病治疗当以疏通气机为主。根据受病脏腑虚实，或祛实或补虚，或调和升降气机等，皆为疏通气机之法，非疏肝解郁一法可总括。注重精神心理疗法。用药勿过辛苦燥，以免伤阴耗气。

1. 肝气郁结证

临床表现：精神抑郁，情绪不宁，喜太息，或胸闷胁痛，女子月事不调，经前乳胀，或脘腹胀痛及两胁，吞酸嗳气，或脘腹痞胀，不思饮食，肠鸣，大便不调，苔薄腻，脉弦。

治法：疏肝解郁，理气和中。

方药：柴胡疏肝散加减。常药用：柴胡疏肝解郁，枳壳行气消滞，二者合用一升一降，调畅气机；川芎、香附行血理气，通畅气血；陈皮醒脾和胃理气舒郁；芍药柔肝敛阴，甘草和中益气，二者合用可调和肝脾，缓急止痛。方中芍药酸敛柔肝之性可抑制诸气药之燥散，使之理气而不耗气，温通而不过燥。诸药配伍，升降同用，刚柔并济，相得益彰，共奏疏解肝郁、和中理气之功效。

胁肋胀痛较甚者，可加郁金、川楝子、延胡索、佛手；吞酸烧心较重者，可加吴茱萸、黄连；脘腹痞胀，肠鸣者，可加炒白术、茯苓；食滞腹胀者，可加神曲、山楂、炒麦芽等；女子月事不调，舌黯，脉弦涩者，可加当归、桃仁、红花；经前乳胀可加当归、橘叶。

肝气郁结，除本经自病或肝郁乘脾犯胃证外，临床尤需注意鉴别因郁致实或致虚，以及因实致郁、因虚致郁的不同。对于肝郁致脾胃运化升降失常湿浊中阻为主，复致肝郁之土壅木郁证，当以治土壅为先。中焦气机调畅，肝气郁结自易解，常选解肝煎。对于肝郁脾虚之木郁土虚证，宜选疏肝健脾并用之逍遥散。对于中焦虚弱或肝气不足而致土虚木郁，或木不疏土证，宜选用六君子加吴茱萸、白芍、木香，或小柴胡汤治疗。

2. 气郁化火证

临床表现：心烦急躁易怒，胸闷胁痛，口苦口干，或头痛、目赤、耳鸣，或头目眩晕，或胃脘灼痛，吞酸嘈杂，甚或咳嗽气逆，痰中带血，大便干燥，舌红苔黄，脉弦数。

治法：理气解郁，清肝泻火。

方药：丹栀逍遥散加减。常用药：柴胡辛微苦寒，疏解肝郁，以遂肝木条达之性；当归、白芍补血和营，养肝柔肝，既补肝体又可调和肝之用；白术、茯苓健脾祛湿，培土益中，使生化有源，肝得所养，同时又有"见肝之病，当先实脾"之义；薄荷、生姜辛散气升，少量用之，既有助柴胡解散郁滞之用，又有"火郁发之"之功；丹皮、栀子清泻肝胆郁火并散瘀热；甘草调和诸药。诸药合用，肝脾同调，气滞、郁火并治，可谓标本兼顾相得益彰。

若吞酸嘈杂，胃脘灼痛明显者，可加吴茱萸、黄连；热甚，口苦便秘者，可加龙胆草、生地、大黄；目赤、头痛者，加菊花、钩藤、天麻；咳逆、气急、咯血者，可加泻白散合黛蛤散。肝郁化火常可犯胃，致肝胃气火内郁，出现胃脘灼痛急迫、心烦、吞酸嘈杂、嗳气等症，临床宜选化肝煎合吴茱萸、黄连治疗。

关于气郁化火证，临床可见肝郁化热、气火内郁与气郁化火、郁火上炎、燔灼三焦两个层次。丹栀逍遥散为治肝郁化热的方剂。至于气火内郁，是以内郁为主兼有火热郁结之证，最易耗阴液正气，因其郁火不外泄，而闭郁于里，内耗津液气血，故临床治疗特别要注意在疏肝、清肝的同时，不忘养肝护阴，柴胡调肝汤、化肝煎均可用于治疗气火内郁，其用药配伍之法正所谓苦辛酸以泄其热。

郁火上炎，燔灼三焦，治疗常选火郁汤、龙胆泻肝汤、泻青丸、当归龙荟丸等，体现了以苦寒折之，兼配辛散、疏肝、养肝之法；同时须依据病情兼夹，必要时配以清金、泻心、补气及重镇之品治疗。

气火内郁，气郁化火治疗，常中病即止或十去七八，即以六味地黄丸、滋水清肝饮之类调治。

3. 气滞痰郁证

临床表现：心绪不宁，胸部闷塞，胁肋胀满，咽中不适如有物梗塞，吞之不下，吐之不出，苔白腻、脉弦滑。

治法：理气开郁，化痰散结。

方药：半夏厚朴汤加减。常用药：半夏、厚朴辛苦温；所谓辛以散结，苦以降逆，温以化痰，可治痰气交阻，气郁痰凝；茯苓、生姜健脾和胃，化痰降逆；紫苏辛香性温，宣通郁气，以助气行痰。方中辛苦并施，散降同用，则痰气交结之势得散，逆上之势得降。

胸胁胀满甚者，可加青皮、枳壳、瓜蒌皮；食滞腹胀重者，可加砂仁、神曲、麦芽；兼见呕恶、口苦、苔黄而腻者，属痰郁化热，可于上方去厚朴、紫苏，加竹茹、枳实、黄芩、贝母、瓜蒌壳化痰和胃清热；若见胸中窒闷，喘息不得卧，咳逆咳痰者，属肝郁上逆，肺失肃降，胸阳不振，可于上方加枇杷叶、杏仁、瓜蒌皮、陈皮化痰理气，郁金、薤白宽胸散结，振奋胸阳。

本证主症即《医宗金鉴》中所称之"梅核气"，临床亦可选用痰郁汤治疗，用药注意化痰而不伤正。

4.气滞血瘀证

临床表现：精神抑郁，性情急躁，胸胁胀痛，或呈刺痛且痛有定处，头痛、失眠健忘，或身体某部有发冷或发热感，舌质紫黯，或有瘀点、瘀斑，脉弦或涩。

治法：行气活血，开郁化痰。

方药：血府逐瘀汤加减。常用药：柴胡、枳壳理气解郁，升降并用，条畅气机；当归、川芎活血养血，行血中滞气；辅以桃仁、红花、牛膝、赤芍活血祛瘀通利血脉之力更增，桔梗宣利肺气而通百脉，助柴胡、枳壳疏利气机之功，且柴胡、桔梗有上升之性，枳壳、牛膝有下行之功，四药以使清阳得升，浊阴得降；生地养血凉血清热，合当归则养血扶正，配赤芍则凉血散瘀，清血分瘀热。全方合用可行瘀导滞，解郁行气，活血而不耗血，活血散瘀而兼清瘀热。

若胀痛明显者，加香附、青皮、郁金；若纳差脘胀者，加山楂、神曲、陈皮；若略兼寒象者，加乌药、木香；兼有热象者，加丹皮、栀子；若兼气虚之象，可合补中益气汤加减；气郁血滞兼有肠胃积食化热者，可选血郁汤治疗；气滞血瘀日久化热伤及阴血者，可选用四物化郁汤（四物汤加香附、青黛）。

5. 肝阴亏虚证

临床表现：急躁易怒，眩晕耳鸣，目干畏光，视物模糊，或头痛且胀，面红目赤，或肢体麻木，筋惕肉瞤，舌干红，脉弦细或数。

治法：滋阴疏肝。

方药：一贯煎加减。常用药：重用生地黄以滋养阴血，补养肝肾；沙参、麦冬、当归、枸杞子、山萸肉为滋养阴血以柔肝；少量川楝子疏肝理气。全方共奏滋养阴血，柔肝疏肝之功。

若肝阳偏亢，肝风上扰症状明显者，可加钩藤、草决明、天麻等；若兼有急躁易怒、口苦口干、舌红苔黄等郁火之象者，可用滋水清肝饮治疗；若舌红而干，阴亏过甚者，加石斛；若有虚热或汗多者，加地骨皮；大便秘结者，加全瓜蒌。

郁病之虚证，多因气滞日久而致，或素虚又加情志所伤所致，治疗宜调养并用，疗程较长，难求速效。滋养肝肾，临床用药不宜过于滋腻，宜与柔肝疏肝之品并用。

6. 脾胃气郁证

临床表现：多思善虑，性情抑郁或烦躁易怒，少寐健忘，胸膈痞闷，脘腹胀痛，嗳腐吞酸，恶心呕吐，饮食不消，舌质红，苔白腻或黄腻，脉滑或濡滑。

治法：行气解郁。

方药：越鞠丸加减。本证属脾胃气郁导致血、痰、火、湿、食诸郁而为。重用香附行气解郁，调理中焦气机；川芎活血祛瘀，以治血郁；栀子清热泻火，以治火郁；苍术燥湿运脾，治湿郁；神曲消食导滞，以治食郁，均为辅药。

若症见纳呆腹胀者，可酌加砂仁、佛手、焦山楂；若症见失眠、心悸、善忘者，可加生龙骨、生牡蛎、夜交藤等；若兼见头痛者，可加白芷；若兼见自汗躁热者，可加女贞子、旱莲草、浮小麦等。

气郁则湿聚痰生，若气机流畅，五郁得解，则痰郁随之而解，在临床应用越鞠丸时，须随诸郁的轻重不同，而变更其主药。

7. 忧郁伤神证

临床表现：情绪抑郁，心神惚恍，烦躁不宁，悲忧善哭，喜怒无常，时时欠伸，或手舞足蹈，哭骂号叫，或伴有面部及肢体的痉挛、抽搐，舌质淡，苔薄白，脉弦细。

治法：甘润缓急，养心安神。

方药：甘麦大枣汤加减。甘麦大枣汤出自《金匮要略》，原为治疗妇人脏躁证。郁病之忧郁伤神证，与心肝阴血不足关系密切，病机与脏躁证大致相同。常用药：浮小麦甘以调养心气，平补心阴而安神；甘草甘平性缓，补脾气而养心；以甘温质润性缓之大枣补益中气而健脾柔肝。三药合用补心脾，养肝血，方虽小而能养心安神，和中缓气，为调和阴阳气血，治忧郁伤神之效方。

心悸失眠、舌红少苔等心阴虚的症状较明显者，加百合、柏子仁、酸枣仁、茯神养心安神；痉挛抽搐者，加钩藤、珍珠母、生地、木瓜养阴血以息风；大便干结属血少津亏者，加黑芝麻、生何首乌润燥通便；喘促气逆者，可用五磨饮子理气降逆。

甘麦大枣汤运用时甘草、小麦均可用至 20～30g。结合暗示、诱导疗法和针刺治疗，常能解除症状。

三、中医针灸治疗

针灸治疗郁证有良好的疗效。在治疗过程中，针对具体情况，解除情志致病的原因可大大提高针灸的疗效。对患者应做好心理治疗的工作，使患者能正确对待疾病，增强战胜疾病的信心。应鼓励患者做适度的体育锻炼。

1. 基本治疗

治则：调神理气，疏肝解郁。以督脉及手足厥阴、手少阴经穴为主。

主穴：水沟、百会、内关、神门、太冲。

配穴：肝气郁结加膻中、期门；气郁化火加行间、侠溪；气滞痰郁加丰隆、廉泉；气滞血瘀加膈俞、膻中；脾胃气郁加膻中、脾俞；肝阴亏虚加肝俞、肾俞；忧郁神伤加通里、心俞咽部异物硬塞感明显者加天突、照海；癔症性失明者加四白、光明；癔症性失听者加听宫、耳门；癔症性失语者加廉泉、通里；癔症性瘫痪者，上肢加曲池、合谷，下肢加阳陵泉、隐白；癔症性意识障碍者加中冲、涌泉。

操作：水沟用雀啄泻法；神门用平补平泻法；百会、内关、太冲用泻法。配穴按虚补实泻法操作。

方义：脑为元神之府，督脉入络脑，水沟、百会可调理脑神。心藏神，神门为心经原穴，内关为心包经络穴，二穴可调理心神而安神定志；内关又可宽胸理气，太冲疏肝解郁。

2. 其他治疗

（1）耳针法：选神门、心、交感、肝、脾。毫针刺，或掀针埋藏，或王不留行籽贴压。

（2）穴位注射法：选风池、心、内关。用丹参注射液，每穴每次 0.3～0.5ml。每日 1 次。